L'HYGIÈNE ALIMENTAIRE

J. FAVRICHON

L'HYGIÈNE ALIMENTAIRE

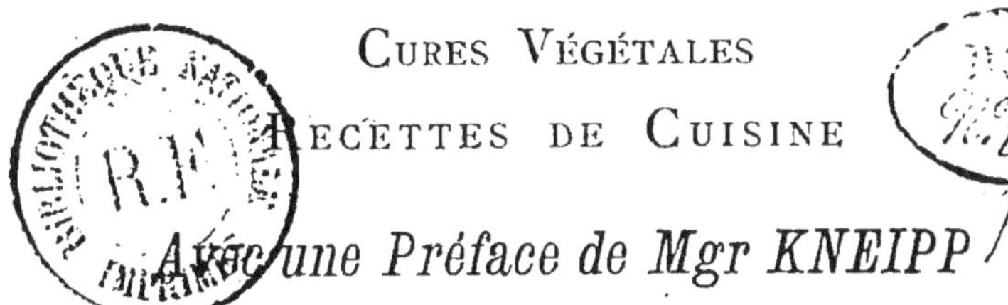

Traitement des Maladies par l'Alimentation

Cures Végétales

Recettes de Cuisine

Avec une Préface de Mgr KNEIPP

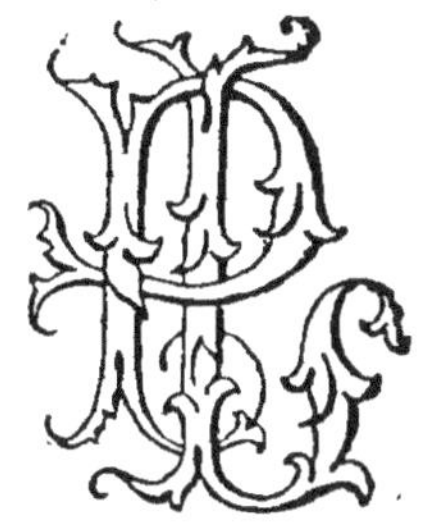

Septième Edition

PARIS

P. LETHIELLEUX, Libraire-Éditeur

10, Rue Cassette, 10

1897

—

TOUS DROITS RÉSERVÉS

AVANT-PROPOS

par Mgr Kneipp

Tout voyageur a besoin d'un passeport qui lui assure, s'il est nécessaire, le secours des autorités qui représentent sa patrie dans les pays étrangers; il en est de même pour un livre, parfois une recommandation ne lui est pas inutile.

L'Hygiène alimentaire, de mon dévoué disciple français, M. J. Favrichon, pharmacien-chimiste à St-Symphorien-de-Lay (Loire), a déjà parcouru le monde entier et a reçu un si brillant accueil que cet ouvrage, utile entre tous, n'a plus besoin de recommandation, puisque partout il est connu et apprécié. Cependant, je suis heureux de donner à cet auteur un témoignage public de ma sympathie, et de le remercier de l'intelligente et persévérante activité qu'il apporte dans la vulgarisation de ma Méthode.

Il y a cinq ans, j'apprenais qu'un pharmacien français venait de guérir sa petite fille de trois ans, atteinte d'une grave maladie qui avait résisté à tous les traitements de la médecine ordinaire. Il avait eu pour seul guide l'ouvrage *Ma Cure d'eau*, dont la traduction française venait de paraître.

Convaincu de l'excellence de mes enseignements sur les Traitements naturels et sur l'hygiène, par les cures nombreuses dont il fut témoin à Wœrishofen, et par les guérisons qu'il eut le bonheur d'obtenir dans sa famille et chez ses amis, il résolut de renoncer à la pratique de la médecine classique pour se consacrer exclusivement à l'étude et à la propagation de ma Méthode.

Depuis cette époque, M. J. Favrichon vient chaque année à Wœrishofen continuer ses explorations scientifiques dans ce petit coin de terre rempli de malheureux, que la maladie m'envoie de tous les pays du monde. C'est ainsi que par ses études persévérantes, par ses observations nombreuses, il a pu acquérir une expérience profonde qui lui assure une autorité complète.

Si la France compte déjà beaucoup de partisans de ma Méthode, c'est à M. J. Favrichon que l'on doit, en grande partie, en reporter l'honneur, ainsi que me l'ont appris les nombreux Français qui sont venus et viennent encore ici pour y suivre mon traitement.

Il a su, grâce à ses efforts persévérants, attirer déjà l'attention de plusieurs médecins français sur les principes d'hygiène et de traitements naturels que je défends, et les faire accepter en pratique par plusieurs.

Mais l'heureuse influence de mon ardent disciple français, s'exerce surtout dans les classes pauvres, auxquelles il prêche par l'exemple et la parole, l'amour de l'eau froide et les bienfaits d'une alimentation simple, sources fécondes de vie et de santé.

Je prie Dieu que le passeport que je signe à la première page de cette nouvelle édition de son ouvrage ne soit pas seulement un nouveau témoignage de mon estime et de ma confiance, mais encore un gage de succès pour tous les travaux scientifiques et toutes les entreprises de M. J. Favrichon, qui ont pour but de vulgariser ma Méthode de traitement par l'hydrothérapie, les simples et l'hygiène naturelle. Je prie Dieu aussi de le consoler de toutes les épreuves qu'il a dû traverser pour propager et défendre ma Méthode, et de le préserver à l'avenir des mêmes difficultés.

Wœrishofen, le 19 Septembre 1896.

S. Kneipp.

CONTRE-SIGNÉ :

Al. Stückle, curé,
Président du Kneipp-Verein.

Les signatures de Mgr Kneipp et de M. le Curé Stückle ont été légalisées par la mairie de Wœrishofen, la sous-préfecture de Mindelheim, et la légation de Münich.

PRÉFACE

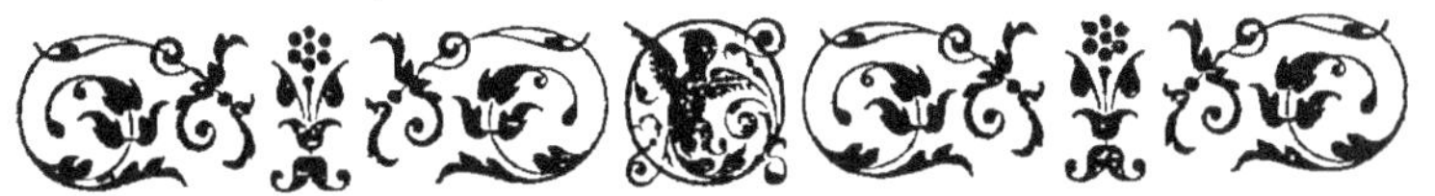

PRÉFACE

Les anciens considéraient l'hygiène comme le moyen le plus puissant pour combattre ou prévenir les maladies ; le médicament n'était qu'un adjuvant que l'on faisait intervenir avec la plus grande modération.

Aujourd'hui, ce qu'on appelle le Progrès a renversé les rôles. Les prodigieuses ressources de l'hygiène alimentaire sont oubliées. Les médecins — nous parlons d'une façon générale, il y a d'illustres exceptions — les médecins ne font plus de la thérapeutique hygiénique, mais de la thérapeutique médicamenteuse pure.

La polypharmacie a remplacé l'hygiène. La chimie a mis à la disposition des médecins des armes nombreuses dont l'action doit être rapide, instantanée. Lorsque le médicament ordonné ne produit pas sur l'heure l'effet attendu, on le remplace ou on le renforce par un nouveau remède. L'antipyrine, la quinine, unissent leurs efforts ; s'ils sont insuffisants, on fait entrer en ligne toute la série des produits allemands, antifébrine, salipyrine, etc., etc., qui livrent de nouveaux combats à la nature affolée, tiraillée dans tous les sens, épuisée. Le mal ne cède pas ; la nature violentée se révolte, tente un suprême effort pour se débarrasser du mal qui la ronge, et des remèdes qui la tuent. C'est alors que l'opium ou la morphine, ces médicaments héroïques, dernières réserves, répriment la rébellion. L'organisme enfin dompté ne peut plus réagir contre le mal en employant ses ressources conservatrices.

Le médecin, de bonne foi, étudie sur des sujets saturés de médicaments, véritablement empoisonnés, la nature et la marche des maladies. Il fait des statistiques, écrit des ouvrages, et il ne se doute pas que ce qu'il a étudié, ce qu'il a décrit n'est point la maladie réelle qu'il avait à combattre, mais un mal nouveau, un empoisonnement de tous les organes, dont il est l'auteur inconscient.

Combien nos ancêtres étaient plus sages! Voyez leurs ouvrages de médecine. Ils étudient avec un soin particulier tout ce qui regarde l'hygiène. Les aliments, l'air, le soleil, l'habitation, le sommeil, l'exercice, tous les éléments qui concourent à la conservation de la vie de l'homme, sont l'objet de leurs études, et la base de leurs prescriptions. Dix pages sont consacrées à la thérapeutique hygiénique, quelques lignes aux médicaments.

La médecine moderne ne voit plus les causes des maladies, qui sont toujours des fautes contre l'hygiène, mais elle étudie avec minutie les effets qu'elle a classés, qu'elle a baptisés, et contre lesquels chacun indique son spécifique.

La rupture de la médecine classique avec l'hygiène alimentaire ne peut être niée, c'est un fait que chacun peut aisément contrôler. Quelques médecins se sont élevés avec force contre cet état de choses; mais leurs efforts ont été insuffisants, pour arrêter le courant irrésistible qui a entraîné la médecine en dehors des procédés naturels de guérison.

Le médecin — nous parlons toujours d'une façon générale — est absolument embarrassé quand il s'agit d'écrire deux lignes de prescriptions hygiéniques, et encore ferait-il mieux bien souvent de ne pas les écrire. Il n'éprouve pas le même embarras pour établir ses prescriptions médicamenteuses. Toute la médecine réside, pour la plupart des médecins de notre époque, dans l'art de formuler; toute la thérapeutique est renfermée dans une boîte de pilules ou dans une spécialité pharmaceutique.

La médecine a subi et subira encore la peine de son divorce avec l'hygiène naturelle.

L'homéopathie est venue lui rappeler, par ses principes qui sont, suivant l'expression de Fonssagrives, le contre-pied du bon sens, le danger de la médication à outrance.

Elle lui a montré, elle lui a prouvé que l'expectative, qui laisse la maladie évoluer librement, qui confie aux seuls efforts de la nature le soin de se débarrasser des éléments morbides, donne des résultats incomparablement supérieurs à ceux que l'on obtient par la méthode classique.

Les succès de l'homéopathie sont la démonstration absolue que, dans la généralité des maladies, le plus grand obstacle que rencontre la nature pour réagir contre le mal est le médicament, le poison qui vient méthodiquement, à heures fixées, paralyser ses efforts.

En présence des changements perpétuels, et des insuccès constants de la médecine classique, les malades s'adressent à des guérisseurs qui, ayant eu la compréhension d'une ou de quelques-unes des lois de la nature, en ont fait la base de systèmes médicaux.

La médecine ne doit pas vivre de systèmes. L'art de guérir s'amoindrit, perd une partie de sa puissance s'il se localise dans l'application de quelques-unes des lois naturelles, et surtout s'il les applique avec exagération.

Les systèmes, qui sont toujours exclusifs, ne sont point la vraie médecine qui doit embrasser dans son ensemble toutes les forces, toutes les lois de la nature.

L'homme ne subit pas seulement l'influence du soleil, de l'air ou de l'eau, les aliments, l'habitation, les vêtements, le travail, mille choses encore concourent à l'entretien de la vie et de la santé.

Mais de tous les éléments divers qui constituent la thérapeutique hygiénique, il n'en est pas de plus important que la diététique alimentaire.

Hippocrate, le premier et le plus grand des médecins, revient sans cesse, dans tous ses ouvrages, sur l'importance fondamentale du régime. Son génie lui a permis d'établir, seul, sans le secours d'aucun travail antérieur, les bases de la diététique, et les principes qu'il a formulés il y a vingt-quatre siècles, ont conservé, et conserveront toujours, puisqu'ils sont la vérité, toute leur valeur. Son génie qui n'a pas eu d'égal, a créé l'hygiène de toutes pièces et c'est encore à cette source si abondante que nous devons puiser aujourd'hui les éléments les plus précieux de la diététique. Ce qu'il ne savait pas, il le prévoyait, et les conquêtes de la science la plus moderne n'ont pu que confirmer la justesse et la profondeur de ses pensées.

La diététique est la pierre de touche à laquelle on reconnaît un praticien expérimenté. Hydrothérapie et électricité, bains d'air et de lumière, sont des moyens puissants de guérison, mais chacun d'eux n'est qu'une partie de la Médecine naturelle, et si on veut les transformer en des systèmes exclusifs en opposition les uns aux autres, on sort de la vérité et on tombe dans l'impuissance.

Quelle action aura l'hydrothérapie, l'électricité, les bains d'air et de soleil, si l'alimentation, qui est l'origine la plus fréquente des désordres organiques, est laissée à la fantaisie inexpérimentée du malade. La plupart des insuccès de ces procédés naturels de guérison doivent être attribués à l'absence de toute prescription relative à la diététique.

Mgr Kneipp l'a bien compris. Et dans tous les encouragements qu'il nous a prodigués, il faut voir surtout l'intérêt particulier qu'il porte à tout ce qui regarde l'hygiène et peut faire progresser cette science.

Ainsi, nous le voyons revenir sans cesse dans ses ouvrages, dans ses conférences, sur l'importance de la diététique pour la conservation de la santé et la guérison des maladies. « Celui, dit Mgr Kneipp, qui ne veut pas suivre mes conseils d'hygiène et d'alimentation, ne doit rien attendre de l'hydrothérapie, car une vie contre nature détruit tous les effets de l'eau froide. »

Le but que nous nous sommes proposé en écrivant l'ouvrage que nous présentons aujourd'hui aux médecins et aux malades, sera atteint si nous réussissons à attirer la sérieuse attention du corps médical sur l'importante question de l'hygiène alimentaire et si nous suscitons dans la même voie, de nouvelles études.

L'avenir seul nous dira quel a été le résultat de nos efforts.

FAVRICHON.

St-Symphorien-de-Lay, le 1er Juin 1897.

CONSIDÉRATIONS
GÉNÉRALES

LE VÉGÉTARISME

« Et omme quod movetur et vivit, erit vobis in cibum : quasi olera virentia tradidi vobis omnia (Genèse ch. IX. V. 3)

Nourrissez-vous de tout ce qui a vie et mouvement: je vous ai abandonné toutes ces choses pour être votre nourriture comme les légumes et les herbes de la campagne.»

Dieu nous a donc donné pour nourriture tout ce qui vit et se meut, c'est-à-dire les animaux et les plantes.

Les partisans du végétarisme rejettent cependant l'usage de toutes les viandes. Quelques kneippistes éminents se séparent de Kneipp sur ce point et acceptent les principes de la diététique végétarienne.

Où est la vérité ?

Nous croyons qu'il faut la chercher, encore et toujours, dans le juste milieu, et qu'elle ne peut se trouver que dans le Végétarisme thérapeutique, dont nous établissons les bases dans cet ouvrage.

Nous sommes persuadé, comme tous les végétàriens, que le régime outré des viandes a les plus déplorables effets sur la santé. Il est prouvé que la plupart des maladies qui affligent la classe riche ont leur cause dans l'abus des aliments carnés.

La découverte des alcaloïdes toxiques — leucomaïnes — dans les viandes en décomposition, est venue apporter un grand secours à la théorie végétarienne.

On a isolé des viandes en putréfaction toute une série de poisons que l'on trouve aussi, mais généralement en quantité très faible, dans les chairs de l'animal vivant. Cette proportion est singulièrement augmentée par le travail, le surmenage. Ainsi un bœuf qui fournit un pénible travail a une quantité de toxines beaucoup plus grande que celui qui est au repos, au vert. La viande de porc, et en particulier les saucisses dans la composition desquelles entre souvent de la viande de vaches épuisées par l'âge et le travail, ont causé de nombreux et graves accidents.

Quand les sucs gastriques ne sont pas élaborés d'une façon normale, lorsque la digestion est troublée, la dissolution des aliments ne se faisant plus d'une façon régulière, ils s'altèrent, se corrompent dans l'estomac et se transforment en véritables poisons.

Dans l'état de santé, ces leucomaïnes sont éliminées par les émonctoires naturels et en particulier par les reins ; mais si cette élimination est entravée par l'une ou l'autre cause, il se produit une accumulation des éléments malsains qui amène l'intoxication lente du malade. Les symptômes de cet empoisonnement sont des coliques, de la diarrhée, des éruptions de diverses natures, des vomissements. Si l'intoxication est grave, ces symptômes arrivent à un état aigu et sont accompagnés tantôt d'une forte élévation, tantôt d'un notable abaissement de la température.

Faut-il conclure de ces faits parfaitement établis, que la viande doit être exclue de l'alimentation ?

Assurément non, car il ne faut pas faire une règle de ce qui n'est qu'une exception.

Les végétariens croient que l'alimentation carnée, plus échauffante, porte davantage à abuser des boissons et que les alcooliques se recrutent surtout parmi les mangeurs de viande. L'alimentation carnée exagérée est peut-être en effet une des causes de l'alcoolisme. Cependant les épices, dont la viande est généralement accompagnée, doivent augmenter dans une large proportion cette action altérante. Nous ferons encore remarquer que l'on trouve dans les campagnes beaucoup d'alcooliques qui suivent, malgré eux, le régime végétarien le plus absolu.

Nous ne pourrons jamais admettre, avec les végétariens, que la guerre qui est un fléau envoyé par Dieu comme la famine ou la peste, ne soit qu'une des conséquences de l'habitude de ce qu'ils appellent le *meurtre alimentaire*.

Les végétariens prétendent que la pratique

de leur doctrine rend les hommes meilleurs, adoucit les mœurs, développe les facultés intellectuelles. Ils vont chercher les preuves de leur thèse dans les couvents où l'on pratique l'abstinence.

Nous connaissons peu d'ordres religieux qui excluent d'une façon générale l'usage du poisson ; la diététique végétarienne n'y est donc pas suivie d'une façon absolue. D'ailleurs ils pourraient constater dans les ordres religieux où l'on mange de la viande, la même douceur, les mêmes vertus et le même développement des facultés intellectuelles qu'ils admirent dans les couvents où l'abstinence est une règle.

On cherche à justifier la doctrine végétarienne par les enseignements de l'Église.

Le Semi-Végétarisme catholique, c'est-à-dire l'observation *rigoureuse* de toutes les prescriptions de l'Eglise sur le jeûne et l'abstinence, est non seulement une pénitence, une mortification utile à la santé de l'âme, c'est en même temps l'application la plus judicieuse de prescriptions hygiéniques, d'une si grande valeur, qu'on ne peut les enfreindre longtemps sans que l'organisme subisse des désordres plus ou moins graves.

Nous estimons que les adoucissements *temporaires* que l'Eglise a été obligée d'apporter à ces lois, par suite de la regrettable erreur des médecins, qui attribuent à la viande une valeur hygiénique qu'elle ne possède pas, nous estimons que ces adoucissements vont à l'encontre du but proposé. En effet, ce sont précisément les personnes que le régime végétarien guérirait, les malades pour lesquels la viande est un poison qui sollicitent, par ordre de leur médecin, l'exemption des pratiques de jeûne et d'abstinence. Les dyspeptiques dont l'estomac est une véritable fabrique d'acides, les neurasthéniques, les innombrables névrosés, les goutteux, et tant d'autres qui se croient incapables de supporter le jeûne et l'abstinence, ne guériront jamais s'ils ne se soumettent pas à une diète beaucoup plus sévère que celle que l'Eglise impose, et qui aurait été peut-être suffisante pour leur conserver la santé, s'ils l'avaient toujours suivie scrupuleusement.

Quelques personnes nous disent : « Les hommes de notre époque n'ont plus la force physique de leurs pères et on ne peut exiger des pauvres êtres malingres et souffrants que nous sommes, des privations qui étaient gaillardement supportées par nos ancêtres. » Il est facile de montrer que ce langage est un pur sophisme. En effet, on ne trouve, d'une façon générale, des santés vraiment parfaites, des organismes entièrement sains, que dans la classe pauvre où la viande n'apparaît que bien rarement sur la table, et où l'on jeûne plus qu'il ne serait nécessaire. Les paysans de certaines régions, qui font carême toute l'année, brillent par leur force et leur vigueur. Qui n'a pas eu l'occasion d'admirer à la campagne, certaines familles pauvres soumises à toutes sortes de privations, vivant de pain et de soupe, et dont les enfants sont nombreux et pleins de santé. A notre conférence de St-Vincent-de-Paul, nous avons assisté des vieillards de 75 à 80 ans, encore robustes et vigoureux, qui avaient passé plus de quarante ans de leur existence sans manger un seul morceau de viande. La neurasthénie, la névrose sous toutes ses formes, la goutte et la dyspepsie, sont absolulument inconnues chez ces pauvres gens, tandis que ces maladies se développent avec une intensité réellement effrayante dans les classes de la société où l'on abuse des viandes, où l'alimentation surabondante ébranle le système nerveux par l'excitation constante qu'elle produit, ou laisse dans le corps des résidus que l'organisme ne peut utiliser et qu'il n'a pas la force d'éliminer, résidus qui sont la cause, le point de départ des maladies les plus différentes. N'est-il pas évident que le jeûne et l'abstinence sont les remèdes naturels de toutes les maladies qui ont leur origine dans les excès alimentaires ?

Nous pouvons donc dire avec raison, que le semi-végétarisme catholique, que les lois de l'Église sur l'abstinence et le jeûne, sont, à tous les points de vue, un bienfait pour l'homme.

Le semi-végétarisme catholique est suffisant pour les personnes qui jouissent d'un état de santé parfait. Sur ce point nous nous séparons de l'école végétarienne, qui veut astreindre à son régime des gens qui, usant très modérément des aliments carnés, n'ont pas eu dans leur vie une heure de maladie. D'ailleurs cette prétention de l'Ecole végétarienne restera toujours sans effet, car si la maladie est un chemin bien encombré, hélas! qui amènera nécessairement un grand nombre d'adhérents à notre Végétarisme thérapeutique, la santé n'y conduira que des fidèles bien peu nombreux. M. le Docteur Bonnejoy, qui s'est fait en France l'apôtre de la diététique végétarienne, en est une preuve convaincante. Sans la dartre maligne, contre laquelle toute sa science médicale avait échoué, il n'aurait jamais été végétarien, ce qui serait un grand malheur, car nous n'aurions pas ses intéressants ouvrages sur la diététique, dont le principal mérite est de nous avoir ouvert les yeux sur la funeste erreur des médecins qui considèrent la viande comme l'aliment par excellence des malades, alors qu'elle ne devrait être permise qu'aux personnes robustes et très saines.

Malgré ses exagérations, l'œuvre des végétariens est bonne, car elle combat le plus grand ennemi de la santé : la gourmandise.

Berchoux et Brillat-Savarin, en consacrant leur talent à chanter les plaisirs de la table, n'ont pas fait assurément une œuvre d'hygiénistes, et l'auteur de l'anti-gastronomie a raison de s'écrier :

> C'en est fait j'ai perdu la vie
> Hélas ! si vous pleurez sur ma mort
> Accusez de mon triste sort
> L'auteur de la Gastronomie.

Nous résumons ainsi les principes que nous nous proposons de développer dans cet ouvrage.

A. Le régime carné exagéré est anti-hygiénique.

B. Le régime végétarien qui peut suffire à tous les besoins de l'organisme, ne doit être considéré cependant que comme un moyen thérapeutique puissant.

C. Le régime mixte, tempéré par l'observation rigoureuse des lois de l'abstinence de l'Eglise, n'a aucun inconvénient dans l'état de santé, à la condition de ne manger de la viande qu'à un seul repas et de donner une place prédominante à l'alimentation végétale.

D. Lorsque les fonctions organiques sont troublées, lorsque la digestion se fait mal, quand l'élimination des principes toxiques produits par les viandes, est entravée, dans les maladies qui ont pour origine la supernutrition, une assimilation ou une désassimilation anormales ; lorsque les centres nerveux sont trop excités, *toutes les viandes et plus particulièrement les viandes noires, doivent être rigoureusement interdites.*

Nous devons encore étudier cette importante question du végétarisme à un autre point de vue.

La viande ne renferme-t-elle pas une source d'énergie, de forces vives, que l'on ne peut rencontrer dans les aliments du règne végétal, et n'est-elle pas indispensable à l'ouvrier qui doit produire quotidiennement un travail musculaire plus ou moins grand?

La médecine classique, qui a jeté cette erreur économique dans l'esprit public, où elle a été trop bien accueillie, commence à en déplorer aujourd'hui les conséquences désastreuses.

« Je ne veux point, s'écrie Bouchard, qu'on fasse du travail musculaire avec de la viande. Le travail musculaire doit se faire avec le pain et le corps gras. Je veux que cette richesse, la viande, soit économisée et qu'on ne crée pas aux classes nécessiteuses, des besoins factices et coûteux. Les médecins sont coupables de cette grande erreur économique. C'est à eux au contraire qu'il appartiendrait de faire connaître la vérité, de montrer quel abus on fait des viandes et quel préjudice il en résulte non seulement pour la richesse publique, mais pour la santé publique. »

Aucune parole plus autorisée que celle de Bouchard ne pouvait se faire entendre sur ce sujet, et il faut espérer qu'elle aura une force suffisante pour marquer la fin du règne des théories de Liebig qui le premier, par ses principes de diététique, jeta la médecine dans une voie pleine d'erreurs et de dangers.

La viande n'est pas, comme le croyait Liebig, la source la plus pure, à laquelle nous devons puiser l'azote que réclame notre organisme, mais ce n'est pas au pain uniquement qu'il faut nous adresser, ainsi que Bouchard paraît le croire.

Certes, si l'ouvrier en était réduit à ne prendre que dans le pain l'albumine qui lui est nécessaire, il aurait quelque raison de trouver ce régime peu agréable. Mais il suffira de jeter un coup d'œil sur les tables d'analyse que nous publions à la fin de cet ouvrage, pour constater que le froment et le seigle ne sont pas les seuls aliments végétaux riches en azote. Les fèves, les pois, les lentilles, ont respectivement 24, 25 et 23 pour cent d'albumine; le froment, le seigle, l'orge et l'avoine en contiennent de 10 à 12 pour cent.

Ces chiffres sont assez éloquents pour montrer combien est grande l'erreur des médecins qui prétendent justifier la préférence qu'ils accordent à la viande, par sa richesse en azote.

Les conséquences de cette erreur ont été de deux sortes :

L'alimentation carnée exagérée, suivie d'abord par la classe riche, puis bientôt par les classes ouvrières, a eu sur la santé générale, un effet déplorable.

L'usage des viandes dont l'art culinaire sait relever le goût par tant d'artifices, afin d'exciter l'appétit, a eu pour résultat la supernutrition et son accompagement de misères physiologiques, telles que la goutte, la gravelle, les congestions du foie, etc., etc. Des maladies de la peau, peu connues jadis, sont devenues plus fréquentes, parce que le sang échauffé et empoisonné par les alcaloïdes toxiques des viandes, a dû se créer de nouvelles voies d'élimination; signalons encore toutes les maladies nerveuses qui ont si souvent leur origine dans l'action excitante exercée par les viandes sur les centres nerveux.

L'usage exagéré des aliments carnés est toujours suivi de l'abus des boissons alcooliques.

Il faut donc voir dans l'erreur de diététique commise par Liebig et suivie si longtemps par la Médecine, une des causes, et non la moindre, de l'augmentation inquiétante du nombre des alcooliques. Le végétarien n'a jamais soif, le grand mangeur de viande est toujours altéré.

En faisant croire à l'ouvrier que la viande lui était indispensable, le médecin a compliqué singulièrement la question sociale. Le petit budget de l'ouvrier est absorbé en grande partie par l'argent qu'il dépense en viandes et en boissons alcooliques. L'économie qui résulterait de la suppression de la viande et du vin et de son remplacement par les céréales, les légumineuses et le lait, suffirait à assurer à la plupart des ouvriers, une vieillesse indépendante.

C'est là un point de vue qui nous paraît mériter la sérieuse attention des personnes qui se sont consacrées à l'étude des questions sociales. Que l'on arrive à faire prévaloir cette vérité, que la viande est un aliment inférieur aux produits d'origine végétale et au lait, et un grand pas aura été fait pour le bonheur des classes peu fortunées.

L'exemple des cultivateurs des régions où l'usage de la viande n'a pas encore trop pénétré, n'est-il pas suffisant pour prouver aux ouvriers que le bonheur dépend surtout de la simplicité de la vie ?

Lorsque nous soumettons ces idées à des médecins, grands partisans des côtelettes et des biftecks saignants, nous sommes certains d'entendre formuler toujours les mêmes arguments:

« Ne comparez pas, nous dit-on, l'ouvrier des campagnes à l'ouvrier des villes. Le premier peut se passer de la viande, parce qu'il travaille moins et qu'il vit à l'air libre. Il peut digérer de très fortes quantités d'aliments végétaux qui lui permettent d'absorber une proportion suffisante d'azote. Il n'en est plus ainsi pour l'ouvrier des usines qui est privé de l'action de l'air pur et doit prendre des aliments plus concentrés, comme la viande, parce que son estomac n'aurait pas la puissance de digérer les aliments végétaux, qui suffisent aux paysans. »

Que reste-t-il de ce raisonnement lorsqu'on considère que ce sont précisément les mangeurs de viande qui souffrent de l'estomac. L'abus des viandes est neuf fois sur dix la cause des dyspepsies, des gastralgies, des gastro-entérites, maladies si fréquentes dans les classes riches et presque inconnues chez les cultivateurs. Nous ne prétendons point qu'il suffirait de supprimer la viande et le vin de l'alimentation de l'ouvrier, pour lui donner la vigueur et la santé du paysan, mais nous sommes persuadés que l'usage de ces aliments, a pour sa santé beaucoup d'inconvénients et aucun avantage.

Nous allons voir, à propos de la digestibilité, que les viandes sont de tous les aliments, ceux qui demandent le plus grand travail à l'estomac.

L'organisme d'un ouvrier affaibli par la vie dans un air confiné, est incapable de supporter longtemps, sans des dommages plus ou moins graves, une alimentation trop carnée, et malheureusement les ouvriers vivent presque uniquement de viande. Dans beaucoup de familles, le mari, la femme et les enfants travaillent à l'usine et il ne reste personne à la maison pour préparer les repas, qui sont constitués en grande partie par des viandes salées, saucisses, jambons, etc.

Peut-on s'étonner, que les enfants d'ouvriers élevés d'une façon si opposée à la nature, soient débiles et voués en si grand nombre à la phtisie?

Une pareille situation ne pourra s'améliorer que lorsque les médecins, suivant l'exemple que leur donne Bouchard, laisseront dans l'oubli qu'elles méritent, les théories de Liebig, pour prêcher à tous, le retour à une alimentation plus végétale.

En entrant dans cette nouvelle voie, ils apporteront le précieux appui de la Médecine officielle à la grande cause de l'hygiène alimentaire naturelle, dont Mgr Kneipp a été l'apôtre le plus puissant.

Puissions-nous voir un jour, tous les systèmes de Médecine se rencontrer enfin sur le même chemin de la Vérité et de la Nature.

DE LA QUALITÉ DES ALIMENTS

« Il n'y a que la matière qui a été organisée qui puisse servir de base à la nourriture d'une autre organisation. » Cette parole si juste de Cuvier aurait dû modérer les envahissements de la chimie dans le domaine de l'hygiène alimentaire.

Des matières minérales sont indispensables pour la construction et l'entretien de certaines parties de notre corps. Les phosphates calcaires, la silice, la potasse, entrent dans la composition du squelette, des tissus, des humeurs ; il faut du fer pour conserver la couleur et la vigueur de notre sang. Tous ces éléments sont contenus dans les aliments naturels et nous n'aurions pas à les demander à des produits industriels, d'ailleurs inefficaces, si notre nourriture était bien ordonnée.

L'aliment se distingue de ce qui n'est pas propre à l'alimentation par son action sur le tube digestif. Quand l'estomac est vide, il ne contient qu'un peu de mucus alcalin. Si on y introduit un produit chimique, ou un corps inerte non alimentaire, les fonctions du tube digestif sont à peine sollicitées et les glandes ne sécrètent qu'un peu de mucus mélangé à de petites quantités de suc gastrique. Après l'ingestion de produits réellement alimentaires, la muqueuse se congestionne, l'estomac s'échauffe et toutes les glandes sécrètent abondamment les sucs nécessaires à la digestion des aliments.

Il existe donc une barrière infranchissable entre la matière organisée qui peut seule servir à notre alimentation et la matière inorganique. La constitution chimique de deux substances serait-elle identique, les proportions de carbone, d'hydrogène, d'azote, d'oxygène, seraient-elles entièrement semblables, l'estomac, par les procédés de sa chimie vivante qui nous sont inconnus, saura reconnaître l'aliment, matière organique, du produit inorganique. Mais pour que l'aliment conserve toute sa valeur, toute sa puissance de réaction sur l'estomac, il faut qu'il s'éloigne le moins possible de l'état naturel.

Les modifications apportées dans sa constitution, les préparations trop gastronomiques ou trop savantes ont souvent pour effet de détruire une partie de la valeur de l'aliment et de troubler plus ou moins profondément les fonctions de l'estomac.

La simplicité dans la préparation des aliments est donc une règle dont on ne devrait jamais s'écarter.

Un grand nombre d'aliments végétaux ne demandent aucune préparation. Tous les fruits peuvent se manger dans leur état naturel et c'est ainsi seulement qu'ils ont toutes leurs propriétés hygiéniques et qu'ils conservent tout leur arôme. On les mangera autant que possible, sans en enlever la partie externe qui renferme le plus d'éléments nutritifs. C'est une règle générale qui supporte à peine quelques exceptions.

Les légumes seront cuits à l'étouffée, ou à la vapeur d'eau. (1) En faisant cuire les légumes dans de grandes quantités d'eau que l'on jette, on perd les parties les plus utiles et en particulier tous les sels solubles. Certains légumes secs, comme les pois, les haricots, les lentilles, doivent être attendris avant leur cuisson par un séjour plus ou moins long dans de l'eau. On aura soin de ne mettre que la quantité d'eau strictement nécessaire pour qu'elle les recouvre.

Les fruits et les légumes qui se mangent verts n'ont toute leur valeur que dans la saison qui est propre à leur maturité. Les primeurs obtenus par des artifices de jardinier sont généralement des produits inférieurs tant au point de vue du goût qu'à celui de la valeur alimentaire. Nous porterons le même jugement sur les conserves de légumes verts.

La nature nous fournit des aliments pour toutes les saisons. Les légumes secs, les céréales, certains fruits et légumes verts, la pomme de terre, tous les produits qui se conservent naturellement sans aucune préparation, peuvent être mangés pendant l'hiver. Les aliments végétaux qui ne se conservent que par des procédés industriels qui en altèrent la nature, doi-

____

(1) M. Chevenier, constructeur breveté à St-Symphorien-de-Lay, a introduit en France, l'usage d'une *marmite spéciale* destinée à la cuisson des légumes à la vapeur.

vent se manger aussitôt qu'ils sont récoltés. Pourquoi modifier l'ordre des choses et vouloir manger pendant l'hiver ce qui nous est donné pour l'été? Servons-nous donc des fruits de la terre dans la saison qui leur est propre, le goût, l'hygiène et notre bourse s'en trouveront très bien.

Certains fruits, des légumes sont sujets à des maladies. Quand ils en sont atteints, ne serait-ce que d'une façon légère, ils doivent être proscrits de l'alimentation à moins que l'on puisse aisément enlever toute la partie malade.

Les farines retirées des céréales et de quelques légumes doivent être préparées avec les grains entiers. Toute tamisation qui a pour but d'en séparer certaines parties, affaiblit le pouvoir nutritif de ces aliments et diminue aussi leurs qualités hygiéniques. On doit donc rejeter toutes les fleurs et les crêmes de farines qui ne sont que des aliments appauvris.

Les farines ont une conservation très longue quand elles ont été desséchées. Cette opération, qui produit une petite quantité de dextrine, augmente les propriétés hygiéniques de ces produits en facilitant leur digestion et leur assimilation.

DE LA DIGESTIBILITÉ

De nombreuses expériences ont été faites pour estimer la digestibilité des aliments.

Tiedemann et Gmelin ont fait leurs observations sur des chats. A notre avis, leurs conclusions n'ont aucune valeur. En effet, ils ont montré que les chiens et les chats sur lesquels ils opéraient, mettaient tant d'heures pour digérer un morceau de bœuf ou du lait ; ces données ne sont pas applicables à l'homme.

Le docteur Beaumont eut à son service pendant plusieurs années, un Canadien qui avait une fistule permettant de retirer les aliments de l'estomac pendant les différentes périodes de la digestion. Il fit à l'aide de ce sujet toute une série d'expériences dont voici les principales conclusions.

1° Les chairs des mammifères se digèrent un peu moins facilement que celles des oiseaux, beaucoup moins que celles des poissons. Rôties elles sont plus digestibles que frites ou bouillies.

2° La volaille *blanche* se digère mieux que la volaille noire.

3° Le poisson frais mieux que le poisson salé.

4° Le laitage mieux que tous les aliments précédents, hormis le poisson frais.

5° *Les soupes de bœuf* se digèrent aussi difficilement qu'aucun aliment de la première catégorie (4 heures).

6° Les végétaux féculents sont aussi digestibles que le laitage, les œufs, le poisson.

7° Les légumes frais ont la même digestibilité que la chair des oiseaux.

8° De tous les aliments les fruits sont les plus digestibles.

Nous ne venons de donner que les résultats qui concordent avec l'expérience de chaque jour. Beaumont en a obtenu d'autres qui sont en contradiction complète avec la généralité des faits.

Il n'y a pas lieu de s'en étonner. Chacun a son estomac ; les facultés de cet organe varient suivant les goûts, les habitudes, les caprices, les idiosyncrasies. Aussi nous considérons comme absolument illusoires les tables de digestibilité qui sont l'indispensable complément de tout traité d'hygiène alimentaire. Ces tables ne s'appliquent qu'aux sujets qui ont servi aux expériences et pour l'époque seulement où elles ont été faites. En effet, ne voit-on pas souvent un estomac ne plus supporter un aliment qu'il avait jusque-là facilement digéré, et très bien se trouver d'un mets qui, à une certaine époque, lui donnait des indigestions ?

Nous partageons entièrement la manière de voir de Fonssagrives, qui considère les tables de digestibilité des aliments comme étant plutôt de nature à égarer la pratique qu'à la diriger.

L'Hygiéniste doit tenir compte, surtout dans l'état de maladie ou de convalescence, des habitudes, des répugnances, des désirs du malade. Si ces habitudes ne sont pas bien conformes à l'hygiène, il les fera modifier peu à peu en agissant toujours avec beaucoup de prudence. Il évitera avec soin tout changement trop brusque qui pourrait apporter des troubles dans les fonctions de l'estomac et amener une aggravation du mal.

Quand un malade ou une personne bien portante éprouvent de la répugnance pour un aliment même très sain, même nécessaire, il faut s'incliner, car si on insiste l'estomac se révolte. Il faut veiller cependant à ne pas prendre pour de l'intolérance des caprices dont la cause est dans l'imagination.

Nous connaissons une dame qui a eu de violentes indigestions toutes les fois qu'elle a mangé des petites cerises noires. Elle digère très bien toutes les autres sortes. Certaines personnes ne peuvent digérer les fraises, aliment des plus digestibles. On a cité le fait très curieux d'un soldat qui ne pouvait manger du pain sans être pris de vomissements Si on en émiettait à son insu dans ses aliments, les mêmes phénomènes se produisaient. Les fécules, les bouillies de farine étaient au contraire très bien supportées ; la répugnance, l'intolérance n'existaient que pour la farine fermentée.

On doit aussi tenir compte dans les prescriptions diététiques de la coutume, des habitudes.

Le paysan qui ne mange de la viande que 2 ou 3 fois par an ne pourra pas supporter, dans l'état de maladie, la quantité d'aliments carnés qui sera très bien digérée par une personne, atteinte du même mal, ayant l'habitude d'une alimentation plus animalisée. On fera beaucoup de mal à une personne qui ne boit jamais de vin si on lui en donne quand elle est malade. Pour la même raison, la suppression brusque chez un ivrogne malade, de sa boisson préférée, peut lui causer les plus grands dommages.

Puisqu'on arrive par l'habitude à digérer des aliments peu digestibles, malsains, que l'hygiène réprouve, on peut à plus forte raison, amener l'estomac qui n'est pas entièrement abîmé, à digérer des aliments qui sont plus digestibles, plus sains, plus conformes aux données de l'hygiène. Une personne habituée à manger du pain blanc, très indigeste, quoi qu'on en pense, digérera d'abord le pain Kneipp avec peine, mais, quand elle y sera habituée, son estomac éprouvera pour digérer le pain blanc les mêmes difficultés qu'il avait eues d'abord avec le pain Kneipp.

Hippocrate avait une connaissance très exacte de ces phénomènes : « On supporte très bien, dit-il, les aliments et les boissons auxquels on est accoutumé, même quand la qualité n'en est pas bonne naturellement et l'on supporte mal les aliments et les boissons auxquels on n'est pas habitué, même quand la qualité n'en est pas mauvaise. »

Il ne faudrait pas tirer de ces faits la conclusion qu'il est inutile de modifier son hygiène alimentaire et qu'il vaut mieux s'en tenir aux aliments auxquels on est habitué, même s'ils ont peu de valeur. L'estomac arrive à digérer par l'habitude des produits qui ne conviennent pas à notre organisme, mais cela n'empêche pas les conséquences fatales d'une alimentation irrationnelle. Celui qui mange et digère très bien de grandes quantités de viande sera exposé à prendre la goutte, la gravelle, des maladies de peau, résultats trop fréquents d'une alimentation carnée exagérée. On peut très bien digérer le pain blanc mais cela ne lui donnera pas le fer, les phosphates, la diastase qu'on lui a enlevés. Il est donc indispensable de modifier l'alimentation quand elle n'est pas conforme aux besoins de notre corps, mais on doit le faire progressivement, surtout dans l'état de maladie.

Chacun doit être dans la plupart des cas son propre guide.

Le grand défaut des tables de digestibilité est d'avoir été faites d'après des expériences qui n'ont pas eu lieu dans des conditions naturelles : « Qu'ont appris de sérieux, nous dit Fonssagrives, les tables dressées par Beaumont et qui sont reproduites partout avec une gravité qui a quelque chose de particulièrement agaçant ? Rien, sinon que quand on est Canadien, qu'on s'appelle Saint-Martin et qu'on a une fistule à l'épigastre, on met tant d'heures et de minutes à digérer un morceau d'aloyau, ou un cube d'albumine coagulée. Chaque estomac peut décliner la règle déduite magistralement de ces expériences et revendiquer son autonomie particulière.

Dans les conclusions de Beaumont que nous n'avons pas citées, il en est deux qui montrent que le sujet qui servait à ses expériences, avait pour certains aliments une facilité de digestion qui n'a aucune analogie avec ce que l'on constate dans la généralité des cas.

Il déclare, d'après ses observations, que le pain est moins digestible que les pâtisseries et que le lait cuit est plus digestible que le lait cru. C'est exactement le contraire qui est la règle générale.

Il faut d'ailleurs remarquer que tous les observateurs qui ont établi des tables de digestibilité, ont commis la même erreur. Ils ont confondu la digestion avec la durée du séjour des aliments dans l'estomac ; ces deux choses sont entièrement différentes.

Un aliment très indigeste ne sollicite pas les fonctions de l'estomac qui s'en débarrasse au plus tôt en le chassant dans l'intestin. Un aliment très digestible y restera davantage parce qu'il convient à cet organe qui le garde tout le temps nécessaire pour en extraire tous les principes nutritifs. Nous n'ignorons pas que les fruits très digestibles, séjournent moins longtemps dans l'estomac que la viande qui est d'une digestion plus lente, mais le noyau de la cerise, par exemple, qui ne se digère pas du tout, ne s'arrêtera pas plus dans l'estomac que la partie charnue de ce fruit. D'après la façon de procéder des expérimentateurs, le noyau, le corps inerte sera considéré comme étant d'une digestion plus facile que la viande. La durée du séjour des aliments dans l'estomac ne peut donc pas servir d'une façon générale à doser leur degré de digestibilité.

L'aliment le plus digestible est celui qui dans le temps le plus court, avec la plus petite somme de travail, cède le plus d'éléments nutritifs à l'organisme. Cette digestibilité est modifiée par l'état de l'estomac, par ses habitudes, par le goût, les désirs, les besoins de la nature, le climat, les saisons, etc. C'est pour cela que les tables de digestibilité ne sont exactes que pour celui qui se trouve dans des conditions entièrement semblables à celles du sujet qui a servi aux expériences.

Les phénomènes de la digestion sont en relation directe avec ceux de la désassimilation. Si nous mangeons d'une façon insuffisante pour réparer nos pertes quotidiennes, ces pertes diminuent, la désassimilation se ralentit ; quand nous mangeons avec excès, les pertes sont plus grandes, la désassimilation est augmentée. Si l'ecxès d'alimentation est tel que l'organisme ne puisse suffire par son travail à utiliser tous les éléments qui lui sont fournis, il se produit deux sortes de phénomènes :

1° L'estomac par le vomissement, ou l'intestin par la diarrhée, rejettent les aliments qui n'ont pu être utilisés.

2° Une maladie survient qui, en élevant la température du corps, augmente les combustions, brûle ou élimine les éléments en excès et rétablit ainsi cet équilibre nécessaire, qui est le but de tous les efforts de notre organisme.

Ainsi, la fièvre, la diarrhée et un grand nombre d'autres maladies ne sont pas autre chose, très souvent, que des moyens mis en œuvre par la nature afin de se débarrasser des éléments accumulés et devenus un obstacle à l'accomplissement des fonctions vitales.

Combien est funeste, dans ces circonstances, l'intervention du médecin quand il vient par ses potions anti-diarrhéiques, avec son cortège d'anti-fébrifuges et de poisons, ralentir, paralyser tous les efforts de l'organisme.

Kneipp a admirablement compris ces choses et c'est pour cela que sa méthode de traitement a de si beaux succès. Son but constant est de débarrasser l'organisme des éléments malsains en activant les phénomènes d'assimilation et de désassimilation. L'eau froide, par l'activité qu'elle donne à nos organes, fait brûler les résidus ou les fait éliminer.

Il est donc indispensable, nous le répétons, que tous les phénomènes de la vie soient toujours dans un équilibre parfait. Quand cet équilibre est rompu, quand il y a excès, dans un sens ou dans l'autre, pendant un temps plus ou moins long, la maladie survient.

Il n'est pas possible, malheureusement, d'établir des règles absolues, d'indiquer d'une façon précise la quantité exacte d'aliments nécessaires au maintien de l'équilibre des fonctions.

Dans le but d'apporter quelque lumière dans l'importante question de la digestibilité, nous avons fait un grand nombre de dosages d'urée de sujets qui pouvaient se prêter facilement à nos observations.

L'urée, qui est une carbamide, est la combinaison destinée à éliminer l'azote *usé* de l'organisme. Nous disons l'azote usé. En effet, si nous cessons de manger, l'élimination de l'urée diminue notablement, mais elle ne cesse que lorsque la vie est éteinte. Nos tissus continuent, tant qu'il y a vie, à se transformer en urée, et nous maigrissons. L'azote de l'aliment vient donc remplacer l'azote qui a rempli sa fonction dans notre organisme et qui s'en va sous forme d'urée.

Sous l'influence d'une alimentation très riche en azote, cet échange d'éléments usés et d'éléments nouveaux se produit avec plus d'activité ; et la quantité d'azote assimilée est exactement semblable chez l'adulte dans un état de santé normal à celle qui est éliminée.

Nous avons pensé qu'il devait exister une corrélation entre la rapidité de la digestion et les quantités d'urée contenues dans chaque émission d'urine.

Les dosages d'urée que nous avons effectués nous ont montré les faits suivants.

La quantité d'urée émise pendant la nuit est un peu au-dessous de la moyenne si le repas du soir est peu substantiel et consiste en un simple potage ; si ce repas est plus copieux, l'urée de la nuit représente la moyenne des 24 heures ; quand le repas du soir est très abondant la quantité d'urée dépasse la moyenne.

La régularité de ces faits nous montre que l'émission d'urée est toujours, dans l'état de santé, en relation directe avec la quantité d'azote absorbée.

La proportion d'urée des émissions du matin va en diminuant, tant que le jeûne continue, pour arriver à un chiffre à peu près stationnaire jusqu'au repas de midi.

Nous avons constaté que la diminution d'urée se produit avec une rapidité variant suivant chaque sujet, et que le sentiment de la faim apparaît d'autant plus vite que cette décroissance est plus rapide.

L'urine émise immédiatement après le repas de midi indique une légère augmentation de l'urée qui reste encore bien au-dessous de la moyenne. Cette quantité augmente rapidement à chaque émission, atteint, dépasse la moyenne, reste stationnaire, puis diminue.

Le sentiment de la faim commence à apparaître dès que le mouvement décroissant commence.

L'état de l'estomac, l'idiosyncrasie, la qualité des aliments, le genre de travail, la saison, etc., modifient considérablement la rapidité de l'augmentation et de la diminution de l'urée.

Les quantités variables d'urée qui se trouvent dans chaque émission d'urine sont la reproduction, l'image des phénomènes de la digestion, et par suite de l'assimilation et de la désassimilation. Un aliment peu digestible ne cède qu'en partie et lentement son azote à l'organisme ; l'élimination de l'urée est ralentie et diminue. Un aliment très digestible cède au contraire rapidement, et la totalité de son azote, la quantité d'urée devient plus forte et son élimination plus rapide.

Nous avons donc trouvé, par les dosages d'urée, un moyen certain de contrôler la digestibilité relative des aliments. Cela nous a permis d'établir le peu de valeur de toutes les tables de digestibilité. Ainsi, avec le même aliment, tel sujet a son maximum d'urée 3 heures après le repas, tel autre ne l'a que 4 h. 1/2 ou 5 heures après.

L'un a donc mis 5 heures pour digérer un aliment qui a été digéré par l'autre en 3 heures.

Nos expériences nous ont donné l'occasion de faire une intéressante observation sur une maladie généralement fort mal traitée.

Parmi les personnes dont nous analysions les urines, était un jeune homme qui souffrait depuis 15 ans au moins, d'une dyspepsie acide qui avait résisté à tous les traitements.

Ce jeune homme, assez vigoureux malgré cela, avait un appétit réellement exagéré. Les renvois acides étaient presque nuls le matin ; ils se produisaient surtout 2 heures 1/2 à 3 heures après le repas de midi et duraient jusqu'à l'heure du souper, mais en diminuant peu à peu d'intensité.

Ce sujet avait son maximum d'urée 2 heures 1/2 à 3 heures après les repas. La quantité en 24 heures variait de 30 à 35 grammes, dépassant de 10 gr. la moyenne ordinaire.

La pepsine et tous les digestifs avaient pour résultat d'exagérer beaucoup le pyrosis. Le vin, les alcools, le café produisaient le même résultat. L'estomac était si facilement surexcitable qu'un morceau de pain suffisait pour amener la production et le renvoi d'une quantité assez forte de liquide acide. Le bi-carbonate de soude, l'eau de Vichy, la magnésie, calmaient la brûlure produite par l'acidité anormale de l'estomac ; ces médicaments n'empêchaient pas, favorisaient plutôt, l'aggravation lente, mais continue, du mal.

Nous avions remarqué que les renvois étaient presque toujours liquides. Il était évident que le peu de matières solides qui s'y trouvaient parfois étaient simplement entraînées d'une façon mécanique par la partie liquide très abondante.

Il était facile de conclure d'après la rapidité de l'élimination et le chiffre exagéré de l'urée, que l'estomac de ce sujet était trop excité : il digérait trop vite.

La guérison ne pouvait s'obtenir que par des moyens directement opposés à ceux qui avaient été employés jusqu'à ce moment. Il ne fallait pas chercher à activer la digestion, à surexciter les fonctions de l'estomac ; mais au contraire tout mettre en œuvre pour calmer l'irritation exagérée de l'estomac qui travaillait trop.

Les moyens employés pour arriver à ce but furent : la privation absolue de tout excitant : bière, vin, épices, café, etc ; la suppression des digestifs, des apéritifs, pepsine, amers, etc., une alimentation très douce, peu excitante, par conséquent pas de viandes noires ; suppression de la boisson aux repas, un quart de verre d'eau fraîche était cependant toléré. Il fallut surtout insister pour obtenir une diminution notable de la quantité d'aliments.

Le Malt composé qui est un calmant réellement efficace des organes digestifs était indiqué et fut employé comme premier déjeuner.

La cuillerée d'eau fraîche (voir *Remèdes Naturels*) toutes les fois que se produisait le pyrosis vint compléter le traitement qui amena en un an et demi la guérison complète.

Il faut considérer que ce sujet était dyspeptique depuis plus de 15 ans, et que son état allait toujours en s'aggravant malgré, ou plutôt grâce au régime suivi et aux médicaments employés.

ALIMENTS
tirés du règne animal

DES VIANDES

On peut diviser les viandes qui servent à l'alimentation en cinq classes :

1re Les crustacés, dont les types principaux sont l'écrevisse, le homard, la langouste, la crevette.

2e Les mollusques qui sont représentés par les moules et les huîtres.

3e Les poissons.

4e Les oiseaux.

5e Les mammifères.

Crustacés

La chair de l'*écrevisse* est délicate. On aura soin de toujours choisir celles qui proviennent des eaux vives ; elles seront meilleures et plus saines. L'écrevisse est surtout recherchée en mars et en avril.

Le *homard* est l'écrevisse de mer. Sa chair est ferme et savoureuse, mais moins digestible que celle de l'écrevisse.

La *langouste* est d'une digestion encore plus difficile.

On fera bien d'user très modérément de cette classe d'aliments qui produisent quelquefois une espèce d'empoisonnement caractérisé par une violente éruption (urticaire).

Mollusques

L'*huître* est d'une digestibilité très grande. Sa partie comestible est constituée presque uniquement par la glande hépatique. Elle a une faible valeur nutritive.

On choisira les huîtres de moyenne grandeur, bien en chair, bien fraîches, par conséquent contenant de l'eau très limpide. L'écaille doit être intérieurement d'un beau blanc.

Les huîtres rendent des services à certains malades, qui ne peuvent supporter une alimentation trop substantielle, et aux convalescents.

La *moule* est un aliment tendre, délicat, mais elle produit quelquefois des accidents qui se caractérisent par des spasmes, des convulsions, des étouffements, de l'urticaire précédée de bouffissure générale. On a attribué cet empoisonnement à une ptomaïne qui se développe dans le foie de ces mollusques. La moule ayant encore moins de matières nutritives que l'huître, ceux qui n'en mangent pas agissent très sagement.

Poissons

Au point de vue de la digestibilité, les poissons doivent être placés entre les végétaux et les viandes provenant des oiseaux et des mammifères.

La chair du poisson entre vite en putréfaction. Le poisson frais a les ouïes rouges, le tissu ferme. Les poissons des étangs bourbeux, des marécages, sont inférieurs, tant au point de vue du goût que de la salubrité, à ceux qui vivent dans les rivières.

Galien défendait avec raison l'usage des poissons qu'on pêche au-dessous des villes.

Certains poissons, ordinairement sains, acquièrent accidentellement des propriétés vénéneuses qui peuvent être attribuées soit au genre de nourriture, soit à la saison, soit à un état morbide particulier.

Les œufs des brochets, des tanches, des turbots, des barbillons, peuvent causer des vomissements, des coliques, de la diarrhée. Les œufs de la carpe et de la perche, très délicats, ne présentent aucun danger d'intoxication.

On peut diviser les poissons, au point de vue hygiénique, en trois classes. Les poissons à chair blanche comme le merlan et la sole; les poissons à chair jaune comme le saumon, et les poissons à chair grasse comme l'anguille.

Les poissons à chair blanche sont d'une digestion très facile; on leur donnera la préférence. Les poissons à chair grasse sont indigestes; ils ne conviennent donc pas aux malades. Ceux qui ont la chair jaune ont une valeur hygiénique et alimentaire qui tient le milieu entre les deux autres sortes.

Quelques médecins ont prétendu que l'usage des poissons prédispose aux maladies de la peau. A l'école Saint-Louis, le poisson est défendu aux malades atteints d'affections cutanées. Cette opinion est combattue par de nombreux auteurs et il faut avouer que les faits allégués contre l'usage du poisson dans ces maladies, n'ont rien de bien probant. Néanmoins, nous estimons que, dans le doute, les personnes ayant des maladies de la peau feront bien d'user très modérément de cette classe d'aliments.

Oiseaux

La coloration de la chair des oiseaux indique le degré de digestibilité de chaque espèce. La chair de la caille et de la bécasse, presque noire, est moins facilement digérée que celle du pigeon, de la perdrix, du faisan, qui est rouge. La chair du poulet, du dindonneau, qui est blanche, est plus digestible, plus facilement assimilable que celle des deux autres sortes. On peut comparer la chair du poulet à celle du veau.

Les malades dont l'estomac ne fonctionne pas bien, donneront la préférence aux oiseaux à chair blanche.

Mammifères

De tous les mammifères, celui dont on a le plus vanté les propriétés hygiéniques et nutritives est assurément le bœuf. Les bouillons de bœuf, les bifteacks saignants sont encore considérés par beaucoup de médecins comme des reconstituants de premier ordre. C'est là, à notre avis, une regrettable erreur. La viande de bœuf contient beaucoup d'éléments nutritifs, elle convient parfaitement aux personnes bien portantes, mais elle doit être interdite d'une façon absolue dans beaucoup de maladies.

La viande de bœuf, et en général toutes les viandes noirés ou provenant d'animaux vieux, excitent trop les centres nerveux et en particulier le plexus solaire.

On prend pour de la nutrition ce qui est surtout de l'excitation. Un verre de vin n'a à peu près point d'éléments nutritifs, mais par son action excitante il augmente momentanément la force, l'énergie. Il en est de même de la viande de bœuf. Une personne qui mange de cette viande a pour quelques heures une vigueur intellectuelle et musculaire plus grande; elle sera capable d'un plus grand effort que si elle se nourrit avec un plat de lentilles ou de haricots, qui sont cependant plus riches en azote; elle est plus excitée dans le premier cas, elle est mieux nourrie dans le second.

Quel est l'élément particulier de la viande

de bœuf qui produit cette excitation? La chimie ne le dit pas et ne le saura jamais sans doute.

Nous avons remarqué que la propriété excitante des viandes était en relation directe avec leur coloration et variait aussi suivant l'âge des animaux. Ainsi, la viande du bœuf est très excitante, celle du veau ne l'est pas; la viande du mouton est moins excitante que celle du bœuf, mais elle l'est beaucoup plus que celle de l'agneau.

Il faut conclure de ces faits que les viandes conviennent d'autant mieux à notre organisme qu'elles proviennent d'animaux plus jeunes.

Les données de la chimie n'ont aucune signification dans cet ordre de choses. La viande de bœuf renferme, d'après l'analyse, plus d'éléments nutritifs que la viande de veau, mais les éléments de cette viande sont dans un état différent, l'arrangement des cellules, des fibres, n'est plus le même.

Nous voudrions bien faire comprendre notre pensée, car cette question est aussi importante qu'elle a été peu étudiée jusqu'à présent.

Une chair en période de formation comme celle des jeunes animaux, se trouve dans des conditions d'assimilation très favorables; elle nourrit bien et n'excite pas. La viande qui provient d'un animal arrivé à son entier développement contient, au point de vue chimique, plus d'éléments nutritifs, mais ils demandent pour être assimilés un travail beaucoup plus grand. Ces éléments sont arrivés au dernier terme de leurs transformations, ils vont perdre bientôt leur vitalité, ils sont usés. Pour qu'ils puissent recommencer un nouveau cycle de transformations, il faut qu'ils soient restitués à la nature qui leur procurera une nouvelle jeunesse, en les donnant comme nourriture aux herbes de nos champs et aux fruits de nos vergers.

Quand nous mangeons de la viande de bœuf, surtout si elle provient d'un animal usé par le travail, nous forçons la matière à revenir en arrière, à parcourir deux fois une partie du cycle de ses transformations, à se rajeunir en un mot pour devenir un élément nouveau de notre propre chair. Notre organisme accomplit ce travail, mais il lui demande des efforts particuliers qu'une viande jeune, en formation, n'exige pas.

Les idées que nous venons d'exprimer n'appartiennent, du moins à notre connaissance, à aucune Ecole, elles nous sont personnelles. Au point de vue théorique, chacun peut avoir son opinion; quant à l'action sur les centres nerveux des viandes noires, ou provenant d'animaux âgés ou usés par le travail, elle est prouvée par de nombreuses observations. (1)

Le *mouton* donne une viande tendre, assez digestible et surtout moins excitante que celle du bœuf. Quand le mouton est vieux, il prend un goût et une odeur désagréables et sa viande se digère moins facilement.

(1) Voir la Névrose (Leven).

L'*agneau* a une chair molle, peu sapide, mais très digestible et très assimilable.

La chair du *chevreau* a les mêmes qualités que celle de l'agneau.

La chair du *bouc* a une odeur désagréable ; elle n'est d'ailleurs utilisée que par les Ecossais et les habitants du pays de Galles.

La viande de *porc* se distingue par sa grande quantité de graisse. Elle doit être interdite aux malades. Ceux qui mangent cette viande crue s'exposent à prendre la trichine. Les boudins qui sont préparés avec un mélange de sang de cochon, de graisse et de condiments aromatiques, sont un aliment indigeste et souvent fort malsain. Ils se putréfient quelquefois très rapidement, surtout pendant l'été.

Du sang considéré comme remède de la chlorose et de l'anémie

Le docteur Foy eut le premier l'idée de faire absorber aux anémiques du sang d'animaux. Il pensait présenter le fer aux malades sous sa forme la plus assimilable.

Ce procédé se répandit rapidement et, à une certaine époque, tous les médecins envoyèrent leurs malades chlorotiques boire du sang chaud dans les abattoirs. Les modes durent peu en médecine. Aujourd'hui, nos docteurs ont abandonné ce genre de médication pour en revenir aux poudres et pilules ferrugineuses, lesquelles d'ailleurs ne valent pas davantage.

Ce remède, aussi dégoûtant qu'inefficace, ayant encore de nombreux partisans dans les campagnes, nous croyons utile d'en signaler les inconvénients.

Le sang est indigeste, par conséquent très difficilement assimilable. Payen a nourri des animaux avec du sang et d'autres avec de la viande. Les premiers dépérissaient alors que les seconds engraissaient.

Il était facile par la théorie de prévoir ces résultats.

Le sang a une composition très différente de la chair. La viande fraîche est acide, le sang est alcalin. Les sels de soude dominent dans le sang, les sels de potasse dans la viande. Il est surtout important de considérer que le sang est composé de deux éléments très différents : l'un qui doit servir à la nutrition, l'autre provenant de l'usure des organes et circulant pour être éliminé. Ce ne sont pas là les conditions d'un véritable aliment.

Le sang étant souvent le séjour des éléments malsains que tout animal peut avoir, son absorption peut être une cause d'infection. Moïse en avait défendu l'usage à son peuple.

Le sang étant indigeste, il ne peut être un remède pour des anémiques ou des chlorotiques dont les fonctions digestives sont plus ou moins troublées.

Ce n'est donc pas au sang des animaux qu'il faut demander le fer dont notre organisme a besoin, mais à certains végétaux dans lesquels il se trouve dans le plus parfait état d'assimilation. L'avoine, les lentilles et les céréales sont les types de ce genre d'aliments.

De l'œuf

On a exagéré beaucoup la valeur alimentaire de l'œuf. C'est un aliment complet pour les oiseaux, il ne l'est pas pour l'homme. On doit plutôt le considérer comme un aliment concentré : cinquante grammes d'œuf équivalent à cinquante grammes de lait. La concentration n'est pas une qualité à rechercher dans les aliments.

Les laits de poule préparés au Malt composé, ou à l'eau additionnée d'un peu d'eau de fleurs d'oranger, sont un excellent aliment que les malades digèrent généralement bien. Les qualités de cette préparation viennent précisément de ce que l'on a ajouté à l'œuf l'élément liquide qui lui manque pour être un aliment complet. Les jaunes d'œufs délayés dans le bouillon sont à recommander pour la même raison. Les œufs crus ou à la coque, mais très légèrement cuits, sont généralement bien supportés. Les œufs cuits durs, les œufs sur le plat ou au beurre noir sont d'une digestion beaucoup plus difficile. Ils doivent être interdits aux estomacs délicats.

Il faut avoir soin de toujours employer de l'eau très propre pour faire cuire les œufs, car une petite quantité de liquide pénètre dans l'œuf par endosmose.

Mgr Kneipp ne veut pas que l'on fasse manger des œufs aux petits enfants.

Du lait et des aliments qui en dérivent.

Le lait est le type dès aliments complets.

C'est aussi un précieux médicament qui rend dans un grand nombre de maladies, les plus importants services.

Payen a établi, d'après les analyses, trois types de lait :

1° Le lait d'anesse et de cavale très chargé en lactose — sucre de lait — mais contenant moins de matières grasses et azotées.

2° Le lait de brebis et de chèvre très riche en beurre et en matières azotées.

3° Le lait de vache et celui de femme. [Le second contient moins de lactose, de substances azotées et de sel que le premier, mais il est plus riche en matières grasses.

Ces analyses et leurs déductions n'ont qu'une importance très relative. En effet, le régime a une influence considérable sur la qualité et la constitution du lait.

Des vaches auxquelles on fait manger des betteraves rouges, donnent un lait plus riche en matières solides que si leur nourriture est surtout constituée par des carottes qui donnent un lait plus léger.

Le mélange de luzerne et d'avoine procure, d'après Péligot, un lait de qualité moyenne.

Les expériences de Quevenne ont montré que la drèche communiquait au lait la propriété de se cailler plus promptement.

D'après A. Chevallier et O. Henry, le lait le plus agréable est celui qui est fourni par des vaches nourries en hiver avec des betteraves, de la paille, du foin et du son, et en été avec de la luzerne et de la vesce.

L'arôme du lait est modifié aussi par le parfum des plantes qui servent à la nourriture des vaches.

Ses qualités hygiéniques peuvent être profondément troublées par les propriétés des herbages. L'absinthe donne au lait un goût amer, la gratiole le rend purgatif, la garance le colore. Si on fait manger des semences d'anis à des vaches, on en retrouve l'odeur dans leur lait.

Cet aliment peut devenir médicamenteux ou toxique par le fait de l'administration de substances médicamenteuses ou toxiques. Le lait d'une vache qui absorbe beaucoup de sel a un goût salé très prononcé. On retrouve dans le lait l'iodure de potassium, le bi-carbonate de soude, le mercure, etc., qui ont été absorbés comme médicaments.

Cette action de l'alimentation et des médicaments sur les qualités du lait doit être connue des nourrices, car leur lait est soumis aux mêmes influences.

Une nourriture insuffisante augmente la proportion d'eau : l'excès d'alimentation, d'après Dayère, produit le même résultat ; ce qui prouve, nous le disons en passant, qu'on peut manger beaucoup et se nourrir très mal.

Le lait des animaux peut-il transmettre les germes de certaines maladies et en particulier de la tuberculose ? C'était, il y a quelques années, une croyance à peu près générale dans le monde médical. Aujourd'hui, cette opinion est combattue par un grand nombre de savants. Malheureusement, les erreurs de ce genre, quand elles ont une durée aussi longue, ont de funestes conséquences : elles se répandent dans le public et il faut de longues années pour les faire disparaître.

Bien des personnes croiraient commettre une bien grave imprudence en buvant une tasse de lait non bouilli. Toutes les femmes qui élèvent des enfants au biberon font bouillir le lait qu'elles leur donnent. Cette opération a pour effet de rendre le lait moins digestible ; quant aux dangers d'infection que présente le lait non bouilli, ils sont, la plupart du temps, purement imaginaires. Il est bien évident qu'il ne faut user autant que possible que du lait fourni par des animaux bien portants, mais entre cette précaution, qu'il est bien facile de prendre à la campagne, et les craintes exagérées qui sont de mode aujourd'hui, il y a un abîme.

Nous ne nions pas que des germes de maladies puissent se trouver dans le lait. Mais toute la journée nous en respirons à pleins poumons de ces microbes tant redoutés. Il nous est impossible de les éviter, malgré toutes les précautions hygiéniques. La poussière de la rue est infectée par les expectorations des phtisiques ; les laveuses apportent journellement à nos rivières, où les animaux domestiques vont se désaltérer, des colonies de microbes de tous les genres. Si les infiniment petits étaient aussi redoutables qu'ils sont craints, il y a longtemps que les hommes et les animaux auraient disparu de la terre.

— Nous ne nions point, ce serait de l'enfantillage, l'existence et l'action nocive des infiniment petits ; mais nous trouvons qu'on oublie trop que nous sommes admirablement organisés pour échapper à leur action. L'acidité du suc gastrique détruit la virulence de tous ces principes, et nos poumons sont des filtres qui arrêtent au passage tous les microbes. N'oublions pas surtout qu'il faut que le terrain soit préparé, soit convenable, pour que le microbe puisse se fixer et se développer dans notre organisme.

Si, tous les jours, le soleil, l'air, pénètrent abondamment dans une chambre, si des soins de propreté convenables lui sont donnés, on ne verra pas des insectes y élire domicile. Fermons les volets, empêchons l'air et le soleil de pénétrer, ne balayons plus ; bientôt la chambre sera envahie par les insectes et les vers s'y multiplieront.

Cette chambre est l'image de notre corps.

Si nous voulons éviter les microbes et les maladies qu'ils produisent, veillons au bon fonctionnement de tous nos organes, évitons les excès, usons de l'eau froide, de l'air, du soleil, nourrissons-nous d'aliments naturels, simples, qui ne fatiguent pas l'estomac ; mais ne commettons pas la faute d'affaiblir la valeur hygiénique d'un aliment aussi utile que le lait, dans l'espoir de détruire des microbes contre lesquels nous ne pouvons rien, car ils sont trop nombreux, ils sont partout.

Le lait est l'aliment qui excite le moins les centres nerveux. Il se digère généralement avec une grande facilité.

Après une longue maladie, pendant laquelle une diète prolongée a fait perdre à l'estomac son activité physiologique, le lait est un des premiers aliments auxquels on puisse s'adresser. On rencontre cependant des personnes qui déclarent qu'elles ne peuvent le digérer. Fonssagrives attribue cela à des caprices idiosyncrasiques de l'estomac et il estime « que les prétentions du médecin doivent prudemment abdiquer devant une expérience personnelle que rien ne remplace et dont nulle théorie chimique ou physiologique ne saurait infirmer la valeur. »

Kneipp a sur ce sujet une opinion différente :

« On m'objecte, nous dit-il, que beaucoup de personnes ne peuvent pas supporter le lait, il répugne à l'un, à l'autre, il cause des aigreurs et de grands troubles, enfin quelques-uns le vomissent. Je répondrai que ces personnes sont malades ou qu'elles en boivent trop à la fois......

Bien des fois j'ai conseillé aux gens à qui le lait cause des aigreurs de n'en prendre qu'une cuillerée par heure. De cette façon il réussit. La nature peut l'utiliser et les malades se rétablissent. Mais quand un homme faible ou malade, ou tout autre qui a une vie calme, en absorbe un 1/2 litre ou 1/4 de litre à la fois, l'estomac se refuse à l'assimilation. »

Il faut reconnaître cependant, avec Fonssagrives, que *chacun a son estomac*. Le cœur, le foie, fonctionnent chez tout le monde d'une façon à peu près identique, chaque individu a, au contraire, un estomac doué d'une susceptibilité particulière. Le goût, l'habitude et surtout l'état morbide modifient singulièrement les fonctions de cet organe.

Il est important de tenir compte de ces particularités dans les prescriptions diététiques. C'est surtout au point de vue de la quantité que des erreurs journalières se commettent.

Des médecins, dans le but d'obtenir un effet thérapeutique nécessaire, prescrivent à leurs malades, deux, trois et même quatre litres de lait chaque jour. Quelques patients digèrent avec facilité cette quantité considérable de liquide qui convient à leur estomac. D'autres, au contraire, ne peuvent supporter que des quantités beaucoup plus faibles et, si on insiste, l'estomac se révolte.

Quand on se trouve en présence de cas semblables, il ne faut pas supprimer le lait, mais

en proportionner la quantité à la tolérance de
l'estomac. Il faut agir comme avec les petits
enfants. On étend le lait d'eau bien fraîche et
on en donne au malade une cuillerée à bouche
toutes les heures; s'il supporte cette quantité,
on rapproche les intervalles ou on augmente la
dose, en prenant pour guide la tolérance de
l'estomac qui ne doit jamais être dépassée.

Certains médecins agissent d'une façon très
différente et bien peu sage. Ils ont l'habitude
de donner à leurs malades, dans certains
cas pathologiques, trois ou quatre litres de
lait par jour. C'est une dose qu'ils ne veulent ou plutôt, qu'ils ne savent pas modifier
suivant le goût, les répugnances du malade et
la force de son estomac. Ils sont convaincus
que le salut ne peut être obtenu que par l'absorption de la quantité qu'ils ont l'habitude de
prescrire, et, de gré ou de force, il faut que le
patient s'exécute. Nous n'inventons rien. Nous
avons vu souvent une véritable lutte s'engager
entre le malade, qui ne pouvait supporter que
de petites quantités de lait, et le médecin, qui
exigeait qu'il en absorbât trois ou quatre litres
chaque jour. Nous avons vu un médecin exiger
le renvoi d'une garde-malade dévouée et, certes plus expérimentée que lui, parce que, prenant en pitié sa malade tourmentée par des indigestions quotidiennes, elle avait supprimé une
partie du lait ordonné.

Les résultats d'une médication aussi peu
raisonnable sont faciles à prévoir. L'estomac se

révolte, des indigestions, des vomissements surviennent, et le médecin, toujours aveugle, combat avec des eaux minérales, la potion de Rivière, le mal dont il est l'auteur inconscient.

Nous ne commettrons pas l'injustice de rejeter sur la Faculté la responsabilité de pareils faits. « Pauvre Faculté ! nous disait un médecin navré de l'incurie de certains confrères, que de bêtises on commet en ton nom ! » On nous permettra, cependant, de regretter que la santé des malades puisse être confiée à des personnes aussi peu expérimentées qui commettent, à l'abri du diplôme, impunément et journellement, les erreurs les plus regrettables.

Nous avons dit de mélanger le lait avec des eaux naturelles et non avec des eaux minérales. L'expérience nous a montré que le lait, coupé d'eau naturelle bien fraîche, se digère plus facilement que si on emploie de l'eau de Vals ou de Vichy. C'est encore un fait qui paraît en contradiction avec la théorie chimique. En effet, les sels alcalins des eaux minérales ont la propriété de saturer l'acidité de l'estomac et du lait. Ils ont une double action ; ils saturent l'acidité du suc gastrique, mais, en même temps, ils irritent la muqueuse stomacale et exagèrent ainsi la sécrétion acide. De plus, les sels alcalins sont tous débilitants, ce qui est une raison suffisante pour en défendre l'usage aux malades.

On emploie le lait en quatre états différents :

1° Lait ayant encore la chaleur animale. Il porte dans plusieurs pays le nom de lait bourru.

2º Lait froid conservé naturellement pendant un temps qui a pour limite la séparation de ses éléments.

3º Lait réchauffé.

4º Lait conservé par des procédés divers pour un usage éloigné.

Le *lait bourru* est sans contredit le plus hygiénique; mais il faut le boire lentement, par petites gorgées.

La chaleur naturelle qu'il possède, ne peut se comparer à la chaleur artificielle qu'on peut lui redonner plus tard. C'est une chaleur vivante qui donne au lait des propriétés hygiéniques plus grandes; le lait refroidi et ramené ensuite à sa température première, ne se digère plus aussi bien.

Cette théorie qui distingue plusieurs espèces de chaleur, pourra peut-être choquer certains esprits.

Cependant, les propriétés de la chaleur sont bien différentes, suivant qu'elle a sa source dans le soleil ou dans un four; elles varient encore d'après la nature du combustible; tout le monde sait apprécier la différence qui existe entre un feu de bois et un feu de houille. Pourquoi la chaleur animale, que nous appelons chaleur vivante, n'aurait-elle pas une action spéciale convenant particulièrement à notre nature.

Le *lait froid*, conservé naturellement, doit être placé immédiatement après le lait bourru au point de vue de sa digestibilité. Sa valeur est d'autant plus grande qu'il est plus récent.

Le lait qui vient d'être trait est alcalin ; par suite d'une fermentation particulière qui s'établit bientôt, il devient neutre, puis acide. Quand cette acidité a atteint un certain degré, la caséine se sépare, le lait tourne.

Le lait froid, dans lequel on fait tremper du bon pain Kneipp, est un aliment délicieux et très sain, mais il faut veiller à ne pas dépasser la quantité tolérée par l'estomac

Le *lait réchauffé*, surtout si on le fait bouillir, est plus lourd que le lait bourru et le lait froid. La chaleur a modifié sa constitution chimique et physique. L'air qu'il contenait en dissolution et qui le rendait plus digestible a été chassé en partie. Le lait bouilli convient donc bien moins aux malades et aux enfants, que celui qui a encore sa chaleur naturelle. Le lait n'ayant été soumis que pendant peu de temps à l'action d'une faible chaleur, ne subit aucune modification ; il conserve la plus grande partie de l'air dissous ; il est donc plus digestible que le lait bouilli. Il est inutile de dire que le lait bouilli est un excellent aliment pour les malades et toutes les personnes qui le digèrent bien.

Le lait conservé en boîtes, en bouteilles, le lait évaporé, en poudre ou en tablettes, n'a plus les propriétés hygiéniques du lait naturel.

Ces préparations rendent, cependant, de grands services dans certaines situations, sur les navires, ou dans les pays où on ne peut se procurer du lait récent. L'usage de ces différentes sortes de lait doit être limité à ces situations particulières et il est vraiment regrettable de voir tant de personnes, trompées par les réclames des industriels, donner la préférence à un aliment inférieur, alors qu'il leur serait facile de se procurer du lait récent, naturel. La crainte exagérée des microbes, qui est souvent la raison déterminante de ce choix malheureux, est, à notre époque, une véritable maladie de l'esprit qui fait commetre les fautes les plus regrettables contre l'hygiène.

Nous devons dire quelques mots des fameux laits artificiels auxquels on a donné plusieurs noms.

Quelques industriels ont eu l'étrange idée de redonner un peu de vogue à ces produits en les introduisant de nouveau dans l'alimentation sous le couvert du nom de Kneipp.

Le lait artificiel de Liebig, qui eut une grande vogue en Allemagne, est un mélange de lait écrémé, d'orge germée, de farine de froment et de bicarbonate de soude.

L'usage de ce lait chimique fut entièrement condamné en France après des essais désastreux.

Depaul ayant nourri deux enfants avec le lait artificiel de Liebig les vit mourir en deux jours. Un autre enfant soumis au même régime eut des selles vertes et mourut au bout de quatre jours.

Fonssagrives déclare, dans son hygiène alimentaire, qu'en France le lait artificiel de Liebig a vécu et qu'il n'y a pas à le regretter.

Les industriels allemands, dont le mercantilisme a compromis le nom de Liebig, qui fut un grand savant, oublient, quand ils se servent du nom de Kneipp, que le même procédé réussit rarement deux fois.

Fromages

Les fromages sont des mélanges de crême et de caséine, parties solides du lait.

Suivant que l'on augmente ou que l'on diminue la proportion de crême, les fromages sont dits gras, demi-gras ou maigres.

Il existe un grand nombre d'espèces de fromages ; toutes n'ont pas les mêmes qualités hygiéniques.

Le fromage blanc récent et non salé, comme le Neufchâtel à l'état frais, et celui que l'on trouve dans nos campagnes, est très doux, très nourrissant et d'une digestion facile. C'est le fromage particulièrement recommandé par Kneipp. C'est un aliment précieux, puisque l'homme pourrait très bien vivre avec du pain Kneipp et du fromage blanc. On trouve en effet, dans le fromage blanc, de l'azote, de la graisse et des sels.

Le fromage blanc a une saveur fraîche très agréable. Il calme les inflammations internes. C'est un aliment particulièrement recommandable aux personnes qui souffrent de l'estomac. Mais il faut observer pour son usage les mêmes règles que pour le lait. Bien des personnes prétendent que c'est un aliment indigeste. C'est une erreur. Il n'est pas indigeste quand on ne dépasse pas la quantité que l'estomac peut supporter.

Chaque estomac a, comme nous l'avons déjà dit, une puissance de digestion particulière pour chaque aliment. Telle personne qui digère très bien deux noix, aura une indigestion si elle en mange quatre.

Généralement, on mange le fromage blanc après le repas, alors que l'estomac est déjà surchargé par des aliments trop abondants ; dans ces conditions, l'aliment le plus digestible peut donner une indigestion. C'est la quantité qu'il faut accuser et non la qualité. Il ne faut pas manger du fromage blanc, ni autre chose d'ailleurs, quand l'appétit est satisfait et que l'estomac demande grâce.

Un peu de fromage blanc sur du pain Kneipp, constitue un agréable et très hygiénique goûter pour les enfants, les vieillards, les anémiques. On peut, suivant le conseil de Kneipp, ajouter au fromage blanc un peu de lait ou de crème, du fenouil, du cumin ou du sel en très petite quantité.

Kneipp a obtenu, dans des cas d'intolérance complète de l'estomac pour tous les autres aliments, d'excellents résultats par l'usage exclusif du fromage blanc pris par cuillerée à bouche à divers intervalles.

On peut commencer, en pareille circonstance, par une cuillerée à bouche toutes les deux heures ; on augmente ou on diminue les quantités suivant la tolérance de l'estomac.

Les phtisiques trouveront dans le fromage blanc très chargé en crême, c'est-à-dire en matière grasse, un bon succédané de l'huile de foie de morue. Tout le monde sait, aujourd'hui, que l'huile de foie de morue agit surtout comme aliment gras. Ce médicament, très difficilement digéré, provoque chez beaucoup de personnes une répugnance invincible. Depuis quelques années, on préconise toutes sortes de produits pour remplacer cet infect médicament. Nous n'en connaissons pas de meilleur marché et de plus efficace que le fromage blanc très chargé en crême.

Fonssagrives, dans sa thérapeutique de la phtisie, préconise la crême pour remplacer l'huile de foie de morue. Il en a obtenu les meilleurs résultats dans les cas d'amaigrissement ou de marasme et, en particulier, dans la phtisie pulmonaire.

Dans la saison des fraises, le mélange de ces fruits à la crême constitue un aliment très savoureux. La dose de crême n'est limitée que par la tolérance de l'estomac (Fonssagrives).

Pour l'emploi du fromage blanc, comme remède interne et externe, nous renvoyons aux ouvrages de Kneipp et à notre brochure, les *Remèdes Naturels.*

Les fromages durs sont d'une digestion moins facile que le fromage blanc. Cependant, quand ils sont récents, on peut en user si l'estomac les supporte bien. Nous porterons le même jugement sur les fromages de Gruyère, de Hollande, etc., auxquels diverses préparations ont communiqué une saveur qui plaît généralement.

Quant aux fromages de haut goût, comme le Roquefort et certains fromages de pays qui, comme le dit Martin Schookins, doivent tout leur mérite aux injures du temps, ils sont absolument condamnés par l'hygiène.

Le parfum (?) que l'on recherche dans ces fromages, est produit par la fermentation, disons le mot, par la putréfaction, qui y développe des acides gras et des sels ammoniacaux. Ces vieux fromages peuvent devenir toxiques tout aussi bien que des viandes corrompues.

Le Beurre

Le beurre est un composé de margarine, de butyroléine, de butyrine, de caproïne et de caprine.

Il ne renferme ni azote, ni sels.

Il a les propriétés et les inconvénients des graisses, mais son arôme le rend plus digestible.

Le beurre non fondu contient toujours une petite quantité d'eau et de matière caséeuse. On fond le beurre pour le conserver. Cette opération qui enlève l'eau et la matière caséeuse, fait disparaître en même temps l'arôme particulier du beurre frais.

Le beurre salé est moins adoucissant que le

beurre non salé, mais il est un peu plus facilement digéré en raison de l'action stimulante du sel.

Béhier a préconisé le beurre pour remplacer l'huile de foie de morue. Nous préférons le fromage blanc très chargé en crème ou la crème pure légèrement aromatisée.

Le beurre est un excellent aliment qui rend des services aux personnes anémiées, amaigries, à la condition qu'elles le digèrent avec facilité.

Le beurre frais étendu sur du pain Kneipp donne un aliment délicieux et très sain. Cependant, les gastralgiques, les dyspeptiques, les personnes qui ont le foie ou les intestins malades, supportent généralement très mal le beurre et tous les corps gras ; cette classe d'aliments doit donc leur être interdite.

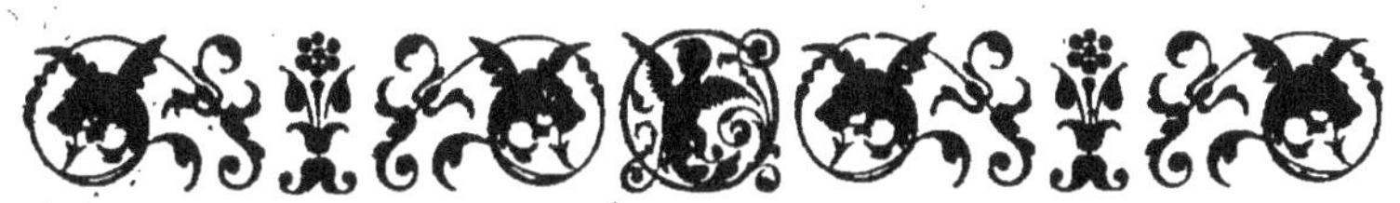

ALIMENTS
tirés du règne végétal

DES FRUITS

Kneipp recommande beaucoup l'usage des fruits. Ce sont, en effet, les aliments les plus agréables, les plus sains et les plus digestibles.

Les fruits peuvent se manger dans leur état naturel. Ils conservent ainsi toute leur valeur, surtout si on n'a pas la mauvaise habitude d'en enlever la partie extérieure, la pelure, qui renferme comme l'enveloppe des grains de blé, les éléments les plus utiles.

On peut faire cuire certains fruits, comme les pommes, les poires, les coings. La meilleure méthode est de les faire cuire dans leur suc. Les marmelades, les compotes, les confitures, qui se préparent avec les fruits les plus divers, sont aussi d'agréables aliments, très utiles aux convalescents, qui feront bien, cependant, de ne pas en abuser, à cause de la grande quantité de sucre qui entre dans leur préparation.

Les fruits que l'on conserve dans l'eau-de-vie, ceux que l'on fait cuire dans un sirop puis sécher au four, comme les citrons, les cédrats, les marrons glacés, sont des friandises dont on peut user modérément quand on se porte bien, mais que l'on doit interdire aux malades, car ils sont indigestes. Les fruits séchés, confits, sans aucune préparation, sont d'excellents aliments très recommandés par Kneipp.

Chaque espèce de fruits a des qualités particulières dont l'hygiène doit s'occuper.

On peut diviser les fruits en trois catégories :

1° Les fruits sucrés aqueux.

2° Les fruits huileux.

3° Les fruits farineux.

Fruits sucrés aqueux

La première catégorie peut se diviser en deux classes : 1re, fruits simplement sucrés comme le raisin, la poire, la figue ; 2e, fruits acides comme le citron, l'orange, la groseille, la pomme.

Le goût sucré ou acide des fruits est une indication pour le choix que l'on doit en faire dans certains cas pathologiques.

Les malades dont l'estomac sécrète beaucoup d'acides, ne mangeront pas ou très peu de fruits acidulés. Nous ferons une exception pour la pomme, à la condition que l'on choisisse les

espèces les plus douces et qu'on ne les mange
que dans un bon état de maturité.

L'orange, qui est le fruit par excellence des
malades, ne doit pas être conseillée aux personnes atteintes de dyspepsie acide, car elle
augmente le pyrosis.

Les fruits acides ne conviennent pas aux personnes qui ont le foie malade, ni à celles qui
ont une élimination exagérée d'acide urique,
ou des dépôts d'oxalates dans leurs urines. Ils
seront préférés, au contraire, dans les cas d'a-
tonie de l'estomac, car l'acidité des fruits apporte à cet organe une légère et salutaire excitation.

Les fruits de la 1re classe, sucrés et non
acides, peuvent être mangés par tout le monde
dans la limite de la tolérance de l'estomac.

A l'époque où les médecins se préoccupaient
plus des choses de l'hygiène que des drogues
pharmaceutiques, il y eut de nombreuses dis-
cussions au sujet des propriétés alimentaires et
hygiéniques de la poire et de la pomme; quelques-uns mettaient la poire bien au-dessus de
sa rivale, d'autres attribuaient le premier rang
à la pomme.

Ces deux fruits sont très sains, très rafraî-
chissants: ils renferment beaucoup d'éléments
nutritifs et sont d'une digestion très facile. On
rencontre quelquefois, pour l'un ou l'autre de
ces fruits, des cas d'intolérance devant lesquels on ne peut que s'incliner.

Le *raisin* est de tous les fruits celui qui

convient le mieux aux malades. Doit-on, comme tous les traités d'hygiène alimentaire le recommandent, en rejeter la pellicule et les graines? A notre avis, c'est un enfantillage et souvent une faute. Ces parties du raisin ne sont pas aussi réfractaires à la digestion qu'on pourrait le croire.

Nous comprenons très bien qu'on n'avale pas les noyaux de cerise ou d'abricot, mais pour quelle raison rejeter les petites graines que renferme le raisin, et la pellicule, partie du fruit qui a été seule exposée aux rayons vivifiants du soleil?

Nous ne nions pas qu'il y ait des personnes dont l'estomac entièrement ruiné ne puisse supporter les graines et la pellicule du raisin, mais il ne faut pas faire une règle de ce qui n'est qu'une très rare exception.

On ne peut que regretter l'incohérence qui existe dans les prescriptions de certains médecins. On ordonne à un malade une cure de raisin en lui recommandant de n'avaler ni les graines, ni la pellicule, puis, quand il se plaint de la constipation, on lui fait prendre des *graines* de lin qui ont la même action mécanique.

Nous avons une preuve indiscutable de l'utilité de la graine et de la pellicule du raisin; c'est une indication hygiénique qu'on devra utiliser. Le raisin dont on n'absorbe que le suc constipe; il relâche, au contraire, si on avale les pépins et la pellicule.

Les raisins secs sont un peu moins facilement digérés que les raisins frais. Ils rendent, malgré cela, de grands services aux malades et aux convalescents, qui devront veiller seulement à ne pas exagérer les quantités.

Bien des malades ne peuvent digérer les prunes ; elles donnent la diarrhée à quelques-uns. Une interdiction générale de ces fruits pour les malades et les convalescents, nous paraît, cependant, une chose exagérée. Les prunes rendent des services quand on est obligé de solliciter les fonctions alvines. On fera bien de donner la préférence à la prune reine-claude.

Les *pruneaux*, qui sont les prunes desséchées, sont d'un usage trop connu pour qu'il soit nécessaire que nous nous étendions beaucoup sur ce sujet.

Le liquide que l'on obtient en les faisant bouillir dans de l'eau à laquelle on peut ajouter une petite quantité de vin, est une boisson très rafraîchissante et légèrement laxative.

Les propriétés laxatives des prunes et des pruneaux doivent les faire interdire aux personnes sujettes à la diarrhée.

Le *melon*, que l'on peut classer parmi les fruits aqueux, contient très peu d'éléments nutritifs. Une légende raconte que le diable rit quand on vole un melon, parce qu'il gagne une âme pour un peu d'eau.

Quelques médecins l'ont recommandé aux malades atteints de la gravelle. Un ou deux verres d'eau fraîche, que l'on prend par cuillerée à bouche dans la journée, peuvent remplacer le melon, dans ce cas, avec grand avantage.

Le melon doit être interdit aux malades sujets à la diarrhée.

Fruits huileux

Les principaux fruits huileux sont la noix, la noisette et l'amande. Ces fruits sont très digestibles quand ils sont frais. Deux ou trois noix fraîches et un morceau de pain Kneipp font un excellent goûter.

Les traités d'hygiène classique prétendent qu'il est nécessaire d'enlever l'épisperme de la noix afin de la rendre plus digestible. Nous estimons que c'est un travail tout à fait inutile et, sans accorder à cette enveloppe des qualités hygiéniques considérables, nous croyons qu'elle est plutôt de nature à favoriser la digestion qu'à l'entraver.

Les noix, les noisettes et les amandes renferment une forte quantité d'huile. Cette classe d'aliments ne convient donc pas aux malades qui ne digèrent pas ou mal les corps gras.

L'huile de ces fruits rancit peu à peu, leur communique un goût désagréable et les rend indigestes. On a imaginé divers procédés pour conserver leur fraîcheur ; malgré leur perfection, l'hygiène donne la préférence à ceux que l'on vient de cueillir.

Certains gastralgiques, des dyspeptiques, ne digèrent pas les noix. Des hygiénistes ultra naturels, mais certainement peu expérimentés, ne veulent pas tenir compte de ces dispositions particulières de l'estomac. Il n'y a rien d'absolu dans les choses de l'hygiène.

Nous savons très bien que beaucoup de personnes ne digèrent pas les noix parce qu'elles en mangent trop à la fois, ou après des repas copieux. Mais il en est d'autres qui éprouvent une réelle fatigue pour digérer une seule noix. Cela s'explique aisément quand on considère la grande quantité d'huile que renferment ces fruits.

Les amandes sèches sont indigestes ; les malades feront bien de n'en manger qu'avec la plus grande modération. Les gâteaux d'amande et le nougat doivent être interdits aux estomacs délicats.

Fruits farineux

Les fruits les plus connus de cette classe sont la châtaigne, le marron et le gland.

Le marron est le fruit du châtaignier cultivé.

La châtaigne et le marron sont des aliments très sains et d'un goût très agréable. Des dyspeptiques reprochent aux marrons et aux châtaignes d'exagérer le pyrosis. Chacun doit être son propre guide pour l'usage qu'il doit faire de ces fruits qui n'ont rien de contraire à l'hygiène.

Le gland n'entre dans l'alimentation que sous forme de café. Son importance hygiénique est si grande, les services qu'il rend sont si nombreux, que nous croyons utile de lui donner une place particulière dans cette étude.

DES LÉGUMES

Quelques auteurs ont divisé ce genre d'aliments en cinq classes suivant les éléments qui dominent dans leur composition.

1° Légumes riches en matières sucrées : betteraves rouges, salsifis, petits pois, carottes, navets, etc.

2° Légumes renfermant surtout des sels de potasse : choux blancs, choux de Bruxelles, asperges.

3° Légumes dans lesquels les sels de soude dominent : épinards. Ils contiennent des traces de fer.

4° Légumes riches en acide lactique : les choux blancs dont on fait la choucroute tant recommandée par Kneipp sont les types les plus connus de cette classe.

5° Légumes ayant, par des éléments différents, des propriétés diurétiques : asperge, céleri, civette, radis, raifort, persil, oignon, etc.

Mgr Knèipp recommande beaucoup l'usage des aliments herbacés. Ils corrigent, par leurs propriétés rafraîchissantes, ce qu'il y a de trop échauffant dans les viandes. Aussi, est-ce une excellente pratique que de mélanger des légumes verts à la viande.

Une alimentation qui ne serait constituée que par des légumes verts, serait insuffisante et rendrait le sang trop aqueux. L'homme est omnivore, quoi qu'en disent les végétariens et les végétaliens. Cependant, il est des cas pathologiques que le régime végétarien peut modifier. La diète végétarienne est très rationnelle dans la goutte, la gravelle, l'eczéma et en général dans toutes les maladies de la peau.

Artichaut (Cynara scolymus)

Les malades peuvent manger des artichauts cuits; crus, ils ne conviennent qu'aux estomacs robustes.

Asperges

Kneipp considère l'asperge comme un excellent aliment. Elle a aussi des vertus curatives qu'il est bon de connaître.

L'asperge est diurétique, elle calme les mouvements du cœur. Cet aliment convient donc très bien aux personnes qui ont le pouls trop rapide.

L'asperge contient du phosphate de chaux dont l'utilité alimentaire est bien connue.

L'asperge est donc, tout à la fois, un aliment et un remède des plus recommandables.

Bette

La bette ou poirée blanche — beta candida —

et la bette à larges feuilles — beta vulgaris latifolia — ou poirée à cardes, sont des aliments très sains.

On mélange quelquefois les feuilles de la bette commune à l'oseille afin de tempérer l'acidité de cette dernière.

On attribue à la bette des propriétés constipantes. Cela n'est peut-être pas très bien prouvé, néanmoins, les personnes habituellement constipées feront bien de ne pas manger de ce légume.

Betterave (Beta vulgaris)

On emploie surtout la betterave en salade.
Cet aliment est lourd et froid. Il ne convient pas aux estomacs fatigués.

Cardons

Cé sont les pétioles de feuilles de carduacées que l'on fait blanchir par des procédés spéciaux.
Cet aliment entretient la liberté du ventre. Nous recommanderions beaucoup son usage, si on n'avait pas l'habitude de relever son goût un peu fade par des condiments incendiaires.

La carotte (Daucus carotta)

La carotte cultivée est une racine alimentaire sucrée qui convient très bien à tous les tempéraments, mais en particulier aux personnes qui ont le foie malade, dans les obstructions viscérales, dans le carreau des enfants.

La chicorée

La chicorée a un goût amer et un tissu tendre qui en font une salade des plus hygiéniques; hachée et cuite, on peut la préparer comme les épinards.

Choux

Les anciens attribuaient à ce légume des propriétés qui nous paraissent aussi exagérées que le mépris et la suspicion qui ont remplacé l'enthousiasme de nos pères.

D'après les anciens, ce légume préservait de la peste, facilitait l'accouchement, donnait du lait, rendait la viande digestible, guérissait les ulcères, dissipait l'ivresse, etc., etc.

Le chou, surtout sous forme de choucroute, est très apprécié de Kneipp qui ne lui a reconnu, cependant, qu'une partie des propriétés que nous venons de signaler.

L'acide lactique que la choucroute renferme, explique très bien ses propriétés alimentaires et thérapeutiques. Cet aliment est très utile aux malades dont l'estomac ne sécrète pas assez d'acides; il favorise aussi par son acide lactique la sécrétion lactée.

Kneipp conseille l'emploi de la choucroute et du liquide contenu dans les tinettes pour le pansement des brûlures légères.

Il considère la choucroute comme un aliment très sain, mais il condamne avec énergie le poivre, les piments, le jambon ou les saucisses qui en sont, en France, l'accompagnement nécessaire.

Les personnes qui ont de la flatulence n'useront de ce légume, que sous forme de choucroute.

Cresson

Il existe plusieurs espèces de cresson comestibles. Elles ont toutes des propriétés analogues.

On doit les considérer comme des aliments et des remèdes.

Le cresson est un bon stimulant de l'estomac. On le mange en salade, ou il sert d'accompagnement à la viande.

Les cressons, comme la plupart des crucifères, sont des antiscorbutiques et des diurétiques.

Quelques personnes ne peuvent digérer les cressons. Ce sont là des cas d'intolérance, d'idiosyncrasie, devant lesquels toute règle doit disparaître, nous ne saurions trop le répéter.

Dent de Lion

La dent de lion est aussi connue sous les noms de Pissenlit, Cochet, Chopine, Salade de Taupe, Couronne de Moine.

C'est un aliment précieux qui a des qualités

stomachiques, toniques, diurétiques, et dépuratives des plus éprouvées. On peut le regarder aussi comme un excellent apéritif.

Les dents de lion doivent être conseillées dans toutes les maladies chroniques du tube digestif, dans les engorgements du foie, de la rate, de l'utérus, dans les maladies de la peau, contre l'hydropisie.

On emploie les dents de lion en tisanes, en bouillons, en salades, etc.

Certaines personnes digèrent mal cet aliment qui leur donne de la flatulence ou de la diarrhée. Cela est tout à fait exceptionnel, mais il était bon de le signaler.

Epinard

L'épinard est originaire de l'Orient et a été apporté en Europe par les Arabes.

L'épinard le plus apprécié est le spinocia spinosa, dont on cultive deux espèces : l'épinard de Hollande et l'épinard à feuilles de laitue. On peut les préparer, bouillis, hachés, au beurre, au jus ou à la crème.

Les épinards contiennent un peu de fer.

Des personnes digèrent mal ce légume. Cela est dû, dans le plus grand nombre des cas, aux énormes quantités de beurre que demande la préparation de cet aliment. Préparé à la crème ou au lait, il est généralement bien supporté.

Les épinards sont légèrement laxatifs.

Houblon

On mange les jeunes pousses de houblon de la même manière que les pointes d'asperges.

Ces jeunes pousses constituent un excellent apéritif. Elles ont aussi de réelles propriétés toniques.

Tout le monde en fera usage avec profit, mais nous les recommandons surtout aux personnes dont le foie est malade, aux scrofuleux, aux dartreux.

Laitue

La laitue était très estimée des anciens. Elle figurait dans le repas pascal des Hébreux. Les Grecs en faisaient un grand éloge et les Romains la considéraient tantôt comme apéritive, ils la mangeaient alors avant les repas, tantôt comme digestive, elle venait, à la fin du dîner, calmer l'estomac irrité par les excès gastronomiques.

Galien fut guéri d'une gastralgie par l'usage de la laitue.

Les Romains connaissaient la propriété de la laitue de favoriser les fonctions du ventre : « *Ventri movendo utilis*, dit Martial. »

La laitue doit être considérée comme un excellent aliment et un bon remède. A ces deux titres, elle mérite de figurer souvent au commencement ou à la fin du repas d'un bon Kneippiste.

On peut manger les laitues crues ou cuites ; la laitue romaine et la laitue pommée sont les plus connues.

Oseille (**Rumex acetosa**)

L'oseille est employée comme aliment et comme condiment acide.

L'oseille est rafraîchissante, diurétique.

On la fait entrer avec raison dans la composition des bouillons d'herbes que l'on prend après certaines purgations.

Cet aliment ne convient pas aux estomacs délicats. Les personnes bien portantes feront bien d'en user modérément, car l'abus pourrait provoquer la gravelle oxalique. Elle doit être, par conséquent, absolument interdite aux malades ayant déjà la gravelle.

Il est prudent de ne pas boire des eaux alcalines quand on a mangé des quantités un peu fortes d'oseille, car le bioxalate de soude qui se forme est toxique. Dujardin-Beaumetz et Egase citent le cas d'un enfant qui fut empoisonné pour avoir bu par erreur de l'eau de savon, après avoir mangé une quantité un peu forte de feuilles d'oseille.

Ortie

Mgr Kneipp conseille de faire usage des jeunes pousses d'orties que l'on prépare comme les épinards. C'est un aliment délicieux, rafraîchissant et légèrement diurétique.

Pois verts et Haricots

Ces légumes sont de bons aliments.

Les gastralgiques feront bien de ne manger des haricots qu'en petite quantité et peu souvent. Nous avons eu une violente crise de gastralgie, amenée, sans aucun doute possible, par l'abus que nous avions fait de ce légume.

Les petits pois se digèrent généralement bien quand ils sont préparés au naturel. Il est inutile de dire que lorsqu'ils sont préparés au lard, ils ne doivent pas se trouver sur la table des malades.

Les qualités des petits pois verts ne se retrouvent plus dans les conserves de ce légume.

Manger les légumes et les fruits dans la saison qui leur est propre est un principe de l'Hygiène naturelle que l'on ne doit pas oublier.

Raifort, Radis et Rave

Le raifort cultivé, raifort des Parisiens, le radis rose et la rave qui en sont des variétés, ont les propriétés antiscorbutiques de tous les crucifères.

Le radis vulgaris, que l'on mange cru, a une essence âcre, sulfurée, un peu analogue à celle de la moutarde. Cet aliment doit être exclu de l'alimentation des personnes dont l'estomac s'irrite facilement.

La rave, surtout certaines espèces très douces,

est un bon aliment que l'on digère généralement bien.

Salsifi

On emploie la racine qui est un aliment très
sain et d'une facile digestion.

DES ALIMENTS FÉCULENTS

LES CÉRÉALES

On désigne sous le nom de céréales le froment, le seigle, l'orge, l'avoine, le riz, le maïs. Les céréales doivent être la base de l'alimentation. Elles renferment tous les éléments nécessaires à la vie, mais dans des proportions différentes.

Voici, d'après les analyses de Payen, les quantités de principes immédiats renfermés dans ces diverses graines.

GRAINS	MATIÈRES AZOTÉES	AMIDON	DEXTRINE	MATIÈRES GRASSES	CELLULOSE	MATIÈRES MINÉRALES
Avoine	14.39	60.59	9.25	5.50	7.06	3.25
Blé dur	20. »	63.80	8. »	2.25	3.10	2.85
Maïs	12.50	67.55	4. »	8.80	5.90	1.25
Orge	12.96	66.43	10. »	2.76	4.75	3.10
Riz	7.05	89.15	1. »	0.80	1.10	0.90
Seigle	12.50	67.65	11.90	2.25	3.10	2.60

Les farines du commerce sont loin d'avoir la même composition que les grains qui ont servi à les préparer ; elles n'ont pas la même valeur alimentaire.

Non seulement les farines qui servent à la fabrication du pain, mais toutes les farines de céréales et de légumineuses sont privées, par des tamisages répétés, des éléments les plus importants. On vend sous le nom de fleurs, de crêmes de riz, d'orge, d'avoine, des produits d'une blancheur et d'une finesse parfaites, mais contenant beaucoup moins d'éléments nutritifs que les mêmes produits moulus plus grossièrement et non tamisés. Ces fleurs de farine ont perdu une grande partie de l'azote et des sels contenus dans les grains.

La plupart des médecins reconnaissent bien, aujourd'hui, qu'on a été un peu loin dans l'épuration des farines et qu'il serait préférable qu'on leur laissât une partie du son, mais ils considèrent toujours la partie externe du grain, le gros son, comme étant inutile.

La théorie chimique, dont ils subissent trop l'influence, leur a fait oublier le rôle mécanique très important que ces parties inertes, non assimilables, jouent dans les phénomènes de la digestion.

Le son divise le bol alimentaire et rend plus facile la pénétration des sucs gastriques ; il agit ensuite mécaniquement sur l'intestin et en facilite les fonctions. Ces parties inertes, insolubles, sont pour ainsi dire des points d'appui pour les organes digestifs qu'ils nettoient et qu'ils endurcissent.

Les enfants dont l'alimentation est constituée par des *crêmes* de riz, d'orge ou d'avoine, sont sujets à des constipations opiniâtres. Cela ne se produit plus dès que l'on fait usage de ces mêmes farines contenant une partie de l'enveloppe du grain.

Le même fait s'observe chaque jour chez les grandes personnes, dont la constipation chronique ne cède qu'à l'usage du pain Kneipp et des farines naturelles.

Bien que Mgr Kneipp ait exprimé dans bien des circonstances, et de la façon la plus catégorique, son opinion sur ce sujet, il s'est trouvé des industriels qui ont lancé dans le commerce, sous le couvert du nom de Kneipp, des fleurs et des crêmes de farine. Il est donc utile de bien faire connaître l'opinion de Mgr Kneipp sur cette question des farines qui est, à notre avis, une des plus importantes.

« On vante beaucoup, nous dit-il, la fleur de farine ; il serait plus juste de dire que l'on a extrait toute la vraie force et ce qui fait la qualité ; on y a laissé tout ce qu'il y a de plus pauvre en éléments nutritifs... Comparez aussi la farine naturelle faite d'une sorte de blé avec la fleur de farine faite de la même qualité de blé, vous y trouverez une différence énorme. Elles sont différentes l'une de l'autre comme une blouse de coutil l'est d'un vêtement de soie. La farine d'orge est grise ; faites-en de la fleur de farine, elle sera comme transformée. »

Quand on examine chaque espèce de grains, on voit très bien les parties destinées à l'alimentation et celles qui n'ont qu'un but de protection. Dans le froment, le seigle, le maïs, le son a une adhérence parfaite avec l'intérieur du grain. On doit donc utiliser ces grains sans en rien séparer. Considérons maintenant l'orge ou l'avoine. Nous verrons que la première enveloppe n'est pas soudée au grain, ce n'est qu'un étui qui a pour but de protéger le gruau, on pourra donc séparer cette enveloppe et n'employer que le gruau. Mais il ne faut pas aller au-delà, il ne faut pas enlever de ce gruau la seconde enveloppe qui contient beaucoup d'éléments nutritifs.

Un cultivateur refuserait d'employer pour la nourriture de ses bêtes des crêmes de farines, qu'il considèrerait comme des aliments appauvris. Est-il sage lorsque il accepte pour sa propre alimentation des produits dont il ne voudrait pas pour ses animaux domestiques ?

Les grains qui servent à la préparation des farines naturelles doivent être choisis, triés et nettoyés avec soin. Ce choix des grains, leur propreté parfaite, est un des plus grands écueils que rencontre la réforme panaire. En effet, on peut facilement obtenir des farines très fines, des crêmes et des fleurs tout à fait extra avec des céréales de qualité très inférieure et même avariées ; tandis que pour les farines naturelles on ne peut employer que des grains parfaitement propres et n'ayant subi aucune altération.

Une farine naturelle préparée avec des grains mal triés ou avariés ne se conserverait que peu de jours ; de plus, la plus petite impureté, une trace de nielle ou d'ergot, est tellement apparente dans une farine naturelle, qu'on la découvre avec la plus grande facilité et sans l'aide d'aucun instrument.

Il faut donc faire subir aux grains destinés à la préparation des farines naturelles un nettoyage parfait avant de les moudre.

On a proposé le lavage pour le nettoyage des grains. Ce procédé a plusieurs inconvénients. Il augmente l'humidité des grains et par conséquent leur poids d'une quantité frauduleuse. Il ne pourrait s'appliquer que dans les pays très chauds où l'action du soleil suffirait pour le séchage. Il est d'ailleurs très imparfait comme résultat ; certaines impuretés très adhérentes ne sont pas enlevées par le lavage.

Le cylindre métallique à râpes permet d'obtenir un nettoyage parfait sans enlever aucune partie du son. Les grains projetés contre les râpes du cylindre, qui tourne à une grande vitesse, subissent dans tous les sens une friction énergique qui en détache toutes les impuretés. Cette opération, qui n'enlève aucune partie du son, cause cependant un déchet de 1 à 2 0/0 avec des grains qui paraissent très propres.

Quand on veut se corriger d'un défaut il faut pratiquer la vertu contraire, mais il faut bien se garder de tomber tout simplement dans le défaut opposé à celui que l'on combat. C'est ce qui s'est produit, dans un autre ordre d'idées, pour la réforme panaire. Cela est très regrettable, car l'exagération de disciples plus zélés que le maître est le plus grand écueil que rencontre la vulgarisation des réformes. Il sera facile de faire comprendre à une personne intelligente que le pain fabriqué avec tout le grain est plus nourrissant et plus hygiénique que celui qui est fait avec de la fleur de farine, mais elle éprouvera une répugnance bien compréhensible si elle voit dans le pain, le son en larges paillettes, des débris de paille, la balle des grains, etc., etc.

Nous avons eu assez souvent l'honneur de dîner à la table de Mgr Kneipp. Le pain vraiment exquis que nous y avons mangé n'avait pas du tout l'aspect grossier de certains pains de tout grain que l'on fabrique en France. Le son était divisé d'une façon suffisante et on n'y pouvait trouver le plus petit brin de paille ou de balle.

On a prétendu que la grosseur du son était une condition nécessaire pour que le pain ait toute sa valeur hygiénique, pour qu'il puisse bien diviser le bol alimentaire. C'est exactement le contraire qui est la vérité. Quand un terrain est trop fort, le cultivateur l'amende avec du sable qui le divise et le rend plus perméable.

Obtiendrait-il le même résultat si, à la place du sable, il mettait des cailloux ? On comprend aisément que le son très grossier divisera moins bien, moins uniformément la farine, que si chaque paillette est divisée en 4 ou 5 parties.

Le son n'agit pas seulement comme agent

mécanique. L'enveloppe du grain renferme une forte proportion de gluten, les sels, et, ce qu'il ne faut pas oublier, la céréaline, principe digestif. La division du son ne lui enlève aucune de ses propriétés et permet à l'estomac de mieux les utiliser. Le son en grosses paillettes n'est attaqué qu'imparfaitement par les sucs de l'estomac et il n'abandonne qu'une faible partie de ses éléments réparateurs et digestifs.

Voici comment on doit procéder pour la mouture des farines naturelles.

Après les triages et nettoyages nécessaires, on moud les grains à l'aide de l'ancienne meule en pierre et on passe, dans un tamis à maille un peu large, le résultat de cette première mouture. Le gros son reste sur le tamis ; on lui fait subir une ou plusieurs moutures sur une meule en pierre nouvellement taillée et dont les parties sont plus rapprochées. On mélange ensuite très soigneusement les deux produits.

Des partisans de la réforme panaire voyant qu'on ne pouvait ramener la meunerie à fabriquer des produits moins raffinés et plus hygiéniques, essayèrent de tourner la difficulté en faisant ajouter du son à la farine blanche. Ces mélanges de son et de farine donnent du pain de qualité inférieure. En voici la principale raison. Dans les minoteries à cylindre, le grain n'est pas simplement écrasé, mais la cellule d'amidon est elle-même brisée, détruite. Il se produit aussi un échauffement considérable qui concourt à modifier la constitution du grain d'amidon. Ce n'est plus de la farine que l'on obtient, mais une poudre inerte, de la poussière de farine.

Le blé

Le blé ou froment, qui appartient à la grande famille des graminées, est sans contredit la plus importante de toutes les céréales.

Il existe un grand nombre de variétés de froment, mais toutes sont remarquables par leur forte proportion de matières azotées. Quelques-unes contiennent jusqu'à 21 0/0 de gluten et d'albumine soluble.

Les blés peuvent se diviser en froment proprement dit et en épeautre.

L'épeautre est caractérisé par son axe fragile et par ses grains qui se séparent difficilement de l'enveloppe glummaire. Il est cultivé dans les pays froids et a une valeur moindre que le froment.

Nous croyons utile de faire, à ce sujet, une petite réflexion.

Kneipp a écrit ses ouvrages, a établi ses règles d'alimentation, en se conformant, autant que cela était possible, aux usages de son pays. Mais, c'est lui-même qui nous le dit, ce qui convient à tel pays peut ne pas convenir aussi bien à un autre ; chacun doit prendre dans ses ouvrages ce qui peut s'appliquer aux mœurs, aux habitudes, à la culture du pays qu'il habite. Grâce au climat tempéré de notre beau pays, grâce aussi à l'intelligence de nos braves cultivateurs, on récolte en France des blés de qualité bien supérieure à celle de ceux qui sont cultivés dans la plupart des pays allemands.

Demander à l'Allemagne, comme quelques-uns le font ou prétendent le faire, des blés qui, en réalité, ne valent pas les nôtres, est un enfantillage ou... une fumisterie.

Les froments se divisent en blés tendres, en blés durs et en blés demi-durs.

Les blés tendres sont moins riches en gluten, mais ils donnent une farine plus blanche.

Les blés durs sont plus riches en gluten et en autres matières azotées que les blés tendres. Ils sont peu employés dans la boulangerie à cause de la coloration jaunâtre de leur farine.

Les blés demi-durs, par leurs caractères et leur rendement, sont intermédiaires entre les deux autres sortes.

Les diverses analyses de blé qui ont été publiées n'ont rien d'absolu. La même qualité de grains cultivés dans des terrains différents donne des produits plus ou moins riches en gluten et en phosphates, et ces proportions varient suivant que l'année a été sèche ou pluvieuse.

Seigle

Le seigle donne une farine moins riche en gluten que le froment, mais il contient une quantité double de dextrine. Il est remarquable par ses qualités rafraîchissantes. Il a une saveur et un arôme particuliers très agréables.

Le pain fabriqué avec la farine de seigle pur est gluant, compact ; il attire fortement l'humidité. Il ne faut donc pas l'employer seule, mais la mélanger à de la farine de froment.

Avoine

Mgr Kneipp recommande beaucoup l'usage du gruau et de la farine d'avoine. Cet aliment joue un rôle important dans l'alimentation des vigoureux paysans de Bavière, de Bretagne et d'Ecosse. Il serait bien à désirer qu'il fût employé en France d'une façon plus générale.

Boussingault a trouvé dans la farine d'avoine 1 centigramme de fer pour 100 grammes. Elle est donc plus riche en fer que la viande de bœuf, ce qui explique déjà son action reconstituante.

Sa richesse en matières grasses la met au même rang que la farine de maïs.

On ne saurait trop recommander l'usage de la farine d'avoine pure ou mélangée à d'autres farines, aux enfants, aux vieillards, aux anémiques, et d'une façon générale, à tous ceux qui ont besoin d'un aliment un peu excitant, reconstituant et de facile digestion.

Les propriétés du gruau et de la farine d'avoine préparée avec le gruau entier, sont très différentes de celles des crêmes ou fleurs d'avoine dans lesquelles tout l'épisperme a été enlevé.

Le principe excitant, diurétique et aromatique de l'avoine n'existe pas dans les produits trop épurés. On ne sait pas exactement où il réside, mais il paraît être placé dans l'épisperme ou entre celui-ci et l'amande.

Nous ne saurions trop répéter que, s'il est utile d'enlever la balle du grain d'avoine, il faut laisser une grande partie de l'épisperme qui, seule, renferme les éléments donnant à l'avoine ses qualités particulières.

Riz

Le riz est la nourriture principale des noirs de l'Afrique, des Chinois, des Hindous. Il est moins nourrissant que le froment, le seigle, l'avoine.

Il renferme une assez forte proportion de phosphates calcaires, 40 centigrammes pour 100, qui explique en partie ses propriétés anti-diarrhéiques.

Bien que le riz n'ait que 7 0/0 de matières azotées et une quantité minime de matières grasses, 0.80 pour cent, c'est un excellent aliment. Des peuplades entières se nourrissent avec quelques poignées de riz et des fruits. L'état de santé et de vigueur de ces peuples sobres est une preuve de l'excellence de leur alimentation.

Il ne faut donc pas accorder aux données de

la chimie, en ce qui regarde l'hygiène alimentaire, une confiance sans limite.

Le riz est un aliment doux, léger, d'une digestion très facile. Il rend de grands services dans les maladies gastro-intestinales.

On emploie souvent, surtout pour les petits enfants, la décoction de riz, sucrée avec du sirop de coings, pour combattre la diarrhée. Si ce remède, qui a le grand avantage d'être innoffensif, ne suffit pas, on pourra recourir au café de glands pur coupé avec du lait. Le café de glands a, dans ces cas, une efficacité plus grande, plus régulière et son usage ne présente aucun danger.

Orge

L'orge mondé est celui qui est privé de sa pellicule, mais dans lequel une partie de l'épicarpe amer est resté.

L'orge perlé est celui qui est entièrement dépouillé de son épicarpe mince et amer et qui a été arrondi entre les meules.

Les farines d'orge du commerce sont préparées avec l'orge perlé. On prive ainsi la farine d'orge d'un principe amer qui est un condiment et un digestif naturel.

De même que pour l'avoine, on doit enlever la balle du grain d'orge, mais il faut employer le gruau tout entier sans le priver de son épicarpe.

La farine ainsi préparée est très nutritive, rafraîchissante et légère.

Malt

Le malt est de l'orge, du froment ou du seigle ayant acquis par la germination des propriétés particulières qui en font un aliment et un remède des plus utiles.

La germination de l'orge fait développer dans le grain un principe appelé diastase. Il fut découvert par Payen et Persoz.

Mège-Mouriès l'a trouvé dans le son des céréales, mais en proportions beaucoup plus faibles quand elles n'ont pas subi un commencement de germination; il lui a donné le nom de céréaline. La céréaline ou diastase est enfermée dans l'enveloppe embryonnaire. Sa fonction est de saccharifier les matières amylacées ; si son action se prolonge, elle transforme le sucre formé en acide lactique et en acide butyrique. Une partie de diastase peut tranformer en sucre ou en dextrine deux mille parties d'amidon.

La diastase est donc le digestif par excellence des féculents.

Le malt a été employé dans le traitement de certaines dyspepsies.

Les malades qui ne digèrent qu'avec peine le pain et les autres aliments féculents qui leur donnent de la flatulence et de la pesanteur d'estomac, trouveront dans le malt un excellent modificateur.

A Wœrishofen, le R. P. Gruber, l'auteur de *Cent cures remarquables*, allait souvent chez les Sœurs Dominicaines qui fabriquent une excellente bière, boire un verre d'infusion de malt. Il recommandait beaucoup cette boisson.

On a attribué au malt des propriétés antiphtisiques. C'est une exagération. Le malt soulage, mais il ne guérit pas les phtisiques.

Le malt est tonique, analeptique et digestif.

L'infusion peut se préparer avec 50 grammes de malt pour 200 grammes d'eau. On en prend un verre pendant ou après les repas, suivant les cas.

Maïs

La zéine, la farine ou fécule mexicaine ne sont pas autre chose que la farine de maïs.

Cette farine est remarquable par sa forte proportion de corps gras, 9 %.

Elle a été proposée avec raison par Dujardin-Beaumetz pour l'alimentation des phtisiques.

Cette farine ne renferme pas de gluten, elle ne peut donc pas servir à la panification.

C'est un aliment très sain, très nourrissant, qui doit être conseillé particulièrement aux enfants en bas âge, aux femmes qui allaitent, aux personnes faibles et maigres, aux phtisiques et, d'une façon générale, à toutes les personnes qui souffrent d'une affection des voies respiratoires.

Nous recommandons, tant au point de vue du goût qu'à celui de l'hygiène, le mélange des farines de maïs, d'avoine et de fécule.

Les grains de maïs étant quelquefois attaqués par un champignon très malsain, l'ustilago maydis, on doit apporter une grande attention dans le choix des grains destinés à faire de la farine.

PANIFICATION

Kneipp recommande de mélanger, pour faire le pain, deux parties de froment à une partie de seigle. C'est la formule du pain bis ou de méteil très en honneur, autrefois, dans les campagnes, mais presque inconnu aujourd'hui. Cependant le pain Kneipp se distingue du pain bis par le son qu'on laisse en totalité et par l'absence ou du moins la petite quantité de levain et de sel.

Kneipp s'est bien rendu compte de l'opposition qu'il rencontrerait de la part des boulangers pour la préparation du pain sans levain, qui exige un très long travail. C'est pour ce motif qu'il n'exige pas sa suppression totale. Nous lui avons demandé si on ne pourrait pas, sans inconvénient, ajouter à la pâte un peu de levain ou de levure : « On peut en mettre *une petite quantité*, a-t-il répondu ; mais il faut surtout bien travailler la pâte afin que le pain ne soit pas gluant, pâteux. »

Voici le mode de préparation du pain sans levain :

On mélange deux parties de farine brute de froment à une partie de farine brute de seigle. On prépare la pâte avec de l'eau chaude, mais il faut la travailler beaucoup plus longtemps que pour le pain avec levain. On laisse la pâte 4 à 6 heures dans un endroit chaud. On met en forme en donnant un petit travail à chaque division et on enfourne aussitôt. Le four doit être très chaud et la cuisson prolongée, afin que la mie soit suffisamment cuite. On laisse le pain rassir pendant deux jours, puis on le fait tremper dans l'eau chaude, jusqu'à ce qu'elle ait pénétré la croûte ; le pain étant sorti de l'eau, on attend dix minutes et on le remet au four pour lui faire subir une nouvelle cuisson de courte durée.

Comme on le voit, la manutention de ce pain est longue et pénible ; aussi trouve-t-on peu de boulangers qui consentent à faire le pain Kneipp sans apporter quelques modifications ayant pour but d'en simplifier la fabrication.

Nous préférons du pain contenant une petite quantité de levain auquel, nous le répétons, Kneipp n'est pas absolument opposé, au pain sans levain mal préparé.

Le levain, par la fermentation, par le mouvement qu'il détermine dans la pâte, supprime une partie du travail du boulanger ; il donne au pain un aspect plus léger. Cette légèreté, cette porosité sont indispensables avec le pain blanc qui ne pourrait pas subir une insalivation suffisante s'il n'avait pas été préparé avec du levain. Dans le pain Kneipp bien préparé, le son remplit le même office d'une façon beaucoup plus parfaite. Le pain de son paraît lourd, mais en réalité il est très divisé, l'insalivation se fait parfaitement et les sucs gastriques le pénètrent avec facilité. Le pain blanc paraît léger, mais cette légèreté n'est qu'apparente, elle n'existe plus après la mastication, qui, en détruisant les pores du pain, le transforme en un véritable mastic.

Pour faire entrer dans la pratique l'usage du pain sans levain, il faudrait trouver un procédé qui permit de faire, avec un travail modéré, du pain sans levain ayant l'apparence du pain levé.

Millon a écrit avec raison que « la blancheur du pain n'est qu'une qualité purement idéale qui le prive de son condiment naturel et que le seul progrès à réaliser consiste à remoudre finement le son et les gruaux et les mélanger à la fleur, ou bien perfectionner nos moyens de mouture dans une direction précisément opposée. à celle qu'on a suivie jusqu'ici, de façon qu'ils donnent du premier coup une farine fine, homogène. »

LÉGUMINEUSES

Lentilles

La lentille occupe le premier rang parmi les légumineuses, comme valeur nutritive. Elle a une quantité de fer deux fois plus grande que la viande de bœuf. C'est l'aliment par excellence des anémiques, des chlorotiques.

La lentille convient aussi aux personnes sujettes à la constipation. Hippocrate en a recommandé la décoction pour faciliter l'usage des purgatifs. D'autres médecins de l'antiquité lui ont reconnu des propriétés diurétiques. Héraclide de Tarente la conseillait à ses malades comme un aliment de choix.

L'ervalenta Warton et la revalenta arabica Barry ne sont, d'après les révélations de Payen et O. Reweil, que la farine de lentille, mélangée à d'autres fécules.

Les pompeuses réclames que ont été faites sur ces produits sont exagérées, mais il faut reconnaître, cependant, que les lentilles sont un de nos plus hygiéniques aliments végétaux.

Mais, pour qu'elles soient bien digérées, il est indispensable d'en prolonger très longtemps la cuisson. Ceci est une règle générale pour toutes les farines de légumineuses, dont la digestion est d'autant plus facile que la cuisson en a été plus longue.

Pois, Haricots

On reproche aux pois secs et plus spécialement aux haricots de donner des flatulences. Sans vouloir nier cet inconvénient, l'expérience nous a appris que la façon ordinaire de préparer les potages avec ces farines, doit surtout être incriminée.

Ainsi les pois verts sont considérés comme un aliment de facile digestion ; secs ils sont, d'après les mêmes auteurs, réfractaires à l'action de l'estomac. Cela ne tient donc pas à leur composition chimique mais à leur état physique que l'on peut facilement modifier. Pour cela il faut faire tremper les pois et les haricots pendant 10 à 12 heures dans de l'eau tiède. Le liquide les pénètre, les fait gonfler ; il se produit un commencement de germination . On les fait cuire ensuite pendant 3 ou 4 heures.

Pour la préparation des potages aux farines de pois et de haricots, il suffit de les faire cuire, à une douce chaleur, pendant 3 ou 4 heures ; on peut supprimer le trempage dans l'eau tiède, indispensable pour les pois et les haricots non moulus.

Nous connaissons des gastralgiques qui ne pouvaient digérer les purées de pois ou de haricots n'ayant subi qu'une cuisson peu prolongée ;

ils les supportaient très bien, quand elles étaient préparées de la façon que nous venons d'indiquer.

Un verre d'infusion de malt, pris en trois fois après les repas, facilite beaucoup la digestion de ce genre d'aliments.

Néanmoins, si, malgré les moyens que nous venons d'indiquer, on ne digère qu'avec peine les farines de légumineuses, il faut s'incliner. La Nature nous offre des aliments assez nombreux pour que nous n'imposions pas à notre estomac ceux qui ne lui conviennent pas.

ALIMENTS COMPOSÉS

Soupes de Grains Grillés et Soupes Fortifiantes

Les deux aliments auxquels Mgr Kneipp a donné, à l'un le nom de *Soupe de grains grillés*, et à l'autre celui de *Soupe fortifiante*, ont des qualités hygiéniques précieuses.

Ces soupes, dans lesquelles se trouvent tous les éléments des grains qui ont servi à les préparer, sont très riches *en fer* et en phosphate de chaux *naturels*. Nous soulignons à dessein le qualificatif *naturels*. On ne peut, en effet, comparer l'action des sels nutritifs contenus dans les céréales avec celle des produits similaires qui sont l'œuvre des chimistes. Les sels naturels ont été créés aliments. L'industrie chimique a voulu remplacer les sels naturels que le meunier enlève au grain, par les sels chimiques qu'elle fabrique ; mais notre estomac n'est pas une cornue, c'est un laboratoire vivant qu'on ne trompe point. Il accepte et assimile les sels naturels que le Créateur a déposé dans les céréales pour l'entretien de nos os, de nos muscles, de notre sang et il rejette avec les résidus les produits industriels que l'homme prépare. La

Nature seule a le pouvoir de créer des aliments et des remèdes ; l'homme qui veut imiter son travail ne fait qu'une mauvaise et dangereuse contrefaçon.

Les anémiques, les chlorotiques, les convalescents doivent donc chercher le fer et le phosphate de chaux qui leur est nécessaire dans les aliments naturels et non dans les médicaments chimiques. De même, si l'on veut entretenir son corps dans un bon état de santé, on doit lui procurer tout ce qui est nécessaire à la réparation des pertes quotidiennes et c'est pour cela que Kneipp recommande avec tant d'insistance l'usage des Soupes de grains grillés et des Soupes fortifiantes qui sont des aliments complets.

Ces soupes ont une utilité particulière à notre époque. L'anémie, la chlorose, le diabète, la constipation chronique et bien d'autres maladies, ont dans la plupart des cas, leur origine dans l'usage du pain blanc.

Les Soupes de grains grillés et les Soupes fortifiantes, qui renferment tous les éléments nutritifs des céréales, corrigent la pauvreté alimentaire du pain à farine raffinée, épurée, dont les estomacs débiles de notre génération ont tant de peine à se déshabituer. Kneipp a donc bien raison lorsqu'il dit : « Qu'il ne devrait pas y avoir de familles qui ne fassent usage de ces Soupes fortifiantes. »

Les enfants, les anémiques, les convalescents, les vieillards qui ne peuvent plus mâcher, les neurasthéniques qui doivent rechercher des aliments n'excitant pas les centres nerveux, tous les malades trouveront dans ces Soupes, les aliments les plus doux et les plus réparateurs. Elles suffisent à tous les besoins de l'organisme et sont très bien digérées, même par les gastralgiques.

Les *Soupes de grains grillés* sont généralement préférées aux Soupes fortifiantes en raison de leur goût plus délicat, de leur haut degré de digestibilité et de la rapidité de leur préparation, 15 minutes environ.

On prépare les Soupes de grains grillés et les Soupes fortifiantes suivant quatre formules qui répondent à des indications hygiéniques différentes :

1° Soupes de grains grillés et Soupes fortifiantes au froment pur ;

2° Soupes de grains grillés et Soupes fortifiantes au seigle pur ;

3° Soupes de grains grillés mélangés au froment et au seigle ;

4° Soupes fortifiantes mélangées au froment, seigle et avoine.

Les Soupes au froment pur seront adoptées par les personnes sujettes à la diarrhée.

Les Soupes de seigle conviennent au contraire aux personnes constipées.

Les Soupes de grains grillés froment et seigle et les Soupes fortifiantes mélangées, sont les aliments des personnes dont les fonctions alvines sont régulières.

Farine naturelle mélangée
Avoine, Riz, Orge.

Ce mélange donne un aliment complet caractérisé par sa légèreté. Il convient particulièrement aux estomacs affaiblis, aux personnes souffrant d'inflammations internes, de gastro-entérite ; on prépare avec cette farine mélangée d'excellentes bouillies pour les petits enfants.

Pour préparer un potage ou une bouillie à la farine naturelle mélangée, on délaye deux cuillerées de farine dans une partie du lait froid ; on porte le reste du lait à l'ébullition, et à ce moment, on ajoute la farine délayée. On laisse cuire jusqu'à épaississement, environ 10 minutes.

CONSIDÉRATIONS GÉNÉRALES

Pour la préparation des soupes et des potages
aux farines naturelles

Mgr Kneipp recommande que les potages ou les soupes soient épaisses ; cela a une très grande importance. Un potage liquide introduit une trop grande quantité d'eau dans l'estomac ; les sucs gastriques dilués n'ont plus d'action sur l'aliment solide et l'estomac se fatigue sans aucun profit pour l'organisme.

Quand une soupe ou un potage aux farines sont bien préparés on ne doit pas être obligé, à chaque cuillerée que l'on prend, de mélanger la partie liquide à la partie solide.

La durée de la cuisson a aussi une grande importance au point de vue de la digestibilité. On ne doit pas craindre d'exagérer le temps de la cuisson, dont la durée peut varier suivant les farines employées.

Les farines de riz, d'orge, d'avoine, les soupes de grains grillés demandent une cuisson de 10 à 15 minutes.

Les farines de maïs, de pois, de lentilles, de haricots et les soupes fortifiantes, exigent, pour être bien digérées par les estomacs délicats, une cuisson de 2 h. 1/2 à 3 heures. Une cuisson d'une heure à 1 h. 1/2 est suffisante quand on digère bien ou si on fait tremper ces farines ou les soupes fortifiantes pendant 12 à 18 heures dans de l'eau froide ou un peu tiède.

A Wœrishofen, au couvent des Dominicaines, et chez M. Caire, on fait cuire la soupe fortifiante sur un feu doux pendant 3 heures et le gruau d'avoine concassé pendant 4 heures.

La longue cuisson du gruau d'avoine entier où concassé est indispensable pour attendrir l'enveloppe des grains ; quand le gruau d'avoine est réduit en farine, une cuisson de 10 minutes est suffisante.

Le discrédit dans lequel les médecins ont laissé tomber cette classe d'aliments est dû à l'introduction dans le commerce de farines préparées avec des grains cuits à la vapeur ou dans l'eau avant la mouture.

Cette cuisson des grains a pour but de diminuer le temps nécessaire à la préparation des potages. Ce résultat est obtenu mais au détriment de la valeur hygiénique de ces aliments. Pourquoi les farines de légumineuses préparées avec des grains cuits avant la mouture sont-elles moins bien digérées que celles qui sont obtenues avec des grains n'ayant pas subi cette cuisson ? Il est difficile d'en préciser les raisons ; la théorie a d'ailleurs peu d'importance dans cet ordre de choses, l'estomac étant un juge qui ne s'en soucie guère. Des gastralgiques nous ont déclaré qu'ils digéraient facilement des soupes de farines de légumineuses provenant de grains n'ayant pas été cuits avant d'être moulus, tandis qu'ils ne pouvaient supporter les farines du commerce qui leur causaient des flatulences. L'expérience personnelle est le guide le plus sûr, et chacun doit voir ce qui lui convient le mieux.

Action de l'Orge germée
sur les féculents

Nos essais sur la digestibilité des aliments ont mis en lumière certains faits qui sont d'un grand intérêt pour les malades qui ont des flatulences et qui digèrent avec peine les aliments féculents.

On connaît depuis longtemps l'action de l'infusion d'orge germée sur les féculents. De l'amidon chauffé vers 65 à 70 degrés avec une infusion de malt, se décompose, sous l'influence de la diastase, en dextrine et en glucose. La diastase ou maltine rend l'amidon soluble ; elle joue le rôle de la diastase animale ou salivaire qui a pour effet de dissoudre, c'est-à-dire de digérer les féculents.

Au lieu d'avoir recours au produit naturel, l'orge germée, les médecins ont préféré retirer du malt le principe actif, la maltine, dont on a fait des pilules, des pastilles, des élixirs, etc. D'un produit alimentaire, qui aurait pu devenir d'un usage courant et rendre des services considérables, on a fait une drogue pharmaceutique d'une efficacité incertaine, irrégulière et d'un prix fort élevé.

- Il était important de savoir si, en mélangeant de la farine de malt à d'autres farines, l'action de la diastase pourrait s'exercer d'une façon suffisante.

Voici les résultats de quelques-unes de nos expériences.

Dix grammes de fécule de pomme de terre demandent 250 gr. d'eau pour obtenir un potage suffisamment épais. Si on délaye 10 grammes de farine de malt avec 10 gr. de fécule dans 250 gr. d'eau et que l'on porte à l'ébullition, le mélange s'épaissit d'abord, mais après une minute de cuisson, il s'éclaircit par suite de la dissolution de la fécule transformée en dextrine et en glucose.

Dix grammes de farine de pois *potagent* très bien dans 120 gr. d'eau ; si on y ajoute dix gr. de farine de malt, l'amidon de la farine de pois se dissout et le mélange n'épaissit plus. Les mêmes phénomènes se produisent avec toutes les farines. Le malt ajouté à froid à d'autres farines les dissout dans le temps très court qui est nécessaire pour porter le mélange à l'ébullition.

Mais si on fait bouillir séparément la farine de malt dans de l'eau, même pendant une seule minute et qu'on ajoute ensuite les autres farines, la diastase n'agit plus, l'amidon ne se dissout pas et le potage épaissit.

Il faut que la farine de malt n'ait pas été portée à une température supérieure à 70 degrés pour qu'elle conserve son pouvoir digestif.

On comprend l'importance hygiénique de ces

faits pratiques. Les expériences que l'on avait faites sur l'action du principe actif du malt, la diastase, étaient des essais de laboratoire, et les résultats n'intéressaient que la pharmacie ; nos essais personnels sont des essais de cuisine dont l'hygiène alimentaire retire tout le profit.

Les gastralgiques, tous ceux qui digèrent mal le pain et les féculents, ont donc maintenant un moyen efficace d'obtenir la digestion complète de ces aliments, sans avoir recours à un produit de laboratoire dont la préparation a détruit en partie les propriétés.

On peut employer l'orge germée de trois manières différentes qui donnent des résultats identiques.

1° On saupoudre au moment de servir avec une ou deux cuillerées à café de farine de malt le potage farineux et on remue pour bien mélanger.

2° On délaye deux cuillerées à café de farine de malt dans un demi-verre d'eau et on boit ce mélange aussitôt après l'absorption de l'aliment féculent.

3° On met dans une carafe ou un vase quelconque 500 gr. d'eau froide et 500 gr. d'eau bouillante et on ajoute aussitôt 150 gr. d'orge maltée ; après 5 à 6 heures de contact, l'eau s'est déjà chargée des principes digestifs de l'orge maltée et on peut commencer à l'utiliser ; cependant elle est meilleure après 3 à 4 jours de macération.

Il est inutile de passer le liquide, on y laisse

l'orge jusqu'à la fin. Pendant chaque repas à base de féculents on boit un verre de cette eau digestive. On peut également s'en servir comme boisson en dehors des repas.

DES CONDIMENTS

Les condiments ont pour but de stimuler les fonctions de l'estomac, d'exciter l'appétit.

Il est des cas d'atonie du tube digestif dans lesquels l'emploi modéré de certains condiments a une réelle utilité. Mais l'estomac s'habitue bien vite à l'usage de ces excitants dont on augmente peu à peu les doses au grand détriment de la santé.

L'emploi exagéré des condiments a pour effet, surtout chez les valétudinaires, d'augmenter l'appétit dans des proportions anormales et de provoquer à des excès d'alimentation qui sont les causes des maladies les plus diverses. On fera donc bien d'user avec la plus grande modération de la plupart des condiments. Dans un grand nombre de maladies, la plupart des produits de ce genre devront être mis de côté.

Il est cependant quelques épices qui conviennent très bien à la diététique des malades. Nous citerons le fenouil, l'angélique, le cumin, l'anis, la sarriette ; quelques autres peuvent entrer d'une façon modérée dans l'alimentation des personnes bien portantes ; les plus usitées sont le persil, le cerfeuil, le thym, le laurier, les ciboules, l'oignon, etc.

Le poivre, le piment, le gingembre, la moutarde et tous les produits de ce genre devraient être, dans notre climat tempéré, exclus de l'alimentation ordinaire. On peut les tolérer, ils ont même une certaine utilité, dans les pays très chauds, pour combattre l'atonie de l'estomac et de l'intestin si fréquente dans les pays méridionaux.

Lorsque chez les vieillards la déglution des aliments peu épicés ne peut plus se faire, l'usage modéré des condiments que nous venons de citer pourra avoir un effet utile. Il en est de même dans l'atonie complète des fonctions digestives chez les adultes. Mais on n'aura recours à ces condiments qu'après avoir épuisé tous les autres moyens que nous fournissent abondamment l'hydrothérapie et les Remèdes naturels.

Du sel de cuisine

Quelques condiments demandent une étude spéciale. Nous parlerons d'abord du sel de cuisine, qui est le plus employé de tous les condiments.

Est-il aussi nécessaire que les médecins le prétendent? C'est un excitant et rien de plus.

Les nombreuses expériences qui se sont faites sur des animaux, depuis que Kneipp a publié ses ouvrages, ont démontré de la façon la plus évidente que le sel affaiblit, corrode pour ainsi dire les muqueuses, et qu'il exagère la soif. Cependant, il excite l'appétit, mais l'estomac

est bien vite habitué à son action et le résultat final, chez ceux qui en abusent, est l'atonie complète des fonctions digestives.

Kneipp fait remarquer très justement que
« les animaux des champs et les oiseaux ne
font pas usage du sel et que cela ne les empêche pas d'être vigoureux. »

Les aliments que la Nature nous donne ont
tous les sels qui nous sont nécessaires.

Des chimistes ont constaté que notre sang
et nos humeurs ont des quantités égales de
sels de soude et de sels de potasse. Or, comme
les sels de potasse dominent dans les aliments,
ils en ont tiré la conclusion qu'il était nécessaire de rétablir l'équilibre en introduisant du
sel de soude (sel de cuisine) dans leur préparation. Cette théorie nous paraît bien hasardée.
On n'a pas analysé le sang de personnes ou
d'animaux sauvages ne mangeant pas de sel.
On aurait, sans aucun doute, constaté que chez
eux, il y avait plus de sels de potasse que de
sels de soude. L'égalité de quantité de ces
deux produits contenus dans notre sang, est
assurément due à l'introduction du sel de soude
dans l'alimentation ; mais rien ne démontre
qu'elle soit nécessaire à l'entretien des fonctions
vitales ; tandis que l'expérience a prouvé que
la suppression du sel ou du moins une grande
modération dans son usage, produit généralement les meilleurs effets pour le maintien de
la santé.

Cependant, si dans l'état de santé et dans la

plupart des maladies, l'usage très modéré du sel est une règle d'hygiène qu'on doit observer, il est des cas d'atonie du tube digestif qui sont momentanément modifiés par l'addition de fortes proportions de sel de cuisine.

Ainsi, certains gastralgiques qui éprouvent de très grandes difficultés pour digérer des aliments considérés comme très digestibles, tels que le riz, les viandes blanches, le lait, digèrent sans peine la choucroute et la plupart des mets largement additionnés de sel. Tel malade qui ne peut supporter même de petites quantités de lait naturel, le digère très bien si on y ajoute un peu de sel. Un dyspeptique que nous connaissons très particulièrement, a des digestions normales tous les jours où il mange de la choucroute très salée.

Quelle explication doit-on donner à ces faits et quelle conclusion faut-il en tirer ?

Avouons d'abord que rien n'est moins connu, rien n'est plus obscur que cette question importante du sel de cuisine.

On professe généralement dans les Facultés que le chlorure de sodium agit en augmentant l'acidité du suc gastrique. Cependant, des faits nombreux viennent contredire cette opinion. Certaines dyspepsies acides sont améliorées par l'usage de la choucroute et d'autres aliments très salés. Il est vrai que d'autres dyspeptiques constatent que le sel augmente singulièrement l'acidité de leur suc gastrique et que dans l'atonie du tube digestif, ce sont les aliments les plus salés qui se digèrent avec le moins de difficultés.

Nous croyons que jusqu'à ce jour les médecins ont mal compris le rôle du sel de cuisine dans l'alimentation. L'opinion généralement admise est que le chlorure de sodium se dissocie dans l'estomac. Le principe électro-positif (la soude) irait alcoloniser le sérum, tandis que l'acide chlorhydrique —principe électro-négatif— fournirait au suc gastrique l'élément principal de son acidité.

Aucun fait n'est venu démontrer cette théorie qui n'est qu'une présomption bien peu fondée, à notre avis.

On peut donner sur l'action du sel de cuisine, une explication bien plus simple et surtout plus rationnelle, et il est vraiment extraordinaire qu'aucun auteur, à notre connaissance du moins, n'ait pensé à cette interprétation si naturelle.

Le sel de cuisine, en augmentant la densité du liquide stomacal, enlève, suivant les lois de l'endosmose, une quantité d'eau au sang proportionnelle à cette densité. Le sel de cuisine, comme tous les sels d'ailleurs, a par ce fait, une action purgative.

La digestion des aliments est ainsi précipitée, et c'est pour cela que les personnes souffrant d'atonie des facultés digestives, digèrent plus facilement les aliments très salés. Cette action purgative du sel explique aussi le soulagement momentané éprouvé dans certaines dyspepsies acides qui trouvent une amélioration passagère par l'emploi des laxatifs. Cela justifie encore les défenses de Kneipp en ce qui regarde l'abus du sel qui, en faisant passer trop rapidement les aliments de l'estomac dans l'intestin et de l'intestin dans les selles, ne donne pas le temps à l'organisme d'en utiliser les éléments nutritifs.

Comme preuve de la justesse de notre explication il nous suffit de faire remarquer que l'usage des aliments très salés engendre la soif, de la même manière et par la même action qu'une purgation saline.

Il faut donc conclure que Kneipp a raison en condamnant l'abus si fréquent des aliments salés d'une manière exagérée. Ce condiment n'a une utilité, momentanée seulement, que dans les cas d'atonie du tube digestif et de manque absolu d'appétit. Mais si on n'a recours qu'à l'action du sel pour combattre ces états morbides, on arrivera bientôt à l'usure irrémédiable de l'estomac et de l'intestin. C'est surtout dans ces états d'atonie que les plantes amères, telles que l'absinthe, la centaurée, la gentiane, la camomille, la ményanthe, viennent heureusement compléter la cure hydrothérapique.

Du sucre

Le sucre, suivant son origine et son emploi, est un condiment ou un aliment.

Au point de vue chimique, c'est un hydrate

de carbone ; il appartient donc à la classe des féculents et des graisses.

Pour passer dans l'économie, il doit être interverti, c'est-à-dire transformé en glucose ; c'est dans cet état qu'il pénètre dans le sang. La transformation du sucre en glucose se fait dans l'intestin par l'action des ferments particuliers sécrétés par cet organe. Une notable partie du glucose est oxydée et ainsi transformée en acide carbonique et en eau. Le reste du glucose va se fixer dans le foie afin de servir de réserve pour le moment où l'alimentation n'en fournira plus la quantité nécessaire. Si la proportion de sucre dépasse celle que l'organisme peut brûler ou tenir en réserve, il passe dans l'urine sous la forme de glucose, c'est le diabète sucré.

Ainsi qu'on vient de le voir, le sucre se transforme d'abord en glucose qui se dédouble lui-même en eau et en acide carbonique. Il s'élimine donc en totalité sans concourir à la reconstitution des éléments usés de l'organisme. Telle est du moins l'opinion généralement admise. Cependant quelques savants, se basant sur l'analogie des formules chimiques, ont prétendu que le sucre fournit de la graisse à l'économie. — C'est l'avis de Liebig partagé par Soxhlet. — Voit professe au contraire que l'amidon et le sucre ne fournissent pas directement de la graisse aux tissus, mais que les hydrates de carbone mélangés dans l'alimentation à des substances albuminoïdes favorisent la transformation de ces dernières en graisse. Nous croyons l'opinion de Voit mieux établie. D'ailleurs, cela a une importance minime, puisqu'il est bien reconnu que directement ou indirectement, le sucre et l'amidon favorisent la formation de la graisse.

Le sucre, de même que tous les hydrates de carbone, c'est-à-dire tous les féculents, a donc un rôle important à jouer dans la diététique.

Ces corps sont surtout les éléments de la combustion organique, mais comme ils ont une action réelle pour la production de la graisse, les obèses devront en user avec la plus grande modération, tandis qu'ils constitueront une des principales bases de l'alimentation des personnes qui veulent engraisser.

Cependant, n'oublions pas que le sucre de canne n'est pas l'aliment hydro-carboné que nous devons choisir. La nature a déposé dans les fruits et les légumes le sucre qui nous est nécessaire, et ce n'est que sous cette forme naturelle qu'il peut être introduit avec profit et en quantité suffisante dans l'organisme. Le sucre ou plutôt le glucose, qui est l'état ordinaire de cet élément dans les végétaux, est un aliment dans les fruits et les légumes, en dehors de cet état, il ne doit être considéré que comme un condiment dont il faut user avec modération.

Chossat a soumis divers animaux à l'usage exclusif du sucre. Il a vu la mort survenir entre le 4ᵐᵉ et le 16ᵐᵉ jour. Quand, pendant la durée de ce régime, il survenait des vomis-sements ou des déjections de matières bilieuses, on constatait que la graisse diminuait; en l'absence de ces accidents, il y avait, au contraire, tendance à la surcharge graisseuse.

L'opinion assez générale que le sucre engraisse directement n'est donc pas rigoureusement exacte, puisque la-formation de la graisse ne se produit que lorsque le sucre amène la constipation, c'est-à-dire un désordre dans les fonctions organiques.

On a accusé le sucre de produire et d'exagérer les inflammations viscérales, ce qui est vrai; mais on lui reproche en même temps de prédisposer à l'apoplexie, aux congestions de la face, aux étourdissements, aux palpitations, ce qui est exagéré.

Ne chargeons pas le dossier du sucre d'une manière aussi fantaisiste, car cela enlèverait toute valeur aux reproches très justifiés que nous avons à lui adresser.

La grande quantité de sucre que l'on fait absorber aux patients, pendant la maladie et la convalescence, est la cause de troubles digestifs qui viennent compliquer le mal, retarder et parfois compromettre la guérison.

Le sucre et les boissons sucrées affadissent le goût, rendent la bouche pâteuse, détruisent l'appétit ou l'empêchent de renaître.

Ce condiment pris avec excès, modifie dans un mauvais sens la composition du liquide gastrique et ralentit la digestion des aliments par la viscosité qu'il donne aux sucs digestifs.

Bien des personnes ne peuvent manger un morceau de sucre sans éprouver une impression de brûlure dans l'estomac. Ceci nous explique l'aggravation causée par le sucre dans les gastralgies douloureuses. Les personnes souffrant de dyspepsie acide doivent donc renoncer à l'usage du sucre jusqu'au jour où l'état de leur estomac leur permettra d'en faire un usage modéré.

Néanmoins, il faut pour le sucre, comme pour tous les aliments, tenir compte des idiosyncrasies. Certains dyspeptiques, le fait est rare mais il doit être signalé, ne peuvent accepter la plupart des aliments qu'à la condition de les additionner d'un peu de sucre.

Dans l'apepsie, qui est une insuffisance de sucs gastriques, le sucre, les boissons et les aliments sucrés, pris sans exagération, conviennent au même titre que les aliments et les boissons acides.

Le sucre ne doit être donné aux enfants qu'avec une extrême modération. Il est inutile d'insister sur ce sujet, car chacun sait que l'abus des sucreries a sur la santé des enfants les plus mauvais effets.

Les enfants qui, à l'époque du jour de l'an, font une consommation exagérée de bonbons, payent ces petits péchés de gourmandise par des fatigues d'estomac, des inflammations intestinales, des crises de vers. Le semen-contra, l'absinthe (artemisia absinthium) ou le sirop vermifuge, sont les pénitences que l'hygiène domestique sait imposer avec raison pour réparer les désordres causés par l'abus des sucreries.

En résumé, l'hygiène nous conseille de demander aux fruits et aux légumes le sucre et les hydrocarbures que réclame notre organisme; c'est là que le Créateur a placé ces principes pour qu'ils servent à notre alimentation.

Nous pouvons, en ayant pour règle la plus sage modération, utiliser le sucre comme condiment pour relever le goût de certains aliments un peu fades, pour sucrer les tisanes, le lait, pour conserver les fruits, pour la préparation des confitures, etc., etc.

Le miel remplace avec avantage le sucre pour édulcorer les tisanes médicamenteuses.

On peut aussi utiliser pour cet usage le bois de réglisse et certains fruits très sucrés, comme les jujubes, les dattes, les figues.

Condiments acides

Le vinaigre de vin, le suc de citron, les fruits acides et leur suc, sont les condiments acides les plus généralement employés.

Leur but est d'exciter l'appétit, de satisfaire la soif, ou de relever le goût de certains aliments.

Les acides sont des excitants. Cette propriété dominante va nous servir à établir les règles qui doivent être observées dans leur emploi.

Les personnes qui jouissent d'un bon état de santé, et dont l'estomac fonctionne d'une façon normale, peuvent user sans crainte, mais avec modération, des condiments acides. Cette modération devient une nécessité absolue pour toutes les personnes qui souffrent de dyspepsie acide.

Les neurasthéniques, les hystériques, en général tous les névrosés, n'oublieront pas que les acides étant des excitants, ils ne conviennent pas à l'état de leur système nerveux.

De même que la dyspepsie acide est une contre-indication de l'usage des acides, l'apepsie, qui est une insuffisance des sécrétions gastriques, peut être heureusement modifiée par l'usage des condiments de ce genre.

Quelques réflexions sont utiles au sujet de la qualité que l'on doit exiger des condiments acides.

Le vinaigre, qui est le plus employé, est trop souvent le résultat de mélanges dans lesquels la chimie a une plus grande place que la nature.

Le vinaigre doit être le résultat de la fermentation acétique du vin, de la bière ou de certains fruits. Mais l'acide sulfurique, et plus ordinairement l'acide acétique, qui est un produit de la distillation des bois, remplacent, trop souvent pour la santé publique, les acides naturels du vinaigre.

On doit absolument condamner l'usage de ces vinaigres frelatés, qui n'ont ni l'arôme, ni le goût délicat, ni les propriétés hygiéniques, des vinaigres naturels. Il faut donc s'assurer, avec le plus grand soin, de la qualité du vinaigre que l'on emploie. Lorsqu'on éprouve des difficultés pour se procurer du vinaigre naturel, on peut aisément le fabriquer. Pour cela, on chauffe du vin sur un feu doux, on le met dans un vase, en bois, en verre ou en grès, que l'on place dans un lieu ayant une température un peu élevée, dans une cuisine, par exemple. Il est indispensable que le vin soit en contact avec l'air, afin que l'oxydation de l'alcool puisse se faire facilement. Dans ce but, on bouche l'orifice du récipient avec un bouchon ou du papier percés de quelques trous.

Lorsqu'on peut se procurer un peu de mère de vinaigre, on l'ajoute au vin afin d'activer la fermentation acétique.

Mgr Kneipp recommande particulièrement l'usage du vinaigre de fruits préparé d'après la recette suivante, qu'il a donnée dans une de ses conférences :

« On prend des pommes sauvages ou les plus petites pommes du verger, celles qui ont des défauts, les pommes qui commencent à se gâter, on les broie et on en remplit un petit tonneau, ou un vase en verre ou en grès. On ajoute de l'eau de façon à ce qu'elle recouvre les fruits, et on bouche avec un papier, un bouchon ou un linge percés de trous afin de laisser passer l'air.

On laisse la fermentation s'opérer pendant trois semaines ou un mois, puis on met en bouteilles que l'on conserve pour l'usage. On peut faire un second vinaigre presque aussi bon que le premier, en ajoutant de nouveau de l'eau au marc de pommes.

Pour donner au vinaigre un goût très agréable, on ajoute, suivant la capacité du récipient, une ou deux poignées d'orties sèches. »

Condiments aromatiques

La nature nous fournit une longue et intéressante série de plantes qui sont, tout à la fois, des agents précieux de la médecine naturelle et des ingrédients estimés des cuisinières. Ainsi se réalise l'union si difficile de la gastronomie et de l'hygiène. Parmi ces plantes, nous citerons l'anis, le fenouil, l'angélique, le cumin, le thym, le laurier, le persil, qui poussent dans nos contrées, la cannelle et la vanille qui proviennent de plantes exotiques.

Ces condiments sont très utiles dans les dyspepsies atoniques, ils facilitent la digestion des aliments auxquels l'art culinaire sait les associer.

Kneipp recommande souvent l'addition du cumin ou du fenouil au fromage qui, étant un aliment *froid*, est difficilement digéré par certains estomacs sans l'action stimulante de ces ingrédients.

L'action du cumin était connue d'Hippocrate, qui donne le conseil de faire manger des fèves cuites pour combattre le dérangement du ventre « mais en y ajoutant du cumin. »

En Bavière, on vend des petits pains dorés, dans la croûte desquels sont incrustées des semences de cumin. Ces pains permettent aux buveurs de bière, grâce à ce condiment réchauffant, d'absorber de nombreux bocks glacés sans en éprouver de trop graves inconvénients.

Il nous reste à parler des condiments aromatiques âcres, tels que les oignons, les ails, les ciboules, les civettes, l'échalotte, dont la cuisine française fait, pour le plus grand dommage de la santé, un emploi exagéré.

Ces condiments âcres doivent être rigoureusement interdits aux malades. Les gens bien portants, dont les fonctions stomacales et intestinales sont régulières, pourront en faire un usage modéré.

Epices mélangées

Nous n'avons pas à nous étendre longuement sur ces produits, que l'hygiène doit condamner sans hésitation.

Les anciens prisaient fort les condiments incendiaires qui leur permettaient de faire honneur aux repas interminables, dont ils faisaient jadis le commencement et la fin de toutes les fêtes.

La vie agitée de notre époque surmène notre système nerveux, l'hygiène doit donc veiller à ne pas apporter, par l'alimentation, de nouveaux éléments d'excitation.

Les achars, la moutarde, les pickles an-

glais et la série interminable des compositions incendiaires qui ont pour la plupart une
origine exotique, surexcitent, galvanisent un
instant l'estomac, lui font accomplir des tours
de force gastronomiques qui ont toujours pour
dernières conséquences, soit un état d'atonie
qui réclame impérieusement de nouveaux excitants, soit un état d'inflammation qui compromet gravement la nutrition.

Lorsque, par exception, on supporte longtemps, sans en éprouver des dommages appa-
rents, l'action des condiments de haut goût,
qui rendent possibles des excès alimentaires
quotidiens, le rhumatisme ou la goutte, le diabète ou l'albuminerie, viennent à leur heure
montrer qu'on ne viole jamais en vain les lois
de l'hygiène.

Sauces

Le nombre des sauces décrites dans les manuels de cuisine est devenu si important, les
excitants qui y sont employés y sont mélangés
d'une si étrange façon, que l'on se demande si
les auteurs de ces guides de cuisine, ne se sont
pas entendus pour diriger contre la santé publique une guerre implacable.

Nous trouvons dans des manuels de cuisine,
dite hygiénique, des formules de sauces qui
sont de véritables thériaques, mélanges extra-
vagants d'épices, d'acides et de corps gras. Les
inventeurs de ces drogues culinaires n'ont ja-

mais pensé qu'à satisfaire les goûts blasés, sans se préoccuper de savoir par quels prodiges l'estomac pourrait arriver à digérer leurs savantes compositions.

« Reléguons, nous dit Fonssagrives, dans le domaine exclusif de la cuisine sensorielle et indigeste, toutes ces sauces de haut goût qui figurent dans le menu des dîners d'apparat : sauce financière, sauce genevoise, sauce aux écrevisses, aux crevettes, aux homards, sauce Soubise, etc., etc. L'hygiène n'a qu'à passer rapidement sur cette énumération succulente pour signaler le danger des sauces qui la composent. »

Les malades et les convalescents, auxquels la viande n'est pas interdite, feront bien de se contenter des viandes rôties.

La sauce blanche, la sauce au beurre, la sauce à la crême, les coulis, les jus, n'ont rien de contraire à l'hygiène dans l'état de santé.

POUDRES ET EXTRAITS
DE VIANDE

Ces produits, qui ont une utilité incontestable dans toutes les circonstances où, comme sur les navires, dans les armées en campagne, il est difficile de se procurer des viandes fraîches, se sont introduits et cherchent à s'étendre de plus en plus dans l'alimentation ordinaire. L'Allemagne surtout nous inonde de ces extraits de viande qui, sous différents noms, se substituent malheureusement, dans de nombreux ménages, aux viandes fraîches.

Fonssagrives et la plupart des auteurs qui ont étudié cette question avec indépendance, condamnent l'usage de ces produits, dont la composition est profondément troublée par les manipulations qu'ils subissent. Comment prévoir, en effet, les modifications qui doivent nécessairement se produire avec le temps dans les extraits et les poudres de viande.

La publicité la plus bruyante ne peut rien contre les observations précises qui ont amené les médecins, après une période d'engouement, à condamner l'usage de ces simulacres d'aliment.

Ne remplaçons pas des aliments récents, qui viennent de vivre, dont on peut contrôler très facilement l'origine et la qualité, par des produits industriels préparés en Amérique ou ailleurs, qui ont eu le temps, en séjournant dans les rayons chez de nombreux intermédiaires, de subir, avant d'arriver au consommateur, un travail de décomposition qui ne peut avoir sur la santé que les plus mauvais effets.

Quelle que soit la perfection des procédés employés pour la conservation et la condensation des viandes — extrait ou poudre — l'estomac, qu'on ne trompe point, saura distinguer l'aliment chimique de l'aliment naturel.

Cette question a une importance si grande pour la santé publique, que nous croyons utile d'invoquer, en faveur de nos idées, l'autorité indiscutée d'un hygiéniste éminent qui a pu, grâce à sa situation de médecin de la marine, suivre et contrôler toutes les expériences qui ont été faites sur la valeur hygiénique des conserves alimentaires.

« Depuis bien longtemps, nous dit Fonssagrives,[1] on a eu la pensée de préparer pour l'alimentation des malades et à titre d'analeptique, des extraits de viande solidifiés. Ces préparations ont été surtout utilisées pour la marine, mais elles ne méritent guère l'accueil enthousiaste qu'elles ont reçu.

« Il faut toujours, en matière d'alimentation, se défier de la substitution de la chimie grossière et brutale de nos manipulations, à la belle et harmonieuse chimie des produits naturels, et le décocté frais des viandes l'emportera tou-

____

(1) Fonssagrives, *Hygiène Alimentaire*, page 13.

jours, sur ces préparations au sein desquelles les principes animaux peuvent et doivent subir un travail de décomposition dont nous ne connaissons ni le degré, ni la nature. »

Plus loin, page 365 du même ouvrage, Fonssagrives y déclare que : « quelque progrès qu'ait réalisé la fabrication des conserves alimentaires, elles ne doivent être considérées que comme des expédients de nécessité ». Au sujet des poudres de viande, le même auteur ajoute : « Les poudres de viande essayées à diverses époques, et notamment en Crimée, ne constituent que des aliments équivoques, qui ont, il est vrai, des avantages de transport et d'arrimage faciles, mais qui ne sauraient entrer dans l'alimentation des malades. La poudre de viande de bœuf façonnée en brique, a été expérimentée devant Sébastopol, mais n'a donné que de mauvais résultats. Les essais tentés à diverses époques dans la marine française pour conserver, sous forme d'extrait solide de bouillon, les principes sapides et nourrissants des bouillons, n'ont pas eu plus de succès. »

On trouve aujourd'hui dans le commerce des extraits solides de sucs de légumes animalisés. Malgré les promesses engageantes des prospectus, l'hygiène donnera toujours la préférence aux légumes qui viennent d'être cueillis et aux viandes fraîches, et réservera l'emploi des poudres et des extraits de viandes et de légumes pour les circonstances où il est impossible de se procurer ces aliments à l'état frais.

DES BOISSONS

L'EAU

L'eau est la meilleure et la plus hygiénique de toutes les boissons.

L'homme est le seul être de la création qui préfère à l'eau fraîche les liquides fermentés. Tous les animaux ont une répulsion très grande pour toutes les boissons alcooliques et, en cela, leur instinct les sert mieux que notre intelligence.

En effet, les boissons ont un seul but : désaltérer, c'est-à-dire rendre à notre organisme l'eau qu'il a perdue. Les alcools apportent en même temps le liquide qui doit éteindre la soif et le feu qui l'augmente. La soif est le plus grand tourment des ivrognes ; plus ils boivent, plus ils sont altérés. Peut-on éteindre un incendie avec de l'alcool ?

Si, dans un état de santé parfait, l'usage très modéré des boissons fermentées peut être toléré, quand la maladie survient, elles doivent être proscrites d'une façon absolue dans la plupart des cas. *L'eau pure*, les infusions de plantes, de grains torréfiés : malts divers, cafés de glands, les citronades, le lait, sont les boissons naturelles qui conviennent aux malades.

Nous disons *l'eau pure*. En effet, les eaux ont des propriétés qui varient suivant leur état particulier et les éléments qui s'y trouvent en dissolution ou en suspension.

Il est donc utile de bien étudier cet élément si important, afin de pouvoir distinguer une eau potable d'une eau impropre à l'alimentation.

L'eau potable doit être limpide. Lorsqu'elle n'a pas cette qualité elle peut être dangereuse. Dans les villes, où il est quelquefois impossible de se procurer de l'eau bien claire, on est dans l'obligation de la faire bouillir ou de la filtrer. Malheureusement, les filtres les plus perfectionnés ne peuvent assurer la parfaite pureté de l'eau, car ils laissent tous passer, après un service plus ou moins long, des germes impurs.

L'ébullition détruit bien les éléments malsains mais en même temps elle chasse l'air dissout dans l'eau, ce qui la rend lourde, moins digestible. L'aération de l'eau qui lui procure la légèreté, est donc une des qualités de l'eau potable.

La température de l'eau doit être de 8 à 15 degrés. On ne doit pas faire usage d'une eau dont la température se rapproche de celle de notre corps. L'eau fraîche désaltère, non seulement par son humidité, mais par l'action que sa fraîcheur exerce sur nos organes. Une petite quantité d'eau froide calme la soif, donne de l'activité à l'estomac, tonifie l'organisme tout entier. Une grande quantité d'eau tiède ne désaltère pas et rend l'estomac paresseux, quand elle n'arrive pas à provoquer des nausées.

L'eau de source, dont la température ne varie pas, doit paraître fraîche en été et tiède en hiver. La température de l'air ambiant dépasse, en effet, de 10 à 20 degrés celle de l'eau de source pendant les chaleurs de l'été, tandis que, pendant l'hiver, l'eau de source la plus froide est beaucoup plus chaude que l'air. L'invariabilité de la température de l'eau de source est une de ses plus précieuses qualités. Notre organisme a une horreur instinctive, pendant l'hiver, des boissons glacées. Dans la campagne de Russie, les soldats qui se servaient de la neige pour calmer leur soif, étaient beaucoup plus vite atteints par le froid et gelés; le même fait fut constaté pour les chevaux. L'eau glacée enlevant trop de chaleur à l'estomac et à l'intestin, l'organisme ne peut plus fournir assez de calorique pour résister au froid.

L'eau potable ne doit pas avoir d'odeur. Elle ne doit pas être fade comme l'eau des étangs, ni piquante comme les eaux gazeuses, ni salée comme les eaux fortement minéralisées, ni douceâtre comme l'eau de pluie, l'eau distillée, les eaux contenant trop peu d'éléments minéraux.

L'eau potable ne se trouble pas quand on la fait bouillir, elle cuit les légumes et la viande sans les durcir, elle dissout le savon sans former de grumeaux.

Ces différents caractères indiquent une eau dont la minéralisation n'est pas exagérée, mais celle qui ne contient pas ou peu d'éléments minéraux a les mêmes propriétés et, cependant, elle n'est pas potable : on reconnaît cette dernière à sa saveur fade, douceâtre.

L'eau potable doit avoir certains sels nécessaires pour la construction et l'entretien du squelette. Mais si ces sels dépassent 0 gr. 50 par litre, l'eau est crue, indigeste, elle ne cuit pas les légumes. Les eaux sont dites calcaires si c'est le carbonate de chaux qui est en excès, et séléniteuses quand le sulfate de chaux s'y trouve en trop forte proportion.

Le sel principal des eaux potables doit être le carbonate de chaux. Son importance dans l'alimentation est considérable; aussi, « par une « prévoyance vraiment providentielle, dit Du- « pasquier, toutes les eaux en sont pourvues. »

Les expériences de Boussingault ont démontré que le jeune animal puise dans l'eau qu'il boit, la plus grande partie du carbonate de chaux nécessaire à la formation de ses os. Il a vu dans l'espace de trois mois, un cochon assimiler 350 gr. de carbonate de chaux emprunté à l'eau qu'il buvait.

On a accusé les eaux dépourvues d'éléments minéraux de donner le goître. Cette maladie est, en effet, endémique dans les pays dont les habitants sont obligés de boire de l'eau provenant directement de la fonte des neiges. Les eaux de rivière, ou d'étang, peu minéralisées, ont le même inconvénient. Cette action est contestée par quelques médecins.

Nous avons été le témoin d'une série de faits qui ont fixé d'une façon définitive notre opinion sur ce sujet.

Il y a quelques années, nous eûmes à soigner un grand nombre de personnes atteintes du goître ; toutes vivaient ou travaillaient dans la même usine, et depuis plusieurs mois seulement, avaient deux puits à leur disposition. L'un, près des bâtiments, était alimenté par l'eau d'une rivière qui y pénétrait par infiltration ; l'autre, plus éloigné, avait de l'eau de source.

Le premier était resté fermé pendant de nombreuses années sans que l'on en connût la raison. Les ouvriers étaient donc obligés d'aller prendre de l'eau dans le puits le plus éloigné.

Cédant aux désirs de ses ouvriers, le propriétaire de l'usine fit ouvrir le premier puits, dont l'eau, aussi claire que celle du second, n'en différait que par le degré très faible de minéralisation.

Quelques mois après, les premiers cas de goître apparurent, et le nombre en augmenta rapidement. Sur notre conseil on ferma de nouveau le puits alimenté par l'eau de rivière, et dès ce moment, la maladie diminua et finit par disparaître.

Les eaux potables doivent être exemptes de matières organiques. La décomposition des matières végétales ou animales, en suspension dans l'eau, la rend putride.

Les eaux peuvent aussi contenir des micro-organismes de maladies infectieuses. Bien qu'on ait rapporté des milliers de faits paraissant établir, d'une façon irréfutable, que la cause des épidémies se trouve dans l'usage d'eaux contaminées, nous croyons que cette disposition d'esprit, particulière à notre époque, qui nous fait voir des microbes partout, a singulièrement exagéré les choses.

De tout temps, il a été reconnu que lorsqu'on plaçait des fosses d'aisances mal cimentées ou des fumiers près des puits, on commettait une grave imprudence; que l'eau des rivières qui traversent les villes est généralement infectée par les impuretés qu'elles reçoivent; Galien, qui ne connaissait pas la bactériologie, défendait de manger des poissons pêchés dans les rivières en dessous des villes. Mais il y a loin de ces conseils dictés par l'expérience, aux terreurs vraiment enfantines que la science bactériologique, encore dans l'enfance, a communiquées à tant de personnes.

Bien des puits ont été fermés sur l'avis d'experts qui prétendaient découvrir le bacille typhique dans les eaux soumises à leurs investigations. Un puits ne doit être condamné que s'il est prouvé, par des faits bien établis, que son eau est infectée.

En l'état actuel de la science bactériologique, il est impossible de découvrir le bacille typhique dans les conditions où il se trouve toujours dans les eaux infectées. Les expériences de notre savant confrère, M. Grimbert, pharmacien des hôpitaux, ont démontré, de la manière la plus indiscutable, qu'il est impossible de découvrir le bacille d'Erbeth dans une eau infectée lorsque le bacille coli s'y trouve en même temps. Or, le bacille coli, qui existe toujours dans l'intestin, se retrouve nécessairement dans les eaux souillées par des déjections.

« Mais alors, dit le *Journal des connaissances chimiques*, que deviennent les rapports dans lesquels les experts déclarent avoir rencontré le bacille d'Erbeth dans l'eau? A quels caractères l'ont-ils reconnu? Comment l'ont-ils différencié du bacille coli?

S'ils ont confondu le bacille d'Escherich avec le bacille d'Erbeth, qu'ils l'avouent sans honte, ils auront pour excuse, qu'au moment de leurs recherches, les caractères différentiels de ces deux organismes n'étaient pas encore bien connus.

Ou bien, s'ils ont des méthodes spéciales pour mettre en évidence le bacille typhique, qu'ils les publient et ils rendront un immense service aux hygiénistes aux abois. Jusque-là, nous sommes en droit de dire : « *Tout rapport dans lequel on signalera, dans la même eau, la présence du bacille d'Erbeth à côté du bacille coli, devra être tenu comme suspect.* »

Nous ne voulons affaiblir par aucun commentaire les conclusions qu'on vient de lire.

L'eau de pluie, l'eau provenant de la fonte des neiges ou de la glace, et l'eau distillée, ne sont pas des eaux potables parce qu'elles ne contiennent pas de sels. Fonssagrives a proposé de salifier l'eau distillée, suivant une formule se rapprochant de celle des eaux potables naturelles. Cela est utile dans toutes les situations où l'on est obligé de faire usage d'eau distillée pendant un certain temps; sur les navires, par exemple.

Des hygiénistes prétendent que les eaux de rivière, de fleuve, doivent être préférées aux eaux de source; ils ont observé que les animaux préfèrent les eaux de rivière à celles de source, plus froides. D'autres rejettent au contraire, d'une façon générale, toutes les eaux de fleuve et de rivière et accordent la préférence aux eaux de source, sous le prétexte que les premières peuvent être plus ou moins infectées.

Les raisons alléguées par les deux partis sont également bonnes, mais les conclusions sont beaucoup trop absolues.

Les eaux de source sont loin d'avoir une composition uniforme, quelques-unes contiennent de l'acide sulfhydrique, ou du sulfate de chaux en excès, qui les rendent impropres à l'alimentation. Les eaux de source se chargent d'éléments différents suivant les couches de terrain qu'elles traversent, et leurs propriétés varient suivant la qualité et la quantité de ces éléments.

Les eaux de puits sont en réalité des eaux de source que l'on trouve en creusant le sol à des profondeurs variables.

La composition des eaux de puits est souvent modifiée par la chaux que l'on fait entrer dans la maçonnerie. La chaux se dissout dans l'eau en des proportions telles, qu'elle la transforme en une véritable eau de chaux médicinale, dont les propriétés constipantes sont bien connues. Les puits devraient être faits en pierres sèches jusqu'au niveau le plus élevé de l'eau, afin de conserver aux sources qui les alimentent, leurs propriétés naturelles.

On reproche aux eaux de puits d'être stagnantes. C'est un inconvénient qu'il est facile de faire disparaître. Il suffit pour cela de vider le puits de temps en temps, ou d'en tirer chaque jour d'assez fortes quantités d'eau.

Les eaux d'étangs, de lacs, de marais, sont toutes insalubres. Ces eaux saturées de matières organiques en putréfaction, sont peu aérées.

Les eaux de fleuve ou de rivière peuvent être très saines ou très dangereuses, suivant le lieu où on les prend. A la sortie des villes, elles sont chargées de toutes sortes d'immondices qui les empoisonnent et qui souvent sont la cause de terribles épidémies. Mais, après avoir parcouru un certain nombre de kilomètres, ces eaux empoisonnées se débarrassent des micro-organismes qui les infectaient et reprennent l'état de pureté qu'elles avaient avant leur entrée dans la ville. On pensait, autrefois, que les éléments malsains se déposaient peu à peu, mais qu'ils conservaient toute leur vitalité. Des expériences plus récentes ont démontré qu'ils étaient réellement et entièrement détruits par un agent, le rayon solaire, dont la puissance dans les phénomènes de la vie, est aussi grande que peu utilisée.

En résumé, les eaux de fleuve et de rivière peuvent être considérées comme des eaux potables d'excellente qualité, quand elles sont suffisamment minéralisées, quand elles coulent sur un fond rocailleux et non boueux, quand elles n'ont pas été souillées par des matières provenant de certaines industries, des égoûts, ou qu'elles ont pu se purifier, sous l'influence du soleil, pendant un parcours suffisant. Il est utile de faire remarquer que l'eau d'un fleuve ou d'une rivière peut être suffisamment minéralisée dans une certaine partie de son parcours et insuffisamment dans l'autre. Il en est ainsi pour une rivière dont la source est surtout alimentée par la fonte des neiges; l'eau qui en provient, n'acquiert une minéralisation suffisante qu'après un parcours plus ou moins long.

La température modifie profondément les propriétés de l'eau.

Chaude, elle cède sa chaleur aux organes avec lesquels elle se trouve en contact, elle y attire le sang et active momentanément les fonctions de l'estomac.

L'eau tiède n'a qu'une utilité : favoriser les vomissements. L'eau tiède est fade, elle ne désaltère pas et amène l'atonie des fonctions digestives.

L'eau froide, prise en quantité modérée, est le meilleur des toniques et le plus efficace stimulant de l'estomac et de l'intestin. Elle a, sur les boissons artificielles ou fortement minéralisées, l'immense avantage de ne jamais amener ni atonie, ni usure des organes.

Fleury a démontré, par des faits précis, que l'on peut boire impunément de l'eau froide quand le corps est en sueur et que l'estomac est vide. L'eau froide active la transpiration au lieu de la supprimer. Mais on court un grand danger si on exagère la quantité de liquide et surtout, si, après avoir bu, on reste immobile, si on s'expose aux courants d'air.

Nous avons vu souvent, pendant les manœuvres, des soldats boire de l'eau très froide pendant les petites haltes de 10 minutes ; ils n'en étaient pas incommodés parce qu'ils reprenaient aussitôt la marche. Il n'en était pas de même aux grandes haltes, ni aux lieux de séjour. De fortes coliques, de violentes diarrhées étaient souvent la conséquence de l'ingestion d'une quantité immodérée d'eau froide, le corps étant au repos. Quand on est en sueur, il est prudent, si on doit rester immobile, de ne boire que quelques cuillerées d'eau froide, qui désaltèrent tout autant qu'une quantité beaucoup plus grande.

DES BOISSONS FERMENTÉES

Bien des personnes prétendent que Kneipp défend d'une façon absolue l'usage de tout liquide fermenté. Rien n'est plus faux.

Kneipp, qui a pu constater si souvent les tristes effets de l'alcoolisme, s'élève avec force contre l'abus et non contre l'usage des boissons fermentées.

Des écrivains, qui ont le talent d'écrire de longs articles sur des sujets dont ils ne connaissent pas le premier mot, prétendent que le système Kneipp est constitué par trois choses principales : boire de l'eau, manger du pain noir et marcher nu-pieds. C'est absurde et nous ne relèverions pas des appréciations aussi ridicules, si nous n'avions pas constaté que beaucoup de personnes ne connaissent la Méthode Kneipp que par les récits fantaisistes de leur journal quotidien.

Kneipp, nous le répétons, condamne l'abus et non pas l'usage modéré. Nous pourrions en donner cent preuves ; en voici deux qui suffiront : La première, c'est qu'il recommande souvent l'usage du vin de miel ; la seconde, c'est qu'à sa table, chaque convive reçoit, à son choix, un verre de vin de miel ou un verre de bière.

Cependant Kneipp, d'accord en cela avec la plupart des hygiénistes, ne veut pas que les enfants boivent des liquides fermentés; il les défend également dans la plupart des maladies. Il est d'avis que l'on attribue aux liquides alcooliques, et au vin en particulier, des vertus qu'ils ne possèdent pas. Le vin et tous les alcools ne sont pas des aliments, ce sont des excitants. Le paysan, dont les ressources sont souvent limitées, fait une bien mauvaise spéculation quand il vend deux ou trois litres de lait, qui renferment beaucoup d'éléments nutritifs, pour acheter un litre de vin qui n'en renferme presque point.

Essayons d'établir autant que cela est possible, où finit l'usage, où commence l'abus.

Une personne nous déclare qu'elle use du vin d'une façon modérée. Et cependant lorsque nous lui demandons la quantité exacte, elle nous avoue qu'il lui faut bien deux à trois litres par jour. « Mais, ajoute-t-elle, je ne m'enivre jamais. »

On confond souvent l'alcoolisme avec l'ivresse. Ce sont deux choses bien différentes. Nous avons connu des malheureux que l'abus des alcools a tués et qui n'ont jamais eu une heure d'ivresse; souvent même, cela paraîtra bizarre, l'ivrogne n'est pas un alcoolique, du moins dans la classe pauvre. Il est vrai que, s'il ne devient pas alcoolique, cela tient uniquement à ce qu'il n'a pas des ressources suffisantes pour satisfaire tous les jours sa passion et il est obligé de mettre d'assez longs intervalles entre chaque excès de boissons. Il y a chez l'ivrogne peu fortuné des périodes d'abstinence complète, qui réparent en partie le mal causé par les excès. C'est pour cela que l'on voit des ivrognes arriver, malgré leur triste passion, à un âge assez avancé.

L'alcoolique est celui qui, tous les jours, boit avec excès sans arriver ordinairement à la véritable ivresse.

Mais peut-on dire exactement où commence l'excès ? Cela est assurément difficile. En effet, un verre de vin est une dose trop forte pour certains tempéraments, pour un dyspeptique par exemple, tandis que beaucoup d'autres personnes n'en éprouveront aucun dommage.

Cependant nous estimons, qu'en général, un demi-litre de vin ou de bière, dans une journée, est un maximum qui ne doit être toléré habituellement que chez les sujets très robustes et très sains. Le vin, la bière, tous les liquides alcooliques, doivent être interdits dans la généralité des maladies.

Il ne faut pas confondre la tolérance avec la nécessité. On peut boire un peu de vin ou de bière, mais on peut également s'en passer sans que l'organisme en éprouve aucun dommage. Dans nos campagnes, les paysans ne boivent jamais de vin, ce qui ne les empêche pas de briller par leur force et par leur activité.

Des médecins ont prétendu que l'usage de l'eau affaiblissait les facultés intellectuelles. Il nous suffira de faire remarquer que Démosthène, Loke, Milton, Hoffmann et bien d'autres génies, étaient des buveurs d'eau.

Le vin et tous les liquides alcooliques doivent être interdits aux enfants. Kneipp est absolu sur ce point.

Galien défendait l'usage du vin aux jeunes gens jusqu'à l'âge de dix-huit ans; Platon l'interdit jusqu'à vingt-deux.

Il n'est rien de plus funeste que de faire boire des vins riches en alcool, comme le Malaga, le Grenache, les vins de quina, de coca, etc., à des anémiques, à des chlorotiques, à des convalescents, sous prétexte de les fortifier. Le vin n'est d'aucun secours pour l'organisme malade qu'il a excité sans profit réel. Un morceau de pain noir a plus d'effet utile qu'un verre de vin.

Quand un charretier donne un coup de fouet à son cheval poussif pour le faire avancer, il ne prétend point le fortifier. Quand on donne un verre de vin à une personne affaiblie, c'est un coup de fouet que reçoit le système nerveux. Le verre de vin ne rend pas les forces perdues, mais il fait user un peu plus vite celles qui restent.

Il est cependant des situations dans lesquelles l'usage du vin ou d'autres liquides alcooliques s'impose. Dans les pays de marais, où il est impossible de se procurer de l'eau pure, une boisson fermentée, peu alcoolisée, a une réelle utilité. Dans les armées en campagne, alors qu'il faut demander un grand effort aux soldats, quand il est nécessaire de relever à l'aide de quelques excitants les forces déprimées par les privations et les fatigues de toutes sortes imposées aux troupes, le vin et même une ration d'eau-de-vie ont une utilité qui ne peut être contestée. Les alcools sont, dans ces circonstances, des moyens qui permettent d'obtenir des soldats, mais pour un temps limité, une très grande dépense de forces.

L'usage du vin tient à notre époque une trop grande place dans l'alimentation, pour que l'hygiène puisse s'en désintéresser.

Comme nous ne caressons pas l'espoir de ramener notre génération à la seule boisson vraiment naturelle, toujours bienfaisante, l'eau fraîche, une petite étude des qualités les plus connues des vins français et étrangers, rendra quelques services en permettant aux buveurs de vin, de choisir les crus dont les propriétés sont les moins contraires à leur état de santé.

Des Vins

Nous diviserons les vins en cinq catégories : 1º les vins rouges, 2º les vins blancs secs, 3º les vins mousseux de Champagne, 4º les vins alcooliques, 5º les vins sucrés. Les vins rouges les plus appréciés sont les vins de Bordeaux et les vins de Bourgogne. Les Bordeaux, plus riches en tannin, moins chargés en principes éthérés que les Bourgognes, conviennent mieux aux personnes qui veulent éviter une trop grande stimulation nerveuse ou qui sont sujettes à des inflammations de l'une ou de l'autre partie de l'organisme.

La médecine classique fait du vin de Bordeaux, le type des vins de malades.

Il faut cependant distinguer entre les diverses qualités de Bordeaux qui sont fournis par le commerce.

Les Bordeaux de premier choix: Château-Margaux, Château-Laffite, etc., sont remarquables par leur arôme, par leur goût exquis, leur degré alcoolique plus faible, 8 à 9°, et leur prix inabordable, mais ils n'ont pas une valeur hygiénique supérieure aux Bordeaux fins dont la richesse alcoolique varie de 9°,1 à 9°,9. La sensualité peut faire entre ces vins une grande différence, l'hygiène n'a pas à s'en occuper. Il n'en est pas de même des vins de Bordeaux ordinaires, comme le Médoc, que la diététique et la gastronomie placent à un rang très inférieur. Leur acidité doit les faire interdire aux dyspeptiques et aux rhumatisants.

Les Bourgognes, grâce à leur bouquet capiteux, surexcitent davantage les centres nerveux et portent plus facilement à la tête. Tous les névrosés doivent rigoureusement s'en abstenir. Le Bourgogne est le vin des personnes phlegmatiques, atones, à digestions lentes, dont les nerfs sont toujours dans un état de stabilité parfaite.

Les crus les plus connus sont les vins des côtes de Nuits, le Chambertin, le clos Vougeot, le Pomard.

Les vins blancs secs sont remarquables par leur action diurétique. Cette propriété était connue d'Hippocrate, qui recommandait l'usage du vin blanc aux hydropiques. Le choix des vins blancs secs pour la préparation des œnolés médicinaux diurétiques, est donc des plus judicieux.

Certains vins blancs un peu acides mélangés à des eaux minérales alcalines, donnent un mélange gazeux très agréable pendant les chaleurs de l'été. L'hygiène n'a qu'à recommander l'usage modéré de cette boisson dont l'abus, en plus des inconvénients qui sont le lot de toutes les boissons alcooliques, pourrait amener de la dilatation d'estomac, par l'effet de la grande quantité d'acide carbonique qui se dégage.

Les vins blancs de Champagne sont mis en bouteilles après une addition de sucre candi qui les rend mousseux par sa transformation en acide carbonique. Les vins de Champagne ont les propriétés diurétiques des vins blancs. Ils possèdent, par l'acide carbonique qu'ils renferment, une action calmante des plus marquées sur la muqueuse stomacale, action que la Médecine classique utilise souvent pour combattre les vomissements dus à des irritations péritonéales(1). Les effets produits par l'acide carbonique sur les centres nerveux, sont de deux sortes, suivant les doses absorbées. Une petite quantité d'acide carbonique produit une exci-

(1) Dujardin-Beaumetz, *Hygiène Alimentaire.*

tation cérébrale légère, qui se transforme en une dépression nerveuse pouvant devenir mortelle, si les doses sont excessives ou si le sujet est très affaibli. Ceci nous explique l'action du vin de Champagne sur l'estomac. A faibles doses, c'est un excitant gastrique, tandis qu'à doses plus élevées il diminue, par une véritable anesthésie locale, la sensibilité morbide de l'estomac dans les cas de gastralgie, « mais son action s'étend plus profondément au plan musculaire de ce viscère qu'il stupéfie, et dont il arrête efficacement les contractions s'il existe des vomissements opiniâtres » (Fonssagrives). On augmente de beaucoup les propriétés calmantes de l'acide carbonique si on y ajoute l'action anesthésique du froid. C'est pour cela que l'on recommande surtout le champagne frappé.

Le vin de Champagne serait, d'après des médecins de la marine, le moyen le plus efficace et le plus agréable pour combattre le mal de mer. De tous les vins, c'est celui qui est le mieux supporté par les gastralgiques, les dyspeptiques, les convalescents. Il est regrettable que son prix élevé ne permette pas toujours de le substituer à tout autre vin.

Les vins alcooliques secs sont caractérisés par leur richesse alcoolique, qui varie entre 15 et 20 degrés, et par leur saveur très peu sucrée. Ils sont très chauds, très excitants.

La plupart des malades feront bien de s'en abstenir ; ils sont surtout contraires à toutes les personnes qui souffrent d'inflammations internes, aux nerveux, aux dyspeptiques, aux anémiques, etc., etc.

Pareira prétend que le Xérès, dont on fait une consommation considérable en Angleterre, est préférable à tous les autres vins destinés à l'usage ordinaire, parce qu'il est franc d'acidité, qu'il ne contient ni sucre, ni matières extractives; il croit qu'il n'a pas les mêmes inconvénients que les autres vins pour les goutteux et les gens atteints de diathèse urique. La forte proportion d'alcool de ce vin, 18 à 20 degrés, ne justifie guère l'opinion de Pareira. Nous considérons tous les vins de cette catégorie, comme des spiritueux que l'on doit certainement préférer aux liqueurs fortes, telles que l'eau-de-vie ou l'absinthe, mais qui doivent céder le pas, au point de vue hygiénique, aux Bordeaux et aux Bourgognes.

Les principaux vins alcooliques secs sont le Marsala, le Madère sec, le Ténériffe, le Xérès ou Sherry, le Porto.

Les vins sucrés ou vins de liqueurs, sont ceux qui conservent une saveur plus ou moins sucrée, due à une partie du sucre de raisin dont on a arrêté la fermentation par une addition d'alcool, ou tout autre procédé, ou à l'addition de moût cuit et concentré. Les vins les plus employés de cette catégorie sont: le Malaga, le Malvoisie, le Lunel, le Chypre, le Lacryma-Christi. Ils ont une proportion d'alcool qui varie entre 15 à 20 degrés. Nous n'aurions rien à dire de ces vins, si on en limitait l'usage aux personnes bien portantes. Un quart de verre de Malaga pris avec un biscuit ou un peu de pain, n'a aucun inconvénient chez les gens qui se portent bien, et qui sont habitués à l'usage des vins. Mais nous considérons l'emploi quotidien de ces boissons à l'état naturel, ou sous forme de vins médicinaux, comme tout à fait contraire à l'hygiène dans la plupart des maladies, et plus particulièrement chez les anémiques, les chlorotiques, les dyspeptiques. Le vin au quina ou au vin d'Espagne, ou tout autre vin médicinal alcoolique, que la diététique populaire impose sans distinction à tous les affaiblis, a sur la plupart de ces malades une action diamétralement opposée à celle qu'on lui demande. Par son alcool et ses matières extractives, il irrite les muqueuses trop sensibles, il excite les centres nerveux peu stables, et souvent fait disparaître l'appétit ou l'empêche de renaître. On doit se méfier de la force momentanée qui n'est que de l'excitation, que l'usage de ces vins alcooliques procure aux malades. C'est le coup de fouet, nous ne le répèterons jamais assez, que le charretier donne à son cheval épuisé. Ce système de médecine n'aura jamais nos faveurs.

Du Miel

Le miel provient des matières sucrées que les abeilles récoltent dans le nectaire des fleurs, et déposent, après les avoir digérées, dans les cellules de cire qui constituent ensuite les rayons de miel.

Aucun produit n'a des emplois aussi nombreux que le miel. Il entre dans la préparation de toute une série de médicaments — mellites — et l'hygiène alimentaire le classe, suivant son emploi, dans les condiments sucrés, les aliments proprement dits ou les boissons. Le miel est constitué par un mélange, à proportion variable, de sucre de raisin, de sucre de canne et de sucre interverti. Il renferme encore un acide, de la cire, de la mannite, et un principe aromatique qui diffère suivant la flore des pays d'origine.

L'influence des végétaux sur la qualité du miel est considérable; elle peut modifier profondément ses propriétés hygiéniques.

M. Calloud, dans ses recherches sur les miels, a constaté que, lorsque dans le voisinage des ruches, il se trouve de nombreuses plantes toxiques, le miel a des propriétés vénéneuses.

L'espèce de l'abeille qui produit le miel, a aussi une certaine influence sur sa qualité. D'après Hubert de Genève, c'est à « l'apis fasciata » que seraient dus les miels si estimés de Narbonne, du Gâtinais, et de quelques autres régions.

Jadis, les miels de Bretagne étaient peu estimés en raison de leur coloration et de leur goût particulier. Grâce au progrès de l'apiculture dans ces régions, on y trouve aujourd'hui du miel blanc un peu grenu, dont la qualité ne laisse rien à désirer, et dont le goût est des plus agréables.

Depuis un certain nombre d'années, on importe du Chili diverses variétés de miel qui ressemblent comme coloration, mais non comme goût et comme arôme, à nos excellents miels français. On en trouve depuis le blanc le plus parfait jusqu'au brun le plus accentué. Certains marchands vendent ce miel suivant sa coloration, sous les noms de miel de Bretagne, ou de Narbonne, ils augmentent ainsi leurs bénéfices d'une façon peu licite, au grand dommage de l'apiculture française. L'Etat devrait accorder à l'apiculture française une protection plus efficace, en mettant une barrière à l'envahissement des miels étrangers, par des droits d'entrée suffisamment élevés.

Nous devons rendre hommage au dévouement à la cause apicole de deux prêtres éminents: MM. les abbés Métais et Voirnot, qui ont fondé, et dirigent la *Revue éclectique d'apiculture.*

Nous ne pouvons faire ici un cours d'économie rurale; nous voulons cependant signaler aux cultivateurs, la source importante de bénéfices que leur procurerait l'installation de ruches. La production du miel leur permettrait d'attendre, sans trop de souffrance, la fin de la crise agricole qu'ils supportent avec une patience vraiment admirable.

Le miel subit, comme la plupart des produits

alimentaires, les attaques des falsificateurs. D'ailleurs, à notre époque, rien n'échappe à la sophistication, puisqu'on va jusqu'à adultérer les substances falsificatrices.

Les produits ajoutés le plus souvent, dans un but de fraude, sont les suivants: fécule, farines diverses, stéarine, blanc d'Espagne, glucose.

Pour se garantir contre les dangers que présente pour la santé l'usage d'un aliment dont la composition est ainsi transformée, il existe plusieurs moyens.

Le premier de tous est d'installer dans son jardin une ou plusieurs ruches qui fourniront chaque année la quantité de miel nécessaire au ménage. Si on ne peut employer ce moyen, et qu'on soit dans l'obligation de s'adresser au commerce, on évitera autant que possible, de passer par des intermédiaires, en s'adressant directement à un producteur.

Le miel qui a des propriétés laxatives bien établies, mais dont l'activité varie un peu suivant les pays d'origine, possède une action constipante sur quelques tempéraments. Bien que ce bizarre phénomène d'idiosyncrasie soit une rare exception, il était bon de le signaler.

Le miel sert en pharmacie à la préparation de plusieurs médicaments, parmi lesquels nous citerons le mellite de sureau, le miel rosat, le miel de mercuriale.

Dans beaucoup de pays on mange le miel en

tartine comme le beurre. Cet aliment convient d'une façon particulière aux vieillards. Les enfants en useront plus rarement, car il ne faut pas oublier que le miel est un composé de sucres divers qui ne doivent pas tenir une trop grande place dans leur alimentation. Cependant, le miel est un des aliments les plus recommandables aux enfants et aux grandes personnes dont le sang n'est pas pur, aux scrofuleux, aux lymphatiques, en un mot à tous les sujets auxquels il est nécessaire de faire prendre des dépuratifs.

La règle à suivre, pour l'usage que l'on doit faire du miel, dans les cas que nous venons de citer, doit être établie d'après la tolérance de l'estomac pour cet aliment.

Certains dyspeptiques supportent mal le miel qui leur donne des aigreurs. Ils peuvent essayer de le prendre en solution dans l'eau (hydromel cru), ou sous forme de sirop préparé avec quelques plantes dépuratives ou rafraichissantes, comme le mellite de sureau.

On peut utiliser le miel à la place du sucre pour la préparation des confitures, pour conserver les fruits, sucrer les tisanes, etc., etc.

Le miel sert à la préparation de trois sortes de vins qui entraient tous dans la diététique des anciens. Le premier est l'hydromel, dont Hippocrate a vanté les qualités. Il se préparait par une simple solution de miel dans de l'eau froide et portait le nom d'*hydromel cru* ; ou l'on faisait bouillir pendant un certain temps le miel dissout dans l'eau pour obtenir l'*hydromel cuit*. Les deux procédés ne changeaient rien d'ailleurs aux qualités des deux produits.

Le Père de la médecine considérait l'hydromel ainsi préparé, *sans aucune fermentation*, comme un laxatif doux des plus utiles, et un excellent pectoral ; il l'ordonnait comme boisson aux malades et recommandait plus particulièrement l'hydromel cuit.

Il ne faut pas confondre cette tisane de miel avec l'hydromel vineux qui constitue, encore aujourd'hui, la principale boisson des peuples du Nord.

L'hydromel vineux est un vin produit par la fermentation du miel dissout dans l'eau. Il contient d'autant plus d'alcool que la proportion du miel est plus forte. Ce vin de miel, avec des qualités particulières, possède tous les avantages et les inconvénients des boissons alcooliques. Il faut donc en user avec une sage modération, et la défense absolue du vin et des alcools, qui est une nécessité dans certains cas pathologiques, regarde tout aussi bien l'hydromel vineux que le vin ordinaire. Le miel qui est l'objet de nombreuses sophistications, sert à son tour à la fabrication frauduleuse de certains vins d'Espagne et de vins blancs qui ressemblent à s'y méprendre, après 5 ou 6 années de fût, à des vins blancs secs de côteaux renommés. La troisième sorte d'hydromel dont nous avons à parler, est tout simplement de l'hydromel vineux auquel ou ajoute certains fruits qui en modifient le goût et les propriétés. Les poires, les pommes, les dattes, presque tous les fruits peuvent entrer dans la fabrication de ces hydromels composés. On doit les considérer comme des vins de fantaisie, dont l'hygiène peut tolérer l'usage dans les limites qui sont assignées aux vins ordinaires.

Nous donnons à la partie consacrée aux recettes de cuisine, quelques formules pour la préparation des hydromels.

DES BOISSONS CHAUDES AROMATIQUES

Du Café des îles

Mgr Kneipp est l'adversaire du café des îles.

Nous pourrions faire un volume des lettres qui nous ont été adressées par des personnes ne voulant pas accepter, sans appel, le jugement de Kneipp sur ce produit tant aimé.

Les effets physiologiques du café ont été admirablement étudiés, et, sur ce point, le plus parfait accord, chose rare, existe entre les médecins de toutes les écoles.

Etudions donc, d'après les autorités médicales les plus connues, l'action de cette boisson sur l'organisme.

Trousseau nous dit que l'action du café porte très peu sur le système sanguin et beaucoup sur le système nerveux. Sous son influence, ce n'est ni le pouls, ni la chaleur, qui se développent, mais on constate une stimulation nerveuse, *une névrose passagère.*

D'après le même auteur « un des caractères les plus remarquables du café chez les personnes à système nerveux mobile, c'est l'anxiété épigastrique à laquelle il donne lieu, anxiété connue de tout le monde et semblable à celle dont on est affecté sous le coup d'une émotion morale ».

L'excitation du cerveau, qui rend le travail plus facile, la stimulation de tous les sens, et suivant les doses absorbées, le tremblement des membres, sont des effets physiologiques du café, reconnus par tout le monde.

Le fameux homéopathe Hahnemann, avec moins d'exagération qu'on ne pense, fait ainsi le procès du café :

« Le sérieux réfléchi de nos ancêtres, la solidité des jugements, la fermeté dans la volonté et dans les résolutions, toutes ces qualités qui distinguaient jadis le caractère national des Allemands, s'évanouissent devant cette boisson médicinale. Et qu'est-ce qui les remplace ? Des épanchements de cœur imprudents, des résolutions, des jugements précipités et mal fondés, la légèreté, la loquacité, la vacillation, enfin une mobilité fugitive et une contenance théâtrale. Je sais bien que, pour abonder en imagination luxurieuse, pour composer des romans lubriques, des poésies badines et piquantes, l'Allemand doit boire le café. Le danseur de ballet, l'improvisateur, le jongleur, le bateleur, l'escroc, et le banquier au jeu de pharaon, ainsi que le virtuose-musicien moderne, avec sa vitesse extravagante, et le médecin à la mode partout présent, qui veut faire quatre-vingt-dix visites de malades en une seule matinée, tout ce monde-là a nécessairement besoin de café. »

Hecquet, Simon Pauli, ont reconnu les propriétés anaphrodisiaques du café.

Trousseau et H. Pidoux déclarent que : « De toutes les modifications organiques par lesquelles s'est révélée chez nous l'action du café, une des moins douteuses et des plus prononcées, c'est celle qu'il exerce sur le sens génital pour en affaiblir l'énergie. »

Sans prétendre, comme on l'a fait, que le café rende les femmes stériles, remarquons cependant que celles qui sont sujettes aux spasmes, les femmes vaporeuses, sont moins fécondes que celles qui ont la constitution opposée ; or il est prouvé que chez les sujets nerveux l'usage du café amène les spasmes et cause les vapeurs.

Le café précipite la digestion des aliments en activant les fonctions de l'estomac. En raison de cette action, des médecins l'ont préconisé pour combattre l'obésité. Bien des gens obèses font usage du café et ne maigrissent point. Cependant cette cure de l'obésité par le café réussit quelquefois. L'état nerveux, l'insomnie, les dyspepsies constantes et profondes qu'il fait naître chez certaines personnes, sont, d'après

Trousseau, les seules causes qui déterminent l'amaigrissement. Dans le dictionnaire des sciences médicales des docteurs Dechambre, Mathias Duval, Lerebouillet, il est dit : « S'il est utile comme excitant, le café peut déterminer chez certains individus névropathiques, des palpitations, de l'éréthisme, des insomnies et souvent des intermittences du cœur qui peuvent aller jusqu'à provoquer des crises analogues à celles de l'angine de poitrine. »

Le café est le contre-poison des narcotiques tels que l'opium, la morphine, la belladone, etc. C'est la meilleure preuve que nous ayons de ses propriétés excitantes.

Dujardin-Beaumetz et Egase, qui ne sont pas des adversaires du café, déclarent cependant que : « à doses élevées, l'infusion de café donne lieu à de la céphalalgie, des tremblements nerveux, des fourmillements dans les extrémités, à une sorte d'ivresse, de l'insomnie, à des troubles de la vue, de l'ouïe, etc ». D'après les mêmes auteurs, le café doit être interdit aux enfants, aux personnes atteintes d'hystérie, de nervosisme, ou qui présentent des lésions cardiaques, des palpitations nerveuses.

D'après ce que nous venons d'écrire, d'après les auteurs que nous avons cités, il ne peut rester aucun doute de l'action directe du café sur les centres nerveux qu'il excite. Nous ne retiendrons que ce fait et il nous suffira pour montrer l'action désastreuse de ce produit, qui est d'autant plus dangereux qu'il est plus aimé de ceux dont il ruine la santé.

Si on pouvait faire disparaître de notre pauvre terre les maladies qui dérivent de ce que l'on appelle, d'un terme générique, la Névrose, les médecins auraient des loisirs.

En effet, la généralité des maladies ont pour cause première l'irritation des centres nerveux. La dyspepsie, qui engendre la gastralgie qui se termine souvent par la gastrite, où la gastro-entérite, n'est produite que par l'irritation, la trop grande excitation du plexus solaire, centre nerveux de l'estomac. La plupart des maladies du gros intestin ont leur origine dans l'irritation des centres nerveux peri-ombilicaux et du gros intestin ; c'est, comme l'a démontré Leven, la seconde période de la dyspepsie qui succède fatalement à la première. La diarrhée et la constipation chroniques ne sont très souvent que les résultats, sous des formes différentes, de l'irritation des centres nerveux.

La dyspepsie a fréquemment pour conséquence la congestion du foie. Les calculs du foie sont généralement déterminés par l'action de l'estomac sur la circulation biliaire. Et la preuve, c'est que la guérison du foie, la cessation des crises hépatiques ne pourra se produire tant que le malade ne sera pas soumis à une alimentation douce, n'excitant pas l'estomac. Pourquoi, chez les femmes sujettes aux crises hépatiques, les menstrues tendent-elles à ramener ces crises ? parce que sous leur influence les nerfs s'irritent.

Il n'est presque pas de maladies dans lesquelles on ne puisse montrer ainsi l'influence directe des centres nerveux surexcités.

La plupart des dyspeptiques, des gastralgiques, croient avoir une maladie de cœur, et souvent cette erreur est partagée par le médecin qui les empoisonne avec la digitale. Un régime convenable, en calmant le plexus solaire, fait disparaître tous les phénomènes cardiaques. Si le régime est institué trop tard, le cœur devient réellement malade, la lésion survient, et la guérison n'est plus possible. Une maladie de cœur peut donc avoir pour origine la dyspepsie, c'est-à-dire l'irritation du plexus solaire.

Les centres nerveux irrités altèrent la nutrition et sont la cause la plus ordinaire de la goutte, de la gravelle, du rhumatisme, etc. Le rhumatisme n'est-il pas visiblement une maladie des nerfs, de tous les nerfs, sensitifs, moteurs, vaso-moteurs. Comment expliquer autrement les changements subits qui se produisent si souvent dans le siège du mal. Aujourd'hui, le rhumatisant souffre de la tête, demain la douleur sera au bras, plus tard les jambes, l'intestin ou l'estomac seront atteints. La plupart des rhumatisants ont été d'abord dyspeptiques ; ils se plaignent encore des gaz, de crampes d'estomac. Le rhumatisme n'est donc très souvent que le résultat de l'irritation des centres nerveux.

Toutes les névroses : la neurasthénie, les névralgies, l'hystérie, la chorée, la catalepsie, ont pour cause évidente l'irritation des nerfs.

Nous venons de voir que les maladies les plus communes, à notre époque, ont leur point de départ dans le trouble des fonctions nerveuses. Dyspepsie, gastralgie, névralgie, etc., sont des divisions créées par les médecins qui ne voyaient pas l'origine commune de ces formes différentes d'un mal unique : l'irritation des centres nerveux.

D'un côté, nous voyons la plupart des maladies ayant pour cause l'excitation des nerfs, de l'autre, un produit qui entre dans l'alimentation journalière et auquel tout le monde reconnaît la propriété de produire cette excitation. L'usage du café se répand de plus en plus, les maladies d'origine nerveuse augmentent dans les mêmes proportions. Autrefois les citadins presque seuls usaient du café ; les névroses, la neurasthénie, la dyspepsie, la gastrite, la chorée, ne se rencontraient que dans les villes. Le café a envahi les campagnes, et avec lui est arrivé tout le cortège de ces maladies inconnues, il y a cinquante ans, dans les villages.

Quand l'habitude de prendre du café s'établit chez un cultivateur, on peut être assuré que le médecin ne tardera pas à être appelé. C'est la perte de la santé et quelquefois la misère et la mort, car le médecin qui ne voit pas la cause du mal, ne défend presque jamais l'usage du café ; la maladie suit son cours, aggravée, compliquée par toutes les drogues prescrites qui ruinent et qui tuent. L'homme, dont le système nerveux est plus résistant, supporte plus longtemps, sans en souffrir, l'action funeste du café; la femme, ou les enfants, dont le système nerveux est plus fragile, subissent beaucoup plus vite l'influence de cette boisson.

Bien souvent, chez les cultivateurs au milieu desquels nous vivons, nous avons obtenu la guérison des maladies les plus différentes en apparence, en faisant cesser l'usage de cette boisson.

Il serait cependant exagéré d'attribuer tout le mal au café; son dossier est assez chargé sans qu'on lui fasse porter les crimes d'autrui.

Le vin, les alcools et les viandes que l'on donne aujourd'hui aux enfants en bas âge, achèvent la ruine des santés déjà affaiblies par l'usage du café.

La jeune mère qui, pendant sa grossesse, boit du café, des vins toniques, et fait un usage immodéré des viandes, a bien des chances pour avoir un enfant nerveux, surexcitable à l'excès; et si plus tard on donne à cet enfant, du vin, du café et de la viande, ce sera la porte ouverte à toutes les maladies.

Les défenseurs du café citent, à l'appui de leur thèse, les peuples qui en font un très grand usage et qui, malgré cela, restent vigoureux.

Nous leur ferons remarquer qu'il est des situations où l'emploi d'un excitant est utile. Les Arabes (1), par exemple, prennent beaucoup de

____

(1) Les Turcs sont, comme les Arabes, de grands buveurs de café, mais le fameux café Turc est additionné dans de fortes proportions de seigle torréfié qui en atté-

tante dont les propriétés, à un degré atténué, ont une analogie très grande avec celles du café. Nous n'avons donc pas à nous étendre longue-ment sur cette boisson, il suffit que l'on se reporte à notre étude sur le café. Cependant, en raison de son emploi qui tend à se générali-ser de plus en plus, quelques indications gé-nérales sur ce produit, ne seront pas sans utilité.

Les Anglais consomment le thé à leurs repas, ils l'emploient aussi mélangé au lait, comme premier déjeuner. En France, dans la classe riche, le thé est une boisson de luxe, accom-pagnement obligatoire de toutes les réunions, de toutes les soirées de bon ton. Quelques personnes, cependant, par un désir d'imitation un peu exagérée des coutumes anglaises, déjeu-nent avec du thé au lait.

Dans les classes inférieures, le thé n'est utilisé que comme boisson médicamenteuse pour combattre les indigestions. C'est le seul usage de ce produit que l'hygiène puisse admettre sans réserve.

Le thé peut se diviser en deux sortes com-merciales, différentes par leur aspect et leurs propriétés, le thé vert et le thé noir. Ces deux types se subdivisent eux-mêmes en un grand nombre de variétés.

Le thé vert renferme plus d'huile essentielle et moins de théine, élément analogue à la caféi-ne, que le thé noir. Le premier ayant des propriétés excitantes beaucoup plus énergiques que le second, on est obligé d'admettre que cette action est due plus à l'huile essentielle qu'à la caféine. Cette observation a un intérêt tout particulier, car elle fixe l'hygiène sur ce point important, que les essences de café et de thé ont sur les nerfs une action encore plus troublante que la caféine.

Le thé noir doit donc être préféré au thé vert, et on réduira au minimum les inconvénients hygiéniques de ce produit, si on a le soin de ne l'employer qu'en infusion légère.

Nous sentons le besoin d'appuyer notre opinion sur l'action troublante que le thé en général, et plus particulièrement le thé vert, excerce sur le système nerveux, de la parole autorisée de Fonssagrives. Il nous dit: « Les thés verts exercent à la longue sur le système nerveux, une action spéciale caractérisée par des spasmes variés, des palpitations, des tremblements musculaires, de l'insomnie, une débilité consécutive, de l'émaciation ».

L'usage exagéré du thé noir amène nécessairement la production des mêmes troubles nerveux, puisqu'il contient les mêmes éléments excitants, mais en proportion moindre.

Le thé, de même que le café, doit être rigoureusement interdit aux enfants, aux nerveux, aux gastralgiques, et d'une façon générale à toutes les personnes dont le système nerveux est facilement surexcitable.

Du Cacao et du Chocolat

Le chocolat et le cacao sont ordinairement placés avec le café et le thé, dans la série des aliments excitants. Cependant l'action du cacao ne peut se comparer à celle du thé et surtout du café, qui est beaucoup plus forte. En outre, le thé et le café ne contiennent qu'une proportion insignifiante d'éléments nutritifs, tandis que le cacao, par sa matière grasse — le beurre de cacao — concourt à l'entretien de la chaleur organique: c'est un aliment thermogène. Le chocolat renferme aussi de l'azote, mais beaucoup moins que la viande, tandis qu'il a quatre fois plus de carbone.

Les médecins qui ont écrit sur le chocolat, ont émis sur ses propriétés digestives les opinions les plus contradictoires. Les uns, ne considérant que la forte proportion de corps gras qu'il renferme, le classent parmi les aliments lourds, difficiles à digérer, d'autres, au contraire, lui attribuent une très grande digestibilité. Cette divergence d'opinion peut s'expliquer par des faits d'idiosyncrasie, et plus encore, par le grand nombre de qualités de chocolats que le commerce livre aux consommateurs.

Le chocolat ordinaire est un mélange de sucre, de cacao et d'aromates. Mais il n'est pas de produit alimentaire sur lequel la fraude se soit livrée à de plus anti-hygiéniques combinaisons.

Afin de réduire, pour les besoins de la concurrence, le prix de cet aliment, certains fabricants enlèvent au cacao une partie de son beurre.

L'hygiène n'a rien à reprocher à cette opération qui, en privant le chocolat d'une partie de son carbone, lui procure une digestibilité plus grande, à la condition que le beurre de cacao ne soit pas remplacé par du suif de veau ou de mouton. Il existe malheureusement des fabricants de chocolats, qui ne s'en tiennent pas à d'aussi modestes initiatives.

Il y a une quinzaine d'années nous avons eu l'occasion de faire, avec un chimiste qui préparait un concours pour une place de Directeur de Laboratoire, une série d'analyses de produits alimentaires. De tous les aliments, c'est le chocolat qui nous a donné le plus grand nombre de sophistications, et parmi les diverses qualités que nous avons examinées, c'est la sorte dite « de santé, » qui d'une façon générale s'éloignait le plus de la composition normale de ce produit. Le prix réduit auquel on vend ces chocolats hygiéniques (?) doit suffire pour éveiller l'attention des acheteurs.

Les falsifications les plus ordinaires de ces produits sont : la soustraction du beurre de cacao et son remplacement par des jaunes d'œufs, du suif de mouton ou de veau, introduction d'enveloppes sèches de cacao réduites en poudre, de graines diverses, de dextrine, de farine de haricots, de fécule de pommes de terre, aromatisation par le baume du Pérou et de tolu, en remplacement de la vanille ou de la cannelle. L'énumération de ces fantaisistes mixtures explique les divergences d'opinion des médecins sur les propriétés de cet aliment.

Actuellement, l'organisation des laboratoires municipaux rend bien difficiles, sinon impossibles, les sophistications pouvant porter atteinte à la santé publique. Nous n'avons donc à rappeler qu'à titre de souvenir ces additions de briques pilées, de terre de pipes, de noix vomique, que l'on rencontrait fréquemment il y a une vingtaine d'années, dans les chocolats inférieurs. Pas un chocolatier n'oserait aujourd'hui, grâce à la salutaire terreur inspirée par les chimistes des laboratoires, se livrer à ces fantaisistes et dangereuses adultérations.

La création des laboratoires municipaux est, à notre avis, une des œuvres les plus utiles de notre époque. Toutes les villes de moyenne importance, au-dessus de vingt mille âmes, devraient avoir leurs laboratoires, destinés spécialement à l'analyse des produits alimentaires.

On pourra apprécier la vigilance des chimistes préposés à la recherche des falsifications, quand on saura que les produits alimentaires qui se vendent sous notre marque, et dont nous avons publié toutes les formules, n'ont pas échappé à leurs investigations. Ils ont eu, il y a deux ans, à Paris, les honneurs de l'analyse officielle la plus minutieuse ; elle n'a servi, en la circonstance, est-il besoin de le dire, qu'à contrôler la conformité parfaite qui existe entre les produits soumis à l'analyse et les formules que nous en avons publiées. Une loi mettant les fabricants de produits alimentaires dans l'obligation de publier, comme nous le faisons, la composition exacte de leurs produits, complèterait heureusement l'œuvre de salubrité entreprise avec tant de succès par les chimistes des laboratoires municipaux.

Il existe toute une série de chocolats médicinaux, chocolats au fer, à la santonine, au phosphate de chaux, etc., etc., dont l'hygiène alimentaire n'a pas à s'occuper. Ces produits doivent rester dans le domaine exclusif de la pharmacie, ce sont des remèdes et non des aliments.

Quelques hygiénistes ont préconisé l'addition aux chocolats, de certaines farines, telles que le riz, le sagou, etc., etc. L'hygiène ne peut qu'approuver ces mélanges de farines au chocolat, dont elles atténuent les propriétés échauffantes en augmentant sa valeur nutritive. Un mélange de farine d'avoine, de bon cacao et de sucre, donnerait un aliment supérieur par ses qualités alimentaires, au chocolat ordinaire.

Les chocolats sont toujours aromatisés, c'est là une condition essentielle de leur facile digestion. La vanille est l'arôme qui est généralement préféré.

Dans les études que nous publions, nous avons évité avec soin toute exagération, afin de rester dans la vérité. Nous ne pouvons suivre l'exemple de quelques promoteurs des Traitements naturels, qui sont d'un exclusivisme trop

exagéré. Il en est qui rejettent avec le même mépris, le café, le thé et le chocolat. Il faut distinguer cependant. Nous savons bien que la chimie
a constaté une certaine analogie dans la constitution élémentaire des alcaloïdes de ces trois aliments, la caféine, la théine, et la théobromine.
Mais cette identité apparente dans la composition de ces principes, ne peut pas infirmer les
faits d'expérience qui nous montrent des différences caractéristiques dans l'action physiologique de ces aliments.

Nous estimons donc, en nous basant, non
sur notre expérience, mais sur celle de tout le
monde, et sans nous préoccuper des données analytiques, que l'action du chocolat sur les centres nerveux est très différente de celle qui est
exercée par le thé et le café. D'ailleurs, l'hygiène populaire qui a pour base des faits et non
des théories, a su utiliser très justement l'action
de ces aliments. Pour combattre le sommeil
par exemple, tout le monde sait que le thé et
le café font merveilles, et quoi qu'en disent
nos hygiénistes de laboratoire, le chocolat est
incapable, même à hautes doses, de remplir le
même office.

Après avoir défendu le chocolat contre les
attaques injustifiées dont il est l'objet, il nous
reste à montrer les inconvénients hygiéniques
de cet aliment dans certains cas particuliers.

Dans beaucoup de familles, le chocolat est
une des bases importantes de l'alimentation des
enfants, c'est là une faute très grande contre
l'hygiène.

Le chocolat est surtout un aliment respiratoire, mais il contient peu d'azote. Il ne fournit donc qu'une minime proportion des éléments nécessaires à la formation des chairs, des muscles et des os.

Le chocolat est échauffant, c'est là un fait rigoureusement établi par l'expérience. On doit donc éviter que chez les enfants bien portants, le chocolat prenne une place trop grande dans l'alimentation, au détriment d'aliments plus riches en azote et en sels nutritifs et moins échauffants, mais nous ne devons pas condamner, dans l'état de santé, l'usage modéré de cet aliment.

Il n'en est pas de même dans l'état de maladie, le chocolat et le cacao doivent être absolument interdits aux enfants malades. C'est précisément la règle contraire qui est observée dans la plupart des familles.

Bien des parents donnent à leurs enfants, lorsqu'ils se portent bien, une alimentation simple et par conséquent hygiénique, mais dès que survient la plus légère indisposition, un simple embarras gastrique qui fait disparaître l'appétit, on s'empresse de recourir à des gâteries ; les pâtisseries, le cacao, le chocolat viennent remplacer les bonnes soupes pour le plus grand dommage de la santé. L'enfant, dont la gourmandise est excitée par ces aliments, mange plus que son état ne le permet. Une petite diète est souvent, chez les enfants comme chez les grandes personnes, le remède le plus efficace pour un grand nombre de petits malaises. Si au lieu de donner du chocolat ou d'autres gâteries, on ne présentait à l'enfant que les aliments auxquels il est habitué, il se mettrait spontanément à cette diète que la nature réclame. Il suffit, d'ailleurs, de savoir que le chocolat est échauffant, pour que l'on comprenne qu'il ne doit intervenir que d'une façon très modérée dans la diététique des malades.

Les personnes atteintes de maladie de foie, d'inflammations intestinales, de dyspepsie, de gastralgie, doivent renoncer à l'usage du cacao et du chocolat.

Des Cafés de céréales

Les cafés de froment, de seigle, d'orge et de malt, et leur mélange connu sous le nom de malt composé, ne sont considérés, par quelques-uns, que comme un moyen de tromper le goût qui aide à perdre l'habitude du café des îles.

C'est là une erreur qu'il nous serait facile de réfuter par les innombrables lettres dans lesquelles on nous signale les résultats obtenus par ces divers succédanés du café colonial.

On ne peut nier qu'ils aient une valeur alimentaire réelle. Pendant la torréfaction des grains, une grande partie de l'amidon est transformée en dextrine soluble qui se trouve dans l'infusion avec une partie notable des sels.

Mais il faut surtout considérer l'action calmante exercée par ces cafés sur les centres nerveux, action qu'il est facile de constater. On peut dire des cafés de céréales qu'ils sont les antidotes du café des îles. Le café des îles excite, les cafés de grains calment.

Quel est le principe calmant de ces produits, principe qui se développe certainement pendant la torréfaction? Nous avouons, en toute franchise, que nous l'ignorons; mais, faut-il attendre qu'on l'ait découvert, baptisé et mis en pilules pour en faire notre profit?

Les cafés de grains ont aussi une action particulière sur la digestion, que nous avions attribuée, dans une autre publication, à la petite quantité de diastase qui n'était pas détruite par la torréfaction. Nous avons dû constater, une fois de plus, qu'il était prudent de se méfier des théories et que l'expérience était, en ce qui regarde l'hygiène, le seul guide sur lequel on pouvait compter.

Des cultivateurs nous ont fait connaître un remède qu'ils emploient contre les renvois acides; il consiste à manger une noix que l'on a fait griller. Cela ne réussit pas toujours, mais assez souvent, cependant, pour qu'on ne puisse nier l'action de la noix grillée sur le pyrosis. Il nous paraît probable que l'action du malt composé et des cafés de grains en général, dans la dyspepsie acide, doit être attribuée à un principe particulier que la torréfaction développe dans les grains, principe analogue à celui qui se forme dans la noix grillée. Aucune donnée scientifique ne peut nous expliquer cette action; mais qu'importe la théorie, si la pratique guérit.

Tous les cafés de céréales, orge, malt, seigle, froment, sont des aliments de premier ordre, même quand ils sont employés séparément, mais le mélange de ces quatre céréales constitue un aliment complet, dont la valeur alimentaire et thérapeutique est incontestablement supérieure à celle de chacun des produits séparés qui servent à sa composition.

Le malt composé est caractérisé par ses propriétés nutritives, calmantes et rafraîchissantes.

En remplaçant le seigle, dans le malt composé, par les glands torréfiés, on obtient le produit connu sous le nom de glands composés, dont nous avons introduit l'usage en France.

Nous allons voir, par l'étude du gland, les propriétés particulières que ce produit apporte au mélange dans lequel il entre.

Des Glands torréfiés

D'après Virgile, (1) Cérès n'enseigna aux hommes à mettre le soc dans la terre et à cultiver le blé que lorsque le fruit des arbres et les glands des forêts commencèrent à devenir insuffisants. Les glands firent donc les délices gastronomiques de nos aïeux.

(1) Prima Ceres ferro mortalis vertere terram
Instituit: quum jam glandes atque arbuta sacræ
Deficerent silvæ. (P. Virgilii Georgicon lib. prim.)

Dans quelques pays, en Espagne, en Corse, on mange encore, de nos jours, les glands produits par certaines espèces de chêne, *quercus hispanica*, *quercus ballota*. En France, il n'est utilisé dans l'alimentation que sous forme de café.

Kneipp recommande beaucoup l'usage de ce produit, surtout pour les petits enfants. Il suffit, d'ailleurs, de considérer la composition de ce fruit pour en apprécier la valeur alimentaire et thérapeutique.

Les glands renferment, d'après la moyenne des analyses qui en ont été faites, 38 d'amidon, *9 de tannin*, 6,4 de gomme, 5,2 de résine, *5,2 d'extractif amer*, 4,3 d'huile concrète. On y trouve encore un sucre particulier, la quercite et de la légumine.

Les propriétés thérapeutiques des glands sont dues surtout à la forte proportion de tannin et d'extractif amer. Le café de glands est un tonique par son tannin et un stomachique par son amertume.

Tous les hygiénistes sont d'accord avec Kneipp au sujet des propriétés du café de glands purs.

Fonssagrives, dans son *Hygiène alimentaire* page 153, nous dit : « Le café de glands constitue un aliment excellent qui se digère bien et qui trouve son application dans les diarrhées chroniques du sevrage, comme dans les cas si nombreux où les convalescents conservent une susceptibilité intestinale qui rend l'alimentation difficile. »

Les mêmes propriétés sont attribuées au café de glands dans le *Traité de thérapeutique et de matière médicale* de A. Trousseau et de H. Pidou :

« Les glands, nous disent-ils, qui contiennent à peu près un 10e de tannin, s'emploient en médecine après avoir été torréfiés comme le café... L'infusion, qui se fait comme le café ordinaire, a exactement la couleur de ce dernier. Le goût en est assez agréable, surtout quand on le mêle avec du lait. Cette infusion caféiforme est fort utile aux enfants après le sevrage, lorsqu'ils prennent ces diarrhées apyrétiques si difficiles à arrêter. On la donne encore aux personnes dont les digestions sont laborieuses et qui éprouvent souvent du dévoiement. En un mot, elle doit être conseillée, en guise de café, aux malades irritables chez lesquels les fonctions digestives sont entravées par une phlegmasie chronique. »

Dujardin-Beaumetz et Egase dans « *Les Plantes médicinales indigènes et exotiques* » signalent l'infusion de glands torréfiés comme tonique et pour combattre les diarrhées infantiles.

Dorvault dit, en parlant des glands torréfiés: « Ce café est un stomachique et n'est pas irritant comme le vrai café. » Il rappelle que les glands ont été vantés contre les scrofules et contre les affections hépatiques.

Comment se fait-il que cette boisson, dont les qualités sont reconnues par l'unanimité des médecins, soit si peu utilisée en médecine et dans l'hygiène ordinaire. Bien nombreux, cependant, sont les cas pathologiques pour lesquels le café de glands doit être considéré comme le plus précieux des aliments et le plus efficace des remèdes.

Chez les enfants, surtout quand ils sont élevés au biberon, on peut, à l'aide des glands composés mélangés au lait, prévenir ou guérir les diarrhées si souvent mortelles.

Les anémiques, les personnes qui ont le foie malade, celles qui sont sujettes à la diarrhée, les convalescents dont l'estomac et l'intestin sont débilités par une longue maladie ou par toute autre cause, les neurasthéniques, tous les névrosés, trouveront dans les glands composés le plus tonique, le plus réparateur des aliments. Nous ne voyons pas de remèdes ni aucun aliment possédant des qualités alimentaires et thérapeutiques aussi précieuses.

La principale cause du délaissement de ce produit se trouve, croyons-nous, dans le secret des formules que chaque fabricant garde avec soin. Les médecins sérieux aiment peu ordonner à leurs malades des produits dont ils ne connaissent pas l'exacte composition. Nous ne pouvons que les louer de cette prudence. Il est difficile, en effet, d'apprécier la valeur d'un aliment dont on ne connaît pas les éléments constituants.

Quelques recettes de ces cafés de glands composés nous sont connues et nous permettent de juger que les additions ou les modifications que l'on fait subir à ce produit, n'ont qu'un but gastronomique qui se trouve souvent en désaccord avec les principes de l'hygiène naturelle.

Pour préparer les glands doux, on les fait tremper successivement dans plusieurs eaux, afin d'enlever le principe amer. Ce procédé, tout en modifiant le goût, fait disparaître les propriétés stomachiques des glands, qui sont dues à l'extractif amer.

Quelques fabricants mélangent aux glands des clous de girofle et des racines de fougère.

Nous ne voyons pas les avantages hygiéniques que l'on peut trouver dans ces additions. Les inventeurs ont eu, sans aucun doute, l'intention de donner au café de glands les propriétés du café des îles, en y ajoutant des clous de girofle qui sont des excitants.

Nous nous sommes occupé, il y a quelques années, d'analyse de produits alimentaires. Nous avons eu de nombreux exemples des idées burlesques mises en pratique par certains fabricants. On ne saurait trop conseiller la plus grande prudence dans l'usage des produits alimentaires à formules secrètes.

Indications pour le choix judicieux des divers succédanés du café des îles.

Celui qui connaît la composition d'un mélange et les propriétés de chacun de ses éléments, voit très bien s'il convient à son état de santé.

Les personnes sujettes à la diarrhée prendront des glands purs coupés avec du lait. Quand les fonctions intestinales se font d'une façon régulière, il faut employer le malt composé, ou les glands composés. Dans ce dernier mélange les glands n'entrent que pour une partie sur quatre; les propriétés toniques et légèrement astringentes de ce produit subsistent toujours, mais elles sont atténuées par les qualités rafraîchissantes des céréales.

Les glands composés sont un aliment tonique, stomachique et calmant, mais il faut peu compter sur lui pour combattre une diarrhée un peu forte et pas du tout pour faciliter les selles. C'est pour cela que cette boisson convient très bien, dans tous les cas où les fonctions intestinales se font régulièrement.

Le seigle torréfié combat la constipation, il ne convient donc pas aux personnes sujettes à la diarrhée. Le malt composé a une action moins prononcée sur les fonctions alvines que le café de seigle, il est cependant très rafraîchissant et convient plus particulièrement aux personnes légèrement constipées, tandis que les glands composés seront préférés si on a des selles un peu trop fréquentes.

Celui qui souffre d'une constipation opiniâtre fera usage, pendant un certain temps, du café de seigle pur, qui est le plus rafraîchissant. Quand les fonctions intestinales seront régularisées, il donnera la préférence au malt composé.

Une personne ayant une forte diarrhée la combattra par l'usage des glands purs, plus tard elle adoptera les glands composés.

Ceux dont les fonctions intestinales sont régulières useront uniquement ou alternativement, suivant les cas, du malt composé, ou des glands composés. Il suffit de se rappeler que les glands donnent au mélange dans lequel ils entrent, par leur tannin et leur extractif amer, des propriétés toniques et stomachiques, tandis que le seigle, qui remplace les glands dans le malt composé, procure à ce dernier mélange des propriétés rafraîchissantes particulières.

On croit généralement que le café de glands est utile indistinctement à tous les enfants. C'est une erreur. Un enfant habituellement constipé n'en doit pas prendre tant qu'il reste dans cet état. Quand un enfant est sujet à la diarrhée, on lui donne, de temps en temps, du café de glands purs comme préservatif, et quand cet état est amélioré on lui fait prendre du café de glands composés. Quand un enfant est ordinairement constipé, on donne la préférence au malt composé ou au seigle. Pendant les fortes chaleurs, le café de glands convient particulièrement aux enfants, surtout s'il règne, comme cela est fréquent, une épidémie de cholérine.

Le seigle torréfié qui est, comme nous l'avons déjà dit, le plus rafraîchissant des cafés de céréales, a un emploi des plus judicieux, pur ou mélangé au lait, pour faire au printemps et à l'automne une cure rafraîchissante.

Les personnes qui doivent se soumettre à la diète lactée exclusive et qui ne peuvent la supporter par suite de la constipation qui en est une des conséquences assez fréquente, éviteront cet écueil en additionnant le lait d'une proportion plus ou moins grande, suivant les cas, de seigle torréfié.

CAUSES PREMIÈRES
DES MALADIES

CONSIDÉRATIONS GÉNÉRALES

Nous abordons une des parties les plus arides de notre travail, celle qui nous a demandé les recherches les plus longues et les observations les plus attentives. Notre pensée a dû revenir et s'arrêter souvent sur un seul point de cette importante question, afin de découvrir la vérité au milieu de toutes les opinions contradictoires qui se présentaient à nous. Nous rencontrions à chaque pas des faits identiques interprétés, d'une façon absolument opposée, par des auteurs qui affirmaient, tour à tour, que seuls ils possédaient la vérité absolue.

Tel savant rapporte toutes les origines des maladies à des troubles nerveux, tel bactériologue, traitant avec dédain la science physiologique, ne voit dans les désordres de l'organisme humain, que l'ouvrage des infiniment petits ; le chimiste, armé de ses réactifs et de ses balances, croit reproduire, dans des tubes et des cornues, les phénomènes vivants qui ne sont, d'après lui, que des combinaisons chimiques dont l'harmonie produit la santé, et dont le désordre cause la maladie ; le chimiste Liebig, avec sa théorie de l'albumine, considère la richesse ou la pauvreté des aliments en azote, comme les facteurs principaux de la santé ou de la maladie, c'est la théorie qui possède la faveur de nos Facultés.

Lahmann, et avec lui un grand nombre de végétariens, se plaçant à un autre point de vue, attribuent toutes les maladies à un excès d'azote et à la pauvreté des aliments en soude et en chaux ; Liebig et les médecins de notre époque croient trouver leurs plus grandes ressources thérapeutiques, dans la médication tonique : viandes saignantes et vins généreux; Lahmann prétend au contraire que la plupart des maladies sont dues à l'alimentation carnée, à l'excès d'azote et il ne voit de salut que dans les aliments herbacés, légumes verts et fruits.

Chaque auteur, armé d'une loupe grossissante, et se plaçant à un point de vue différent, ne considère qu'un seul côté de cette question cependant si complexe.

Pour établir une théorie qui procurera à son auteur un moment de célébrité, on donne à une vérité entrevue des proportions démesurées.

Diriger ses croyances suivant l'intérêt de sa renommée ou de sa fortune, est pour un savant le plus triste des dérèglements de l'esprit.

On peut dire, d'une façon générale, que toutes

les maladies ont leur origine première dans des fautes commises contre les lois naturelles par le malade ou par ses ascendants.

Il n'y a pas de choses indifférentes en hygiène.

La santé est un capital que l'on dépense avec une prodigalité plus ou moins grande, qui amène la faillite, c'est-à-dire la maladie, d'autant plus vite que la fortune est moins considérable et que les dépenses sont plus fortes.

Il faut cependant considérer que si les fautes contre l'hygiène sont une dépense de santé qui peut amener la ruine, l'observation des lois naturelles procure un bénéfice qui doit, dans une certaine limite, contrebalancer les pertes.

Tout le secret de la conservation de la santé réside donc dans la réduction des dépenses et dans l'augmentation des profits. Etudions d'abord les dépenses.

La maladie a des causes innombrables dont nous allons examiner les plus importantes.

Le surmenage intellectuel et l'insuffisance du travail corporel ; la trop longue ou la trop courte durée du sommeil ; les habitations malsaines, mal aérées : privation d'air et de soleil ; les vêtements qui entravent la circulation du sang, comme le corset et les jarretières, ceux qui amènent l'amollissement par la trop grande quantité de chaleur qu'ils accumulent ou par la transpiration qu'ils conservent, comme les vêtements de laine portés sur la peau ; l'absorption de médicaments toxiques, une mauvaise alimentation, telles sont les causes les plus ordinaires des maladies.

Bien qu'une pareille étude sorte un peu du cadre que nous nous étions tracé, nous croyons utile de présenter quelques considérations pratiques sur ses divers sujets.

Surmenage intellectuel et insuffisance des exercices corporels

Autrefois, les enfants ne commençaient à étudier que vers l'âge de 6 à 7 ans. Aujourd'hui, il n'est pas rare de voir des bébés de 4 à 5 ans sachant lire et écrire. Heureux encore ceux qui ne sont pas condamnés, dès cet âge si tendre, à parler anglais avec une bonne, et allemand avec une autre. Le résultat de ce développement trop rapide des facultés intellectuelles, de ce travail exagéré que l'on impose à des cerveaux en formation, est trop souvent la cause d'un détraquement complet de l'organisme tout entier. Le cerveau, qui n'a pas la force de supporter la tension trop grande et trop prolongée qu'on lui impose, se développe d'une façon anormale; trop excité, il trouble le fonctionnement des autres centres nerveux, et produit des désordres plus ou moins profonds dans les phénomènes de la nutrition. On obtient ainsi des petits êtres chétifs, malingres, aux yeux brillants, dont l'intelligence trop précoce fait la gloire et le bonheur des mamans, jusqu'au jour où une méningite vient les enlever à leur imprévoyante affection. « Le pauvre bébé était trop intelligent, il avait trop d'esprit : il ne pouvait pas vivre ! »

Un aussi tragique dénouement est heureusement assez rare, nous devons le reconnaître; mais le surmenage intellectuel imposé aux enfants en bas âge, peut être l'origine de maladies diverses et surtout une des causes de cet état de nervosisme qui afflige une si grande partie de la population, spécialement dans la classe riche. D'ailleurs, aucun avantage réel ne vient compenser les graves inconvénients hygiéniques que nous venons de signaler. En effet, l'expérience prouve que l'enfant qui ne commence à étudier que vers l'âge de 6 à 7 ans, est, à intelligence égale, tout aussi avancé, après quelques années, que celui qui étudie depuis l'âge de 3 à 4 ans.

Jusqu'à l'âge de 6 ans, le développement des forces physiques et l'endurcissement de l'enfant, doivent être la chose principale, et les études que l'on peut commencer à partir de 5 ans, ne doivent être considérées que comme une distraction, un repos des exercices corporels.

Peu à peu on réduira le temps passé aux amusements, qui seront, autant que possible, des exercices physiques, et on augmentera celui des études. Mais si l'on veut conserver la santé, on devra, à toutes les époques de la vie, réserver quelques heures de la journée aux exercices corporels.

Les examens qui attendent plus tard le jeune

homme qui se destine à certaines carrières peuvent devenir, suivant la manière dont ils sont préparés, une cause de surmenage qui aura des effets d'autant plus déplorables que les autres règles hygiéniques concernant le sommeil, l'alimentation, etc., seront plus ou moins observées. L'étudiant qui passe une partie des nuits dans des brasseries, jetant chaque jour un nouveau défi à l'hygiène par ses excès de boisson, de tabac, par sa passion du jeu et par d'autres folies, est obligé, lorsque les examens approchent, de remplacer l'excès des plaisirs, par l'excès de travail. La santé la plus florissante ne peut résister longtemps à une vie aussi déplorable. Les candidats à la neurasthénie sont nombreux parmi les élèves de nos Facultés.

Plus rares sont les étudiants dont l'excès de travail intellectuel est la cause unique des maladies qu'ils ont à supporter.

Cependant, parmi les élèves ecclésiastiques et surtout dans les Grands Séminaires, on trouve un nombre vraiment inquiétant de surmenés. Cela est dû, à notre avis, à quatre causes principales : 1° mauvaise alimentation, c'est-à-dire alimentation trop carnée ; 2° excès de travail intellectuel ; 3° uniformité des règlements qui s'appliquent indistinctement à tous les sujets, sans que l'on puisse tenir compte des tempéraments ; 4° insuffisance des exercices corporels. C'est surtout sur ce dernier point que nous croyons utile d'appeler la sérieuse attention des Directeurs de Grands Séminaires et de tous les chefs d'Institutions. Par des exercices corporels convenables, on peut faire produire au cerveau un labeur beaucoup plus grand, tout en maintenant les différentes parties de l'organisme dans un état d'équilibre et de fonctionnement normaux.

Rien n'est plus triste que la vie de ces étudiants, dont la neurasthénie vient interrompre les études. Un repos prolongé peut bien leur rendre la santé, mais dès qu'ils se remettent au travail, ils voient réapparaître tous les symptômes de leur triste maladie : souffrances physiques, idées tristes qui vont parfois jusqu'à la désespérance.

Dans bien des cas, cependant, une guérison définitive permettrait la continuation des études si, au lieu de recourir aux drogues dangereuses et inefficaces de la polypharmacie, on demandait quelque secours à l'hygiène naturelle, surtout en ce qui regarde l'alimentation.

Les études sont finies, le jeune homme va commencer ses premières armes, dans cette lutte pour la vie qui est si ardente à notre époque. Bien des personnes y trouveront une nouvelle cause de surmenage intellectuel, qui aura sur la santé une influence plus ou moins mauvaise, suivant la force de résistance du sujet et surtout suivant la manière dont il observera les lois de l'hygiène naturelle.

Les écrivains, les journalistes qui passent une partie des nuits à écrire, les professeurs dont les heures de classe sont exagérées, l'avocat et l'avoué qui dirigent dix affaires à la fois, et les médecins qui donnent cinquante consultations chaque jour ; le financier qui joue sa fortune sur un coup de Bourse, le commerçant poursuivi par le souci des échéances pénibles ou de la concurrence qui le ruine ; tous, sans exception, ont le cerveau dans un état d'activité qu'un sommeil troublé vient à peine interrompre ; les nerfs sont constamment tendus à l'excès, surexcités. Si, à ces causes de ruine de la santé, viennent s'ajouter des fautes contre l'hygiène, si, fils de surmenés, on a eu le triste héritage d'un système nerveux affaibli, instable, toute la force de résistance sera bientôt épuisée, et la maladie sous des formes variables, viendra affirmer qu'on ne viole jamais en vain les lois qui doivent régler notre existence.

Nous venons de voir le mal, mais quel est le remède ? Si nous indiquions d'abord la suppression de la cause principale, le surmenage, avocats, médecins, professeurs, journalistes et commerçants nous feraient remarquer avec raison, que la loi inexorable de la lutte pour la vie est un empêchement absolu à toute réforme de ce genre.

En dehors de l'hygiène alimentaire dont nous parlerons plus loin, nous pouvons, lorsqu'il en est encore temps, par un procédé bien simple, augmenter dans de notables proportions la force de résistance aux influences morbides qui sont l'inévitable accompagnement de certaines positions sociales.

Ce remède héroïque ne se trouve pas dans l'officine du pharmacien, c'est tout simplement le travail corporel.

Il n'y aurait plus de surmenage intellectuel si on savait régler sa vie de telle sorte que toutes les parties de l'organisme aient à fournir un travail proportionnel. Si dans une machine on ne laissait fonctionner qu'un seul organe, en laissant au repos toutes les autres parties, elle serait bientôt hors d'usage; il en est de même de notre corps.

Mais quel travail, quel exercice physique doit-on choisir ? Le meilleur travail corporel pour les ouvriers de la pensée est celui qui demande le moins de tension à l'esprit.

Nous connaissons un professeur qui, depuis plus de cinquante ans, fournit un labeur intellectuel qui ruinerait en quelques années la santé la plus florissante. Son système nerveux n'a jamais subi le moindre dérangement, ses digestions sont parfaites, aucune névrose n'a jamais pu l'atteindre. Ses collègues admirent et envient cette puissance extraordinaire de travail, mais ils n'ont pas découvert d'où provient cette résistance particulière à des causes morbides auxquelles les professeurs, en général, résistent si difficilement.

Non loin de son cabinet de travail se trouve un petit atelier de menuiserie, et c'est là, en rabotant des planches, que ce professeur vient depuis 50 ans, se reposer de ses travaux intellectuels. Mathématicien éminent, il a écrit des ouvrages d'une grande valeur scientifique ; ébéniste habile, il produit des travaux de menuiserie qui, dans les anciennes corporations ouvrières, l'auraient fait nommer par acclamation « maître-ouvrier ».

Tous les exercices corporels sont bons pour empêcher une trop grande excitation du système nerveux et pour régulariser toutes les fonctions vitales: digestion, circulation du sang, etc. Le jardinage pour les villageois, l'escrime pour les citadins, sont des pratiques très recommandables ; la bicyclette est un excellent exercice qui met en jeu les muscles de l'organisme tout entier. Nous recommandons, bien entendu, l'usage raisonnable de la bicyclette, et non les exercices de vitesse qui sont dangereux, surtout au point de vue du cœur. L'escrime fortifie les muscles des membres, la natation demande de puissants efforts des bras et des jambes et une respiration large et profonde ; le canotage met tous les muscles en travail, il a une valeur hygiénique toute particulière, à la condition d'en user progressivement et sans arriver à la fatigue ; l'équitation donne de l'activité aux muscles des membres inférieurs et du tronc ; mais de tous les exercices hygiéniques, la gymnastique doit être placée au premier rang. Nous ne parlons pas, assurément, de cette gymnastique acrobatique qui est de mode dans nos lycées et par laquelle on ne développe, et encore d'une façon anormale, que les muscles des bras et des jambes. La gymnastique telle qu'elle est pratiquée dans la plupart de nos écoles fait des acrobates qui peuvent figurer avec honneur dans les concours, mais son influence hygiénique est médiocre.

Une réforme dans un sens opposé aux procédés actuels s'impose absolument, si l'on veut obtenir par les exercices de gymnastique, une race robuste, vigoureuse, à système nerveux résistant, dont toutes les parties du corps seront développées, suivant la nature, dans d'harmonieuses proportions.

Le cadre de cet ouvrage ne nous permet pas de nous étendre davantage sur cette question. Nous renvoyons nos lecteurs aux publications du Dr Lagrange (1).

Les promenades, les excursions ont-elles une action hygiénique aussi bonne que les travaux corporels, la gymnastique, etc.? Sans doute, mais il faut encore savoir se promener. Parcourir 10 kilomètres sur une route, l'esprit absorbé par ses préoccupations habituelles, ne procure à l'organisme qu'un bien très relatif, le corps travaille, mais l'esprit ne se repose pas. Pour qu'une promenade soit réellement bienfaisante, elle doit avoir un but intéressant qui ne donne aucune tension à l'esprit, par exemple : ramasser des champignons, des salades, cueillir des fleurs, faire de la photographie, etc.

(1) Dr Lagrange. — *La médication par l'exercice*, 1 vol. 12 fr.
    —   *L'exercice chez les enfants*, 1 vol. 4 fr.
    —   *L'exercice chez les adultes*, 1 vol. 4 fr.
Chez Félix Alcan, 108, Boulevard St-Germain, Paris.

Les jeux de boules, de paume, de barre, et d'une façon générale les jeux qui mettent en mouvement toutes les parties du corps, sont bien supérieurs, au point de vue hygiénique, aux graves promenades de nos écoliers, qui devraient être rigoureusement interdites pendant les récréations.

L'hydrothérapie froide peut-elle remplacer les exercices corporels ? Sans aucune hésitation, nous répondons négativement. L'expérience, seul guide qui ne trompe jamais, nous a montré que l'hydrothérapie froide, qui procure à la plupart des nerveux un apaisement si salutaire, a, dans certaines névroses, une action excitante déplorable. Afin de rester dans la vérité, gardons-nous de tout esprit de système trop exclusif. L'hydrothérapie, chez les nerveux qui peuvent la supporter, est une médication supérieure à toutes les autres, mais elle ne peut cependant se substituer entièrement, au point de vue hygiénique, aux exercices physiques.

Si, dès le plus jeune âge, on a habitué l'enfant à occuper ses récréations par de petits travaux corporels, par l'escrime ou la gymnastique suédoise, on pourra exiger de lui, plus tard, sans aucune fatigue pour la santé, une somme de travail intellectuel beaucoup plus grande.

L'adulte et surtout l'adulte malade, qui n'a pas l'habitude des exercices physiques, devra procéder dans les débuts, avec une sage modération. Un entraînement progressif de quelques mois est toujours nécessaire pour redonner aux muscles l'élasticité et la résistance que réclament les travaux corporels.

Du Sommeil

La plus ou moins grande durée du sommeil n'est pas sans importance pour la santé.

Dans la recherche des causes des maladies, on a plus souvent, comme pour l'alimentation, à incriminer l'excès que l'insuffisance de sommeil.

Les fameux trois-huit qui font l'objet des revendications ouvrières trouvent ici une sage application. Huit heures de sommeil sont pour les adultes en bonne santé un maximum qu'on ne doit pas dépasser. L'école de Salerne était plus sévère que nous, et son « septem horas » était une règle à laquelle elle voulait astreindre enfants, adultes et vieillards.

Nous estimons que la réglementation du sommeil ne peut pas être aussi uniforme et qu'elle doit tenir compte de l'âge et de l'état de la santé.

L'enfant qui vient de naître continue, pour ainsi dire, suivant l'expression d'Hufeland, pendant les 4 ou 5 premiers mois, son incubation utérine. *Jusqu'à 6 mois, on doit laisser dormir les enfants autant qu'ils le veulent*, sans avoir un trop grand souci au sujet de la régularité des heures de sommeil et des heures de veille.

Certains enfants dorment très peu, on doit

rechercher avec soin et faire disparaître les causes de l'insomnie, qui est toujours préjudiciable au développement normal de l'organisme.

Le mauvais état des organes digestifs, une inflammation de la peau provenant d'un défaut de propreté, le malaise causé par des langes souillés, des piqûres d'épingles, l'excès ou l'insuffisance des couvertures, sont les causes les plus ordinaires de l'insomnie chez les enfants. On peut y ajouter encore l'excitation et l'échauffement produits par le lait d'une nourrice qui abuse des viandes, du café des îles et du vin. — A plus forte raison, ces boissons et ces aliments absorbés directement par l'enfant, même à des doses minimes, sont une cause d'insomnie, plus commune qu'on ne croit, surtout à la campagne.

Les moyens artificiels pour provoquer le sommeil ne sont pas tous conformes à l'hygiène. On doit condamner énergiquement l'usage de toutes les drogues pharmaceutiques données dans ce but. Les narcotiques, tels que les infusions de pavots employées par certaines nourrices, peuvent empoisonner les enfants et sont tout au moins l'origine première de graves désordres dans les fonctions nerveuses et la nutrition. Bien des mères ne peuvent endormir leurs enfants qu'en les promenant ou en les berçant sur les bras. C'est là une servitude tout à fait inutile. Nous porterons le même jugement sur la détestable pratique du berçage. « L'enfant, par le berçage, est-il content ou est-il dompté ? » se demande Fonssagrives. Certaines nourrices, surtout dans les campagnes, soumettent les berceaux à un balancement qui donnerait le mal de mer à un robuste marin. Les chants monotones, à syllabes traînantes : « *Fais dodo, mon petit frère* » sont assurément un des meilleurs moyens pour endormir les enfants. « L'habitude de certaines caresses, dit Fonssagrives, du contact chaud de la main maternelle sur la joue ou sur la tête, est une incitation au sommeil qui est douce, si l'on en juge par les exigences qu'elle crée ». C'est en tout cas une servitude de laquelle on peut dire : « La seule habitude qu'on doit laisser prendre à l'enfant est de n'en contracter aucune.» *Emile*, livre I.

A partir de l'âge de 6 mois, on commencera à régulariser les heures de sommeil de l'enfant, en réduisant peu à peu la durée du sommeil diurne, mais en ayant soin d'observer une grande régularité dans les heures du coucher.

A l'âge de 3 ans, l'enfant ne dormira plus dans la journée, mais on continuera à le coucher de bonne heure, vers 6 ou 7 heures, et on ne le lèvera qu'entre 8 et 9 heures du matin. Cependant, pendant les fortes chaleurs de l'été, l'enfant pourra dormir une heure ou deux dans la journée, s'il en éprouve le besoin.

A partir de 5 à 6 ans, l'enfant peut se coucher l'hiver entre 7 et 8 heures du soir, l'été entre 8 et 9 heures. Il n'est pas de meilleure habitude à lui donner, que celle d'un lever matinal. L'hiver, il se lèvera entre 6 et 7 heures du matin, l'été, entre 5 et 6 heures. Cette excellente habitude prise dès l'enfance, se conservera généralement toute la vie, et plus tard le jeune homme ne voudra pas perdre, par la prolongation d'un demi-sommeil qui n'est que de la paresse, les plus belles heures de la journée. La meilleure règle pour le sommeil est donc celle-ci : « *Se coucher tôt, se lever de bonne heure* ». Nous ajouterons que pour avoir un sommeil profond et vraiment réparateur, il est nécessaire que le repas du soir soit très léger.

Certaines personnes conservent toute la nuit de la lumière dans leur chambre. C'est là une regrettable habitude. L'obscurité de la nuit est faite pour favoriser le sommeil. Nous ne serions pas étonné que la vue ait, avec le temps, à souffrir de l'action de la lumière pendant la nuit. La découverte des rayons Rœtgen ne peut que confirmer cette opinion. D'ailleurs il est facile de se convaincre par une expérience, que l'épaisseur des paupières ne suffit pas pour arrêter entièrement les rayons lumineux d'une simple lampe ; les yeux n'ont donc pas un repos complet dans une chambre éclairée.

Une trop longue durée du sommeil est une cause d'amollissement de tout le système nerveux. Celui qui dort 12 à 14 heures chaque jour, est généralement incapable de produire un travail sérieux, le sommeil appelle le sommeil. De plus, le sommeil trop prolongé amène avec le temps l'affaiblissement progressif des muscles, très souvent une perte complète de l'appétit, et toujours un ralentissement plus ou moins grave de toutes les fonctions organiques. L'obésité, la bouffissure, l'atonie, les pesanteurs de tête, l'émoussement des facultés sensorielles et morales, la paresse, la morosité, sont les conséquences les plus ordinaires de l'excès habituel du sommeil.

On ne peut résister longtemps à une privation complète de sommeil. La nature a des droits au repos qu'elle sait exiger impérieusement. Par l'habitude, certaines personnes peuvent arriver à ne dormir que 4 à 5 heures chaque nuit; mais on ne peut réduire davantage la durée du sommeil sans exposer la santé à de graves dommages. Il faut tenir compte, d'ailleurs, pour la durée du sommeil, des fatigues supportées dans la journée. Une dépense exagérée de force exige naturellement un repos plus long. Le sommeil est d'autant plus profond que les travaux de la veille ont amené une dépense plus grande de forces. On admire la tranquillité d'âme d'Alexandre, de Pompée, de Napoléon, dormant profondément la veille d'une bataille; il est à présumer que ce sommeil paisible était dû aux fatigues causées par les préparatifs du combat plutôt qu'à la quiétude de l'esprit. N'a-t-on pas vu, pendant la campagne de 1870, des soldats se livrer au sommeil dans la boue, dans la neige, et cela à proximité de l'ennemi.

Tirons de ces faits un précieux enseignement. *L'inactivité corporelle pendant la journée est très souvent cause de l'insomnie ; le premier remède à essayer contre le manque de sommeil se trouve donc dans les exercices physiques.*

Des Habitations
et des dangers de l'air confiné.

D'après des statistiques sérieusement établies, la phtisie, pour ne citer qu'une maladie, est deux fois plus fréquente dans les professions qui s'exercent dans un air confiné que dans celles qui se pratiquent à l'air libre. On peut juger par ce fait de l'importance de la question que nous allons étudier.

De tous les éléments, l'air pur est le plus important pour l'entretien de la vie et de la santé. C'est l'oxygène de l'air qui entretient la flamme des combustions organiques, c'est-à-dire la vie, c'est l'oxygène qui brûle les éléments malsains, qui élimine le carbone sous forme d'acide carbonique, c'est par l'oxygène que notre sang se régénère à chaque aspiration. Mais pour que l'air conserve toutes ses propriétés vivifiantes, il faut d'abord qu'il ne renferme qu'une proportion très minime d'éléments étrangers, gaz ou poussière, que l'oxygène s'y trouve dans une proportion normale et qu'il ne soit pas surchargé d'humidité.

L'habitation doit donc remplir des conditions hygiéniques permettant d'expulser facilement l'air devenu impropre à la respiration, et de renouveler la provision d'air pur.

Cette aération des appartements ne présente aucune difficulté à la campagne, où le peu de densité de la population et l'abondance de la végétation conservent à l'air extérieur une pureté parfaite. Il n'en est pas de même dans la plupart des villes et surtout dans certains quartiers ouvriers, aux ruelles étroites, sombres, humides, où l'air extérieur empoisonné par les miasmes que dégage la stagnation des eaux ménagères, ne vaut guère plus que celui des appartements. Aussi toutes les épidémies visitent d'une façon particulière ces quartiers insalubres. Lors de l'épidémie de 1832, à Paris, sur 954 garnis dans lesquels étaient entassés des journaliers, des balayeurs, des chiffonniers, des ramoneurs et des maçons, 499, plus de la moitié, ont été fouillés par le choléra. (1)

Baudelocque a démontré, par des faits nombreux, que le développement des écrouelles survient presque toujours après un séjour, plus ou moins prolongé, dans un air qui n'est pas suffisamment renouvelé. Richerand a constaté que les scrofuleux reçus à l'hôpital St-Louis, proviennent presque tous des quartiers de Paris où les ouvriers vivent entassés dans des logements étroits. D'après Lombard, les professions sédentaires, qui s'exercent dans des locaux étroits et fermés, sont une cause fréquente de phtisie, tandis qu'un air pur et fréquemment renouvelé en préserve.

Remarquons encore avec quelle facilité la

(1) Lévy. — *Traité d'hygiène public et privé.*

fièvre typhoïde prend naissance dans les casernes, où les chambrées sont trop petites relativement au nombre de soldats qui y couchent.

Les enfants ressentent encore plus vivement que les grandes personnes l'influence nocive de l'air confiné. Les fièvres éruptives, ophtalmie purulente, muguet, croup, angine couenneuse, coqueluche, etc., etc., prennent naissance dans la plupart des cas, dans les appartements mal aérés, où des parents trop ignorants des choses de l'hygiène ont l'habitude de reléguer le berceau de leurs enfants. Villermé a constaté que les enfants périssent en bien plus grand nombre dans les quartiers étroits dont les maisons sont d'une aération difficile, que dans les quartiers aux rues larges, aux boulevards plantés d'arbres où les maisons, dont les appartements, bien éclairés, sont séparés par des couloirs spacieux, et peuvent renouveler leur provision d'air par de nombreuses ouvertures.

Quelle que soit la perfection des moyens d'aération des appartements, l'air qu'on y respire est loin d'avoir l'action bienfaisante de l'air libre, c'est pour cela que suivant l'expression d'Hufeland, il faut dès le plus jeune âge faire prendre chaque jour aux enfants un bain d'air vivifiant.

Donné affirme avec raison « que les personnes les plus convaincues de l'utilité de mettre les enfants à l'air, qui apportent le plus de soins et de régularité à cette partie de leur hygiène, n'en font pas encore assez, et qu'il est très peu de mères qui fassent sortir leurs enfants autant qu'il le faudrait pour leur constituer une organisation vigoureuse et une santé robuste. » Dans *Conseils aux Mères*, le même auteur donne sur les promenades des enfants, des indications qui montrent une grande expérience et la connaissance approfondie des besoins de l'organisme. Nous croyons rendre service aux mères en les résumant.

Dès l'âge de 8 à 15 jours, il convient d'envoyer les enfants à la promenade au plus beau moment de la journée, et quand ils seront familiarisés avec l'impression de l'air, ils devront passer dehors plusieurs heures, protégés contre l'action directe et prolongée du soleil, sans être entièrement privés de ses rayons : mieux leur vaut le hâle que la pâleur morbide des enfants qu'on environne d'un excès de soins ; s'ils sont enveloppés convenablement et qu'on leur imprime de temps en temps quelques mouvements, l'air vif et même un peu froid ne leur nuit point. Il faut se rappeler toutefois que les nouveaux-nés, même bien vêtus, perdent promptement leur chaleur ; ils se laissent pénétrer par le froid sans en témoigner aucune souffrance ; ce n'est que vers dix-huit mois à deux ans et même plus tard qu'ils s'en plaignent avec des pleurs ; aussi, par une température trop rigoureuse, on s'abstiendra de les produire à l'air, quelque épais que soit leur habillement. Une fois en état de s'agiter par l'exercice spontané, ils auront moins à redouter le froid, et si on les pousse un peu à le supporter, ils ne manqueront point de s'aguerrir promptement contre les intempéries hivernales. « Il ne s'agit pas de faire respirer l'air extérieur à l'enfant dans les rues d'une grande ville, de le faire passer de sa chambre dans un salon de visites ou dans une boutique, de lui faire faire une course en voiture, mais de le laisser jouer au grand air. » C'est dans les espaces dégagés, dans les promenades étendues et bien situées qu'il faut exposer l'enfant à l'air : au fort de l'été il doit rester dehors à peu près toute la journée ; au printemps et à l'automne, pas moins de 4 à 5 heures, à partir de midi ; en hiver, après midi, pendant les quelques heures que le soleil reste sur l'horizon.

L'influence heureuse de l'air extérieur sur les convalescents est bien connue. Chaque promenade, qui est un véritable bain d'air libre, redonne au convalescent une partie de son ancienne vigueur.

Dans la vie ordinaire, les exigences sociales font souvent de la vie sédentaire une obligation à laquelle il est parfois difficile de se soustraire. Les ouvriers des usines et des manufactures, les employés des grands magasins, les bureaucrates, sont condamnés à une vie contre-nature, qui a sur la santé une influence nocive, qui varie d'intensité suivant le genre de travail, l'exposition et la ventilation plus ou moins parfaite des locaux. Des règlements de police devraient imposer dans toutes les usines un cubage minimum d'air par ouvrier et une ventilation permettant l'entrée régulière de l'air pur et l'expulsion des poussières, de l'excès d'humidité et des gaz.

L'air confiné ayant sur des adultes une action nocive grave, on doit juger combien les enfants, qui respirent dans les écoles un air plus ou moins vicié, doivent en souffrir davantage. Qui n'a pas constaté l'odeur fade, nauséeuse de certaines classes, et surtout de certaines salles d'asile où sont entassés un grand nombre d'enfants dans un espace tout à fait insuffisant. Il serait pourtant bien facile, surtout dans les villages, de procurer aux écoliers l'air pur dont ils ont un si grand besoin.

Pour arriver à ce but, plusieurs moyens peuvent être employés :

1° Les fenêtres, toujours très grandes- et atteignant jusqu'au plafond, se termineront à leur partie supérieure par un vasistas, s'ouvrant par le haut, de façon à ce qu'on puisse laisser à l'air un passage plus ou moins grand, suivant les nécessités, sans que les enfants soient exposés à ressentir les effets dangereux d'un courant d'air froid. En Bavière, toutes les fenêtres des écoles et des maisons particulières sont munies de vasistas établis comme nous venons de l'indiquer.

2° S'il n'est pas possible d'établir ces vasistas, on pourra remplacer un carreau de la partie supérieure de chacune des fenêtres par une partie mobile, ou par un petit ventilateur, comme on en voit dans beaucoup d'établissements publics.

3° En l'absence de ces moyens, il ne reste plus qu'à renouveler la provision d'air en ouvrant les portes et les fenêtres pendant les récréations. Cette ventilation doit s'effectuer au moins toutes les 2 heures pendant 10 à 15 minutes. Même dans les classes et les dortoirs où il existe un système particulier d'aération qui ne peut changer que la *masse d'air libre oscillante*, il est indispensable d'aérer plus grandement matin et soir pendant un temps assez long, au moins une heure chaque fois, afin de rendre possible le renouvellement de l'air adhérant aux murs, aux meubles, aux tentures, etc.. Les vêtements et surtout les effets de couchage doivent chaque jour être exposés à l'air libre pendant une heure ou deux.

Il est utile de connaître approximativement la quantité de mètres cubes d'air pur nécessaire à une personne pour un temps déterminé. Cette fixation devrait varier, s'il était possible d'apprécier exactement chaque chose, suivant la régularité et le degré de ventilation des appartements et l'âge des personnes qui les habitent.

Le conseil de salubrité a adopté pour les casernes le chiffre de 20 mètres cubes d'air par homme et par nuit. Nous trouvons cette proportion tout à fait insuffisante.. Nous estimons que l'hygiène exige par heure et par personne un cube d'air d'environ 6 mètres, du moins dans les chambres à coucher, dont la ventilation pendant la nuit ne se fait pas, ou ne se fait que d'une manière insuffisante. Ce chiffre que nous indiquons, est basé sur des données scientifiques qui ne peuvent trouver leur place dans cet ouvrage.

Signalons les dangers que présente la mauvaise installation des fosses d'aisances, causes fréquentes de terribles maladies.

Le tout à l'égout, avec les appareils de différents genres qui empêchent l'échappement des gaz, et le lavage abondant, le draînage des cuvettes et des tuyaux, ont tranché cette question dans un grand nombre de villes.

Dans les campagnes où l'espace ne manque pas, les fosses d'aisances devraient toujours être placées en dehors des habitations et cimentées avec soin.

En terminant, nous rappelons que les tentures, les rideaux, surtout dans les chambres à coucher, sont très contraires à l'hygiène. Ce sont de véritables accumulateurs de poussières et de germes malsains, de plus, ils apportent un obstacle à la libre circulation de l'air et à l'action régénératrice de la lumière. Tout organisme vivant est en souffrance là où le soleil ne pénètre pas. Les rayons solaires n'ont pas seulement une action vivifiante que tout le monde leur reconnaît, mais ils ont encore sur les germes malsains une puissance destructive bien supérieure à celle des antiseptiques les plus renommés.

On a trop oublié de nos jours que l'atmosphère est le champ de la vie et que l'habitation ne doit servir qu'à abriter l'homme périodiquement et passagèrement. S'il s'y cantonne à poste fixe, il altère les conditions essentielles de la vie organique.

De l'Habillement

Cette étude demanderait, pour être traitée d'une façon complète, des développements qui ne peuvent trouver leur place ici. Nous devons nous contenter d'exposer brièvement cette question, au seul point de vue des causes et de l'origine des maladies.

« L'homme est avide de liberté, dit Fonssagrives, et il est livré dès le berceau à mille servitudes ; celle du maillot serré, n'est ni la moins étroite, ni la moins rude. » Montaigne soutient, que : « les liaisons et emmaillottements des enfants ne sont pas nécessaires ; » Locke s'est élevé avec force contre ce vêtement de la première enfance, mais on continue et on continuera toujours à emmailloter les enfants. D'ailleurs, cette coutume a pour elle l'ancienneté. Une peinture de Pompéi, représente une actrice tenant dans ses bras un enfant enveloppé, bras compris, dans les circulaires serrées d'une bandelette de laine, qui le transforme en une sorte de momie (1).

Si on a dit beaucoup de mal du maillot, quelques auteurs en ont écrit beaucoup de bien. La sagesse, dans cette question, réside

(1) Fonssagrives, *Entretiens sur l'hygiène.*

encore une fois dans le juste milieu. Un maillot trop serré, a sur l'enfant une action déplorable ; il gêne la circulation, condition si importante pour un développement normal, il rend impossible tous mouvements des membres, qui ne peuvent acquérir ni force, ni souplesse. Mais le maillot ample, qui n'a du maillot que le nom, qui laisse au moins dans la journée toute liberté aux bras, n'a aucun de ces inconvénients. Nous recommanderons, cependant, de rendre à l'enfant la liberté entière de ses mouvements pendant dix à quinze minutes au moins, chaque fois que l'on change ses langes. Rappelons en passant, que l'on ne doit jamais laisser l'enfant dans ses déjections, viendrait-il à se salir, ce qui arrive souvent, cinq minutes après avoir été mis dans des langes propres.

Le maillot serré n'est que la première servitude qui restreint la liberté de l'enfant, dès son arrivée dans ce monde ; les caprices de la mode imposeront plus tard d'autres exigences, tout aussi contraires à l'hygiène.

On devrait, pour le vêtement de l'enfant, ne songer qu'à son bien-être et non exclusivement à la coquetterie, comme on le fait trop souvent. Il faut reconnaître, en effet, que la plupart des mères ont, par ignorance, certainement, un tout autre souci. On est pris de pitié, lorsque dans une promenade publique on considère le bizarre accoutrement de la plupart des enfants. Celui-ci a des bottines du dernier genre, qui tiennent tout le bas de la jambe et le pied emprisonnés comme dans un étau. Chaque soir la maman constate avec désolation que son bébé a les pieds froids et qu'il souffre de la tête, mais il ne lui vient pas un instant à la pensée que ce désordre dans la circulation, a pour cause unique une chaussure trop étroite et trop haute. Celui-là a un chapeau dont les dimensions exagérées et le poids lui fatiguent la tête et l'empêchent de se livrer à aucun ébat, dans la crainte d'en déranger l'équilibre. A-t-on seulement songé que la coiffure de l'enfant doit être faite de telle sorte que l'air puisse se renouveler facilement, afin qu'il ne se produise pas sur la tête une accumulation de chaleur, qui peut devenir l'origine de maux de tête, de chutes de cheveux, etc., etc...

Suivant les exigences de la mode, l'enfant aura le cou et le haut de la poitrine entièrement nus, ce qui ne serait pas un mal, s'il y avait été habitué progressivement, ou on couvrira ces mêmes parties d'une façon si exagérée que rhumes et bronchites trouveront bientôt un terrain tout préparé.

Si nous voulons avoir des enfants robustes, ne les soumettons aux exigences de la mode, que lorsqu'elles sont en parfaite conformité avec les nécessités de l'hygiène, et ne songeons qu'à l'endurcissement.

« Endurcissez vos enfants, dit Montaigne, à la chaleur et au froid, au vent, au soleil et aux hasards qu'il lui faut mépriser ; ôtez-lui toute mollesse et délicatesse au vestir et au coucher, au manger et au boire ; accoutumez-le à tout ; que ce ne soit pas un beau garçon et dameret, mais un garçon vert et vigoureux. Enfant, homme, vieil, j'ai toujours jugé de même. »

Locke, dont tout le système repose sur la doctrine de l'endurcissement, affirme que tout son « Traité de l'éducation physique des enfants, » pourrait se résumer dans cette maxime : *Que les gens de qualité devraient traiter leurs enfants, comme les bons paysans traitent les leurs.*

Ce n'est pas une exagération de prétendre que, très malheureusement, les tendances médicales de notre époque ont une direction bien différente. Le médecin ne dit plus à la mère : « il faut endurcir votre enfant, si vous voulez qu'il soit moins sujet aux rhumes et aux catarrhes », mais il recommande expressément l'emploi de la flanelle, le plus amollissant de tous les vêtements.

« La flanelle, nous dit Fonssagrives, enveloppe une des plus grandes questions de l'hygiène, celle de l'endurcissement. La flanelle et l'eau froide, sont en hygiène, deux termes antagonistes entre lesquels il faut nécessairement faire son choix. *On se préserve* par le premier de ces moyens, on s'aguerrit par le second. ». Fonssagrives tombe dans l'erreur commune aux médecins de son époque, en disant que la *flanelle préserve*, il ajoute, il est vrai, ailleurs : « qu'il n'est pire servitude que celle des précautions. »

Des milliers de faits nous ont montré que non seulement la chemise de flanelle ne préserve pas, mais qu'elle est la cause la plus ordinaire des rhumes et des bronchites.

Nous avons sur ce sujet, une expérience personnelle qui n'a laissé aucun doute dans notre esprit sur l'action funeste de ce vêtement incommode. Nous avons porté la flanelle jusqu'à l'âge de vingt ans; étudiant, nous l'avons mise de côté pour la remplacer par la toile fine qui ne vaut pas davantage au point de vue hygiénique, mais qui est préférable cependant, au point de vue de la propreté. Nous avons, sur les conseils de notre entourage, repris la flanelle vers l'âge de vingt-six ans, pour la quitter d'une façon définitive au commencement de nos études sur les Traitements naturels. Par suite de l'action amollissante de la flanelle, nous étions d'une sensibilité excessive aux variations atmosphériques, et très sujet aux rhumes et aux refroidissements. Cet état maladif a entièrement disparu par l'usage de la grosse toile de lin à tissu peu serré et de l'hydrothérapie froide. Un fait, encore plus décisif, est venu lever toutes nos hésitations provenant d'une longue croyance aux vertus préservatrices de la flanelle.

Une enfant, dont la santé nous était bien précieuse, fut élevée jusqu'à l'âge de trois ans par le système dangereux des grandes précautions. A six mois, un petit rhume étant survenu, la flanelle vint compléter l'arsenal des précautions exagérées dont l'enfant était entourée, et l'eau tiède remplaça l'eau froide que l'on avait employée jusqu'à ce jour pour les soins de propreté. A un an, l'enfant eut une première bronchite, peu grave d'abord. L'année suivante une épidémie de coqueluche sévit dans la région ; notre petite malade fut la première et la plus dangereusement atteinte et la dernière guérie. De tous les enfants atteints de cette maladie, elle fut peut-être la seule qui reçut, avec prodigalité, les soins dévoués, mais bien inexpérimentés, de la médecine. La coqueluche était à peine guérie, qu'une nouvelle bronchite, d'un caractère très alarmant, vint mettre dans un grand danger, la vie de notre malade arrivée au dernier degré de l'affaiblissement.

A cette époque, nous pratiquions, sur nous-même, depuis quelques mois, les applications hydrothérapiques de la Méthode Kneipp. Tous les efforts de la médecine classique n'ayant donné aucun bon résultat ; la teinture d'iode, l'huile de croton, l'ipéca, des fumigations de toutes sortes, etc., etc..., ayant été essayés inutilement, on eut recours, après bien des hésitations, à des lotions froides.

Il y avait chez cette enfant si affaiblie, un tel fonds de vitalité, qui ne demandait pour s'épanouir qu'une hygiène raisonnable, naturelle, que huit jours après la première lotion, renouvelée quotidiennement, tous les râles avaient disparu. La convalescence fut longue, mais ne présenta aucun accident. Au printemps, la flanelle fut enlevée et remplacée par la toile de lin grossière et peu serrée. Depuis cette époque, c'est-à-dire depuis six ans, grâce à la pratique persévérante d'un endurcissement progressif, cette enfant n'a pas eu un seul jour de maladie. Actuellement, elle ne craint ni la chaleur, ni le froid, et quelle que soit l'intempérie des saisons, elle prend par une promenade son bain d'air quotidien.

En faveur de la grosse toile, et contre la laine et la toile fine, nous citerons encore le fait suivant : Nous avons accompli comme officier de réserve, une période de manœuvres de vingt-huit jours. Malgré les ordres donnés aux soldats, nous n'avons pas porté de flanelle, mais nos chemises ordinaires en toile écrue. Or, sur cinq officiers dont se composait la compagnie à laquelle nous appartenions, malgré de brusques variations de la température, chaleur torride, nuits très fraîches, seul nous n'avons pas eu à subir le plus léger refroidissement. L'eau froide, il faut le reconnaître, a certainement concouru, pour une bonne part, à nous procurer cette endurance remarquable aux fatigues et aux variations atmosphériques. En arrivant, le soir, après la manœuvre, au cantonnement, notre premier soin était, avant de changer de linge, de nous faire une abondante lotion totale avec l'eau la plus froide qu'on pouvait nous procurer.

Nous signalons deux arguments très décisifs aux personnes que cette question intéresse à juste titre : *La laine absorbe deux fois plus d'humidité que la toile, mais cette dernière abandonne cette eau par l'évaporation beaucoup plus rapidement que la laine.* C'est par une conséquence de ces propriétés que la laine paraît chaude et que la toile procure une sensation de fraîcheur due, uniquement, à l'évaporation rapide de l'humidité par son contact avec la peau.

De cela, l'hygiène doit conclure que l'usage de la chemise en grosse toile de lin, peu serrée, est seul rationnel, et que le vêtement de laine par dessus la chemise de toile, est indispensable, surtout pendant l'hiver, pour éviter une trop grande déperdition de chaleur.

Par de nombreuses expériences, Rubner a démontré que les fibres végétales absorbaient mieux la sueur que les fibres animales. Des chaussettes en fil de lin se débarrassent très vite, par l'évaporation, de la sueur absorbée et laissent le pied sec ; la chaussette en laine, au contraire, peut accumuler une plus grande quantité de sueur, mais comme l'évaporation se fait très lentement, le pied reste humide. Il en est de même avec la chemise de toile et la chemise de laine. Remarquons encore que la flanelle laisse en grande partie sur le corps, les produits de la sécrétion qui bouchent les pores de la peau, rendent impossible la respiration cutanée, dont le docteur Bayr, dans *Science et Cure d'eau*, a démontré la grande importance au point de vue de l'activité des cellules des terminaisons nerveuses.

La toile en gros fil de lin, et plus particulièrement la toile écrue, possède encore un autre avantage hygiénique que nous devons signaler. Par sa rudesse, elle exerce constamment sur la peau une légère friction, qui rend l'épiderme moins sensible et remplace avantageusement les frictions à la brosse, dont les Anglais apprécient les excellents effets pour obtenir une bonne répartition de chaleur dans tout l'organisme.

Dans toutes les affections cutanées qui s'accompagnent de démangeaisons, la chemise en laine est un obstacle sérieux à la guérison, tandis que la chemise en grosse toile, par sa fraîcheur, son hygrométrie et sa conductibilité, est un facteur très important pour le traitement des maladies de la peau.

En Allemagne, la patrie du célèbre Jæger, le promoteur des chemises de laine, qui a poussé l'exagération jusqu'à recommander l'emploi des bretelles en laine, en Allemagne, disons-nous, une forte réaction s'est produite depuis quelques années, parmi les médecins, contre la funeste doctrine des précautions, en faveur des idées plus justes de l'endurcissement.

Le docteur Stepp, de Ratisbonne, partisan convaincu du « régime laineux », s'est laissé convertir comme nous par son expérience personnelle.

Il a publié le récit de sa conversion, que nos lecteurs liront avec intérêt et que nous soumettons aux réflexions du corps médical français :

« Vous savez que de tout temps, nous dit le Docteur Stepp, je jouissais d'une excellente santé et que, dans ma chemise de toile, j'étais aguerri contre toutes les intempéries de l'atmosphère. Vous demandez pourquoi, malgré cela, j'ai passé dans le camp de la laine : c'est une énigme pour vous. En voici l'explication. Je rentrais souvent chez moi tout en nage, pour me remettre aussitôt en voiture, parce que ma clientèle s'augmentait sans cesse. La sensation peu agréable de l'abaissement rapide de la température du corps et le souci de ma santé attirèrent mon attention sur la laine ; car on sait que les tissus de laine sont mauvais conducteurs du calorique, qu'ils sont susceptibles de retenir une grande quantité d'humidité et qu'ils empêchent la sueur de se refroidir à la périphérie du corps. Malheureusement, je ne pris pas en considération que la peau est l'organe le plus intéressé dans cette question. Voilà comment, rien que pour éviter les refroidissements et pour garantir ma chère personne, je suis arrivé théoriquement à essayer pratiquement le vêtement de laine. Il est naturel dès lors, que j'aie adopté la chemise Jæger, et que j'y aie ajouté la redingote en tricot et les bretelles en laine du même système, puisque ces tissus semblent être de qualité irréprochable. Je me rappelle très bien les lamentations de ma chère femme, qui ne pouvait se résoudre à serrer mes chemises blanches, si belles et si propres, pour faire place à cet habillement malpropre, comme elle disait.

« Quelles sont les observations que je fis sur ma personne? Au commencement j'éprouvai une certaine sensation de chaleur, même une sensation de bien-être. Mais cela ne dura pas. Après six semaines, je fus pris d'un violent rhumatisme au bras droit, qui, en considération de la laine, m'attira la raillerie de bien des gens. Je persévérai néanmoins dans la laine. Peu à peu d'autres symptômes défavorables se firent jour ; entre autres choses, la sensation de chaleur disparut lentement, je fus sujet au frissonnement à chaque coup de vent.; la transpiration, que j'avais voulu éviter, augmenta rapidement ; la sensibilité au froid devint plus forte que jamais, si bien que le catarrhe ne me quittait plus.

« Malgré toutes les peines que je me donnais pour chercher partout ailleurs la cause de tous ces indices désagréables, mon doute prit fin, au moment où je fus atteint par une maladie mortelle.

« C'était par une belle journée d'octobre : je rentrais d'une tournée à 9 heures du matin, portant une chemise de laine et une redingote de laine. Tout en étant un peu en moiteur, je pris, pour visiter d'autres malades, mon coupé, dont la fenêtre, du côté opposé à celui où j'étais assis, était ouverte ; je sentis un petit frisson et je fermai la fenêtre. Après midi, j'éprouvais un point au côté droit, le soir j'avais une fièvre ardente et le lendemain matin une grave fluxion du poumon droit était évidente. Une pleurésie s'y ajouta et me mit à deux doigts de ma perte. Je fis une maladie de trois mois. J'en revins, mais j'avais eu l'occasion de faire ample connaissance avec toutes les bonnes qualités de la laine, avec les *garanties que présentent les tissus de laine.*

« La peau, comme enveloppe générale du corps, est destinée à entrer en relation avec tout ce qui l'entoure : elle garantit l'organisme contre les intempéries extérieures, elle est l'organe de l'exhalation, elle donne issue à la chaleur superflue produite par le changement de substance, elle règle, par une transpiration plus ou moins abondante, la température du corps, tandis qu'en même temps sa souplesse se maintient à l'aide de la sécrétion des matières sébacées. C'est la peau qui, en se rétrécissant par suite d'un changement subit de température, (chair de poule) garantit contre les refroidissements. Quel rôle important que celui de la peau au point de vue du maintien de la santé ! Comment cet organe si important est-il soutenu et stimulé dans ses fonctions ?

« On dit vulgairement qu'un tel n'est pas dans une jolie peau, pour exprimer un état maladif, et par le contraire on désigne un homme robuste. Or, pour avoir une bonne peau, il faut lui donner les soins voulus ; à cet effet, elle doit être maintenue propre, recevoir souvent des lotions fraîches et des bains. Il importe en particulier, qu'on ne la couvre que de tissus qui soient bons conducteurs du calorique. Par là, d'une part, elle ne se ramollit pas trop, elle est obligée de travailler, ne perd pas son élasticité (faculté de se rétrécir et de s'étendre) ; d'autre part, la sueur absorbée par les susdits tissus est promptement transmise aux vêtements de dessus, qui doivent être mauvais conducteurs du calorique, si bien que la surface d'évaporation est transférée de la peau à l'extérieur.

« C'est donc une fatale erreur de confondre l'idée de *chaud* avec celle de *salutaire*, pour se figurer qu'on peut se préserver du refroidissement en se tenant chaud. Ce qui est chaud n'est pas toujours salutaire; au contraire, la chambre surchauffée est directement malsaine et ramollit le corps autant que le fait un vêtement trop chaud. Ce qu'il y a de plus mauvais pour la peau, c'est la chemise de laine, parce qu'elle ramollit et rend incapable de résister aux variations de température. »

L'ampleur de la chemise et de tous les vêtements, est le moyen le plus favorable à la santé pour diminuer la perte de chaleur, par l'air chaud renfermé dans les plis. Une chemise étroite est bien moins chaude qu'une chemise large. Cette question de la largeur des vêtements nous amène à parler du corset à baleine, qui mérite par ses défauts, une large place dans l'étude des causes des maladies.

Le professeur d'anatomie Huystl n'a pas craint de proclamer hautement que sur cent femmes, quatre-vingt-dix souffrent de l'usage du corset. Un médecin de Paris, le Docteur Lyon, a fait une thèse des plus documentées sur les ravages exercés par ce qu'il appelle *la maladie du corset*. Les déformations du thorax, de la colonne vertébrale, le mal de Pott, la phtisie, la dilatation d'estomac, l'abaissement et l'hypertrophie du foie, sont les conséquences les plus ordinaires de l'application de ce barbare appareil.

C'est généralement à l'époque la plus critique du développement corporel, vers 12 à 13 ans, que l'on applique aux jeunes filles cette funeste mécanique. La coquetterie aidant, on s'habitue très vite à la constriction exercée par le corset et les femmes qui, malgré l'exiguité de leur taille, affirment qu'elles ne sont pas serrées, sont assurément de bonne foi, bien que leur corps porte les marques visibles de la pression produite par le corset.

On a comparé, assez justement, l'action du corset sur le tronc à celle des cercles des tuteurs sur les arbres ; l'anneau rigide est débordé au-dessus et au-dessous par le développement du squelette, et s'imprime sous forme d'un sillon plus ou moins complet. On cite souvent dans les journaux des cas de mort subite dus sans aucun doute possible, au corset.

Le Docteur List (1), de Münich, a publié sur

(1) M. le Docteur List, dont nous avons visité l'Etablissement pour l'application des Traitements naturels. a inauguré un système particulier de médication, qui n'est pas autre chose que l'adjonction du système de Rikli aux

ce sujet un cas très intéressant de sa pratique :
« Une demoiselle de quarante ans, me dit qu'elle se trouvait en traitement en raison d'une extension excessive des muscles abdominaux et d'une affection cardiaque. Je l'examinai et constatai que le premier de ces maux n'existait pas encore, mais était prochain par suite d'un de ses symptômes : la convexité du ventre. Ce qui cause ce symptôme, c'est le déplacement forcé de certains organes poussés hors de leur situation naturelle, vers le bas, dans une région libre de l'action du corset. Une brochure du professeur Rosenbach « Corset et anémie » décrit parfaitement cette évolution. Je constatai que les douleurs cardiaques dont cette dame se plaignait, provenaient, comme cela arrive si souvent, de ce que le diaphragme avait été artificiellement poussé vers le haut, circonstance troublant l'action du cœur. Je commençai en conséquence par ordonner le renoncement absolu au corset et aux remèdes pharmaceutiques, puis je prescrivis de douces, mais fortifiantes applications d'eau froide, particulièrement des lotions sur l'abdomen. J'obtins ainsi une amélioration plus grande que je n'osais l'espérer

bains de soleil, au système de Kneipp. La diététique auquel le Docteur List accorde une place prépondérante dans son traitement, a de grandes analogies avec le végétarisme atténué que nous préconisons.

Les cures vraiment extraordinaires que nous avons constatées, obtenues par le Docteur List, sont une preuve certaine que l'avenir de la Médecine ne se trouve que dans l'application généralisée des Traitements naturels.

chez un sujet dont le mal, sans cesse croissant, durait depuis de longues années. »

Au Congrès d'hygiène tenu à Buda-Pesth en 1895, un médecin de Vienne, ayant une grande clientèle féminine, a démontré par une rigoureuse statistique, la fréquence des calculs biliaires parmi les femmes des classes supérieures, sectatrices de ce qu'on appelle « la taille viennoise ».

La pression exercée par le corset est une entrave au jeu normal du diaphragme dont le rôle est de seconder par son action sur le foie, dans la respiration, l'écoulement de la bile qui se forme dans cet organe.

Bokitansky affirme qu'on a trouvé chez des dames qui avaient mis, pendant des années, toute leur vanité à se faire une taille fine, des calculs aussi gros qu'un œuf de poule.

Nous avons eu l'occasion de constater très souvent que la plupart des maladies d'estomac, difficultés de digestion, etc., si fréquentes chez les jeunes filles et les jeunes femmes, sont dues au corset. L'anémie, la chlorose, quelquefois la phtisie, en sont les conséquences ordinaires. Comment, d'ailleurs, pourrait-il en être autrement?

On s'accorde à reconnaître que la Vénus de Milo est le type de la beauté suprême, le modèle le plus parfait de la perfection *naturelle* des formes. Or, dans ce chef-d'œuvre, qui est une copie de la nature dans ce qu'elle a de plus régulier, le tronc s'élargit du haut vers le bas, tandis que les femmes de notre époque sont arrivées, grâce au corset, à donner à la taille une forme de guêpe, s'élargissant du bas vers le haut, qui est aussi contraire à une juste conception de la beauté, que nuisible au fonctionnement régulier des organes les plus importants. Par suite du renversement de la forme naturelle du tronc, le cœur, les poumons, le foie, le diaphragme, les côtes, ne sont plus dans leur position normale et ne peuvent plus remplir leurs importantes fonctions ; l'abdomen prend la forme convexe signalée par le Docteur List.

Les femmes qui n'ont pas encore trop ressenti l'influence néfaste du corset n'hésiteront pas, après nous avoir lu, nous en avons la triste certitude, à sacrifier encore l'hygiène à la mode, elles continueront, par une vaine coquetterie, à compromettre leur santé et leur vie. Mais le jour où la souffrance sera trop forte, lorsque le cœur ne voudra plus fonctionner, que le foie sera malade, que l'estomac ne digèrera plus, lorsque par suite des entraves apportées à la circulation, la face deviendra et restera couperosée et que le trouble le plus complet sera apporté dans les fonctions si importantes des organes abdominaux, alors peut-être on se décidera à mettre de côté cette néfaste mécanique. Ne sera-t-il pas trop tard ?

Les femmes des classes riches se désolent souvent de n'avoir, au prix d'horribles souffrances, que des enfants chétifs, malingres, ou atteints de cette bouffissure qui n'est pas autre chose que de l'anémie grasse, alors que les femmes des paysans les plus pauvres donnent le jour, avec des souffrances infiniment moindres, à des enfants robustes, vigoureux, qui s'élèvent avec la plus grande facilité. Les causes de cette dégénérescence de la race dans les classes riches sont nombreuses, mais une des plus graves est assurément l'usage du corset, qui donne au buste une forme contre nature. On comprend que dans ces conditions la nutrition de l'enfant ne peut se faire que d'une façon anormale et insuffisante.

Des enfants rachitiques, la maladie, la souffrance, et quelquefois une mort prématurée, tel est le bilan des sacrifices qu'une mode absurde exige des femmes, dans une classe de la société qui devrait, par sa situation, donner à tous l'exemple de l'observation rigoureuse des lois de l'hygiène.

Bien des femmes affirment à leur médecin que lorsqu'elles n'ont pas leur corset, elles ne peuvent se soutenir, que les reins leur font mal, etc... Ceci est une preuve de plus de l'influence nuisible du corset, car les femmes qui n'en portent pas ordinairement ne sentent jamais le besoin d'un pareil soutien. Ce n'est qu'une affaire d'habitude ; aussi les personnes qui veulent se débarrasser de cette servitude si contraire à la santé, n'ont qu'à faire preuve d'un peu de persévérance ; les légers inconvénients qu'elles éprouveront les 2 ou 3 premiers jours, auront bien vite disparu.

Une autre mode que l'hygiène doit rigoureusement condamner, est celle des souliers étroits à talons hauts. Le pied doit avoir dans la chaussure une grande liberté pour que le sang puisse y circuler librement. Le paysan a les pieds chauds l'hiver, dans ses sabots garnis d'un peu de paille, parce que la circulation du sang n'est pas gênée, le citadin, au contraire, a les pieds gelés dans ses souliers étroits, parce que le sang qui arrive déjà avec peine à ces extrémités, est arrêté par la compression exercée par la chaussure. Les talons hauts sont contraires à l'hygiène pour les raisons suivantes : Ils déplacent le centre de gravité du corps et apportent par ce fait un trouble général dans l'organisme ; le corps, qui voudrait retrouver son équilibre, se porte tout entier sur l'extrémité des pieds, au lieu de se reposer sur les talons, organisés et placés par la nature pour supporter le poids du corps.

Signalons encore les bottines à caoutchouc et les jarretières, qui sont deux entraves apportées à la libre circulation du sang dans les membres inférieurs. Bien des varices n'ont pas d'autre cause.

Nous n'avons pas la prétention d'avoir traité à fond cette importante question du vêtement, qui demanderait de plus amples développements, nous n'avons fait que l'effleurer. Résumons donc en quelques lignes les règles principales que l'on doit observer à ce sujet.

1° Les vêtements qui sont en contact direct avec la peau doivent être en toile de lin ou de chanvre dont les fils seront assez gros et peu serrés, afin que le tissu soit perméable à la transpiration et aux gaz.

2º Les épaules étant le point d'appui naturel des vêtements, ceintures, jarretières et corsets doivent être prohibés.

3º Les chaussures doivent être larges, plates, basses et aussi découvertes qu'il est possible. Les pieds ayant un besoin absolu de liberté et d'air, on devra chaque jour leur accorder ces bienfaits par une marche pieds nus dans la chambre ou dans des prairies, si on le peut.

4º Les vêtements doivent être larges, afin de n'exercer aucune constriction sur un point quelconque du corps, et de conserver dans leurs plis une couche d'air chaud qui préserve l'organisme d'une déperdition trop grande de chaleur.

4º La tête doit être couverte le moins possible et jamais dans les appartements ; on ne portera pas de bonnets de nuit. Il est bon cependant, lorsqu'on n'est pas très endurci, de se garantir par une légère coiffure contre les rayons trop ardents du soleil.

Des Remèdes et de leurs dangers

De toutes les causes de maladies que nous venons d'étudier, il n'en est certainement aucune qui puisse être comparée, par sa fréquence et sa gravité, à l'usage de la généralité des médicaments qui constituent l'arsenal thérapeutique de la médecine classique.

Nous ne voulons point suivre toute la nomenclature des remèdes employés à notre époque de polypharmacie, nous nous contenterons de montrer les dangers des médicaments d'un usage courant dans la médecine ordinaire. Nous laisserons donc de côté les innombrables produits qui se succèdent sans interruption, encombrant les arrière-pharmacies après une période d'engouement bientôt suivie d'amères déceptions et de l'oubli. Leur nombre suffirait pour montrer combien est grande l'impuissance de la médecine qui, tenant en une suspicion inexplicable les Traitements naturels, en est réduite à se livrer sur les malades, qui ne s'en doutent point, à des expérimentations toujours nouvelles de produits dont l'inefficacité et les dangers ne sont connus que lorsque de nombreux malades en ont fait à leurs dépens la triste expérience.

Le médicament dont, à notre avis, le dossier est le plus chargé, est l'antipyrine. Nous avons vu sous son influence les plus belles santés s'étioler peu à peu, nous avons été le témoin d'accidents très graves produits par l'ingestion de ce produit que tous les pharmaciens débitent, chaque année, par quantités considérables.

Quelle a été la cause du succès rapide de ce médicament? L'antipyrine fait disparaître la *douleur* et à notre époque efféminée, bien rares sont les personnes dont les nerfs sont assez stables pour supporter la souffrance. L'antipyrine est devenue le remède populaire que l'on emploie contre toutes les maladies ou les malaises qui s'accompagnent de douleurs, depuis le vulgaire mal de dents jusqu'au rhumatisme articulaire. La souffrance calmée aujourd'hui revient le lendemain avec plus de force, et demande une nouvelle dose de ce médicament héroïque.

C'est ainsi que pour combattre un mal de dents, dont les soins d'un dentiste auraient eu facilement raison, telle jeune fille pleine de santé est devenue peu à peu anémique, par l'abus qu'elle a fait de l'antipyrine. A l'époque où nous pratiquions encore la pharmacie classique, nous avons vu de nombreux rhumatisants faire un usage déplorable de ce remède.

Un des principes les plus essentiels des Traitements naturels est que, pour guérir sûrement une maladie chronique, il faut arriver à la transformer en maladie aiguë. L'antipyrine au contraire, en supprimant la douleur, transforme la maladie aiguë en maladie chronique; c'est donc un obstacle souvent insurmontable que l'on oppose aux efforts curatifs de la nature. Dans la plupart des cas, la douleur n'est qu'une manifestation sensible de ces efforts. Comment agit l'antipyrine sur l'organisme? D'après les résultats de quelques autopsies, on peut présumer que son action porte surtout sur le sang qu'elle coagule en partie. Cet épaississement du sang explique le refroidissement et la disparition de la douleur que procure l'antipyrine, par l'effet de la circulation ralentie. Il se produit en réalité, une diminution de vitalité plus ou moins grande suivant les sujets.

Les médecins, un peu tard il est vrai, ont fait les plus louables efforts pour prévenir le public contre les dangers de l'antipyrine. L'engouement qui a porté la foule à l'usage de ce nouveau médicament, a atteint jusqu'aux paysans qui, jadis, n'allaient à la pharmacie qu'après avoir prévenu le confesseur.

L'antipyrine provoque chez certains sujets des éruptions de formes diverses, tantôt groupées dans des régions déterminées comme l'avant-bras, la poitrine, tantôt sous forme de plaques peu nombreuses disséminées sur toutes les parties du corps. M. Talamon a rapporté le fait suivant : Une infirmière à son service ayant absorbé deux grammes d'antipyrine pour une névralgie, eut le lendemain sur les bras et sur les cuisses une éruption analogue à la rubéole. Il n'y avait ni fièvre, ni catarrhe des muqueuses comme on l'observe dans la rougeole, ce qui permit de faire la distinction entre cette maladie et l'intoxication antipyrétique.

Des médecins ont signalé des ulcérations de la langue, du palais, de la face interne des jambes, dues à l'absorption de l'antipyrine. Par le trouble que ce médicament apporte dans la circulation chez des personnes dont l'état de santé est à peu près normal, on peut juger de l'effet qu'il doit produire dans les maladies aiguës.

On est revenu aujourd'hui à une plus exacte

appréciation de ce produit dont la médecine naturelle n'a que faire, car elle a dans l'eau froide un antipyrétique autrement puissant et bienfaisant que toutes les drogues refroidissantes, qui n'abaissent la température ou ne calment les douleurs, qu'en troublant plus ou moins profondément le principe même de la vie organique, le sang.

L'antipyrine avait pendant un certain temps détrôné la quinine, ce vieux remède qui a rendu de réels services à nos pères et que seule l'eau froide peut remplacer avec des avantages incontestables. Nous ne saurions trop le répéter, aucun fébrifuge ne possède une action comparable à celle de l'hydrothérapie, qui, maniéé avec un peu d'expérience, n'offre jamais le plus insignifiant danger. On ne peut en dire autant de la quinine dont les inconvénients sont nombreux. Epée à deux tranchants, il arrive que dans certains cas pathologiques, elle augmente la fièvre et l'entretient au lieu de la faire disparaître. Nous avons eu souvent l'occasion de contrôler ce fait pendant une pratique de dix années de la pharmacie classique. Nous pourrions citer de nombreux exemples, nous nous contenterons d'un seul, afin de ne pas donner à cette partie de notre étude un trop long développement.

Un enfant de 6 ans, fut atteint d'une bronchite aiguë. La température du malade variait entre 39 degrés et 39, 5. La quinine fut largement administrée. Grâce à quelques révulsifs, teinture d'iode et vésicatoires, les râles disparurent, mais la fièvre se maintint toujours entre 39 et 40 degrés. On continuait, naturellement, à donner chaque jour une nouvelle prise de quinine. Les médecins étaient très inquiets de cette persistance de la fièvre et parlaient déjà de bronchite capillaire. Nous étions tellement convaincu que cet état fébrile n'était dû qu'à la quinine, que nous donnâmes le conseil à la garde-malade d'essayer, sans en rien dire à personne, de supprimer ce médicament un seul jour, lui garantissant que le lendemain la fièvre aurait disparu. Nos prévisions se réalisèrent entièrement. Le lendemain matin les médecins trouvèrent une température normale, et l'enfant entra en convalescence.

Des doses un peu fortes de quinine ont sur la vue une action que tous les praticiens connaissent : le malade voit tous les objets en blanc, ou dans des cas d'intoxication quiniques plus graves, la perception des couleurs disparaît entièrement et la cécité survient.

La quinine est fréquemment, à doses minimes, la cause de troubles dans les facultés auditives; si la quantité absorbée est un peu forte, une surdité complète peut survenir. Cet accident était très fréquent lorsque avant l'application de la méthode de Brand, la quinine était le seul fébrifuge employé dans la fièvre typhoïde.

Il est reconnu par tous les physiologistes que la quinine est un poison du cœur qui affaiblit le pouls et la tension artérielle. On peut juger de l'effet désastreux de ce médicament, dans certaines affections, comme la pneumonie, où il y a une si grande importance à ce que le cœur soit intact.

Des vomissements, de la diarrhée, de la rétention d'urine, des troubles de la menstruation, des éruptions ressemblant à l'eczéma ou à l'herpès, ont été constatés souvent après l'ingestion de sels quiniques. Tous ces accidents disparaissent dès que l'on cesse l'usage de ce médicament.

L'hydrothérapie, en rendant inutile l'emploi de la quinine, fait accomplir à la médecine une de ses plus heureuses évolutions, qui ne sera complète, cependant, que le jour où, dans nos Facultés, on aura installé des chaires d'hydrothérapie.

Les bromures alcalins sont une des principales ressources de la thérapeutique dans la médecine classique. Leur action porte surtout sur le système nerveux, aussi en a-t-on fait les spécifiques de toutes les maladies dont la cause est attribuée à des troubles nerveux.

Le docteur James Morton a fait une étude remarquable sur les effets toxiques du bromure de potassium. Ces accidents d'intoxication se rapprochent des phénomènes qui caractérisent la paralysie générale, c'est de l'insensibilité cutanée pouvant aller jusqu'à l'anesthésie, une grande faiblesse musculaire, de l'impossibilité de se tenir debout, une démarche mal assurée, comme dans l'ivresse alcoolique, un peu de surdité, un léger affaiblissement de la vision, de la céphalalgie, une certaine tendance au sommeil, de l'affaiblissement de la mémoire et de l'obtusion des facultés intellectuelles.

Le Docteur Morton cite le cas d'une dame atteinte d'une paralysie progressive, dont le mal s'accrut considérablement sous l'influence du bromure de potassium, et se termina par la mort, bien avant le terme que l'on prévoyait.

Les phénomènes d'intoxication par les bromures sont rarement aussi manifestes que chez les sujets qui ont servi aux observations du Dr Morton ; ils ne se produisent sous une forme aussi aiguë que si le malade a une intolérance particulière pour ce médicament, si les doses sont exagérées ou s'il se produit une accumulation de bromure dans l'organisme par suite d'un mauvais fonctionnement des reins. Ainsi, on traite certaines formes de diabète par les bromures. Indépendamment de l'augmentation de la faiblesse générale du malade, de sa dépression nerveuse, qui sont un des effets inévitables de cette médication, il peut y avoir intoxication aiguë, si le diabète est accompagné, comme cela est fréquent, d'albuminurie.

Sans craindre de nous répéter, car le sujet en vaut la peine, nous ferons remarquer que l'hydrothérapie est un sédatif du système nerveux bien plus puissant que les bromures ; elle a sur ces derniers le grand avantage de tonifier le système nerveux au lieu de l'affaiblir, et cela sans courir aucun risque d'intoxication.

Le sous-nitrate de bismuth, même en applications externes, le salicylate et le borate de soude pris à l'intérieur, ont déterminé des accidents gastro-intestinaux ou cardiaques qui n'ont pas toujours été sans gravité.

Les iodures alcalins tiennent une très large place dans les prescriptions de la médecine ordinaire. Ce sont des résolutifs très énergiques, trop énergiques même, et c'est là leur danger. Ils provoquent dans l'organisme un mouvement de dénutrition générale qui, suivant son intensité, suivant aussi la sensibilité des sujets et leur plus ou moins grande puissance d'élimination, peut avoir sur la santé des conséquences regrettables.

Les symptômes de l'intoxication aiguë par les iodures sont : la céphalalgie interne, œdème énorme des paupières, élancements dans les yeux et les paupières, éblouissements, etc... L'iodisme chronique qui se produit par de petites doses d'iodures absorbées chaque jour, se manifeste par l'amaigrissement, un appétit exagéré et des palpitations cardiaques.

MM. Gimbert et Bouchard ont préconisé la créosote du goudron de hêtre contre la tuberculose. Cette médication a encore de nos jours de nombreux partisans parmi les médecins séduits par les théories microbiennes, qui ont jeté la thérapeutique dans une voie pleine de dangers et de déceptions. On ne songe qu'à la maladie et presque plus au malade. Des médecins éminents ont depuis longtemps renoncé à cette lutte impuissante contre l'infiniment petit, pour revenir aux Traitements naturels dont les principaux agents sont l'air, le soleil, l'eau froide, l'alimentation, en un mot l'hygiène sous toutes ses formes.

Le retour vers les saines doctrines de l'ancienne médecine aurait dû avoir pour conséquence l'abandon, du moins en ce qui concerne la tuberculose, de l'emploi de la créosote et des produits similaires. On a bien reconnu l'inefficacité de la créosote comme agent microbicide, mais par l'effet de l'irritation que ce produit exerce sur la muqueuse stomacale, l'appétit, dans quelques cas, se réveille pour un temps et les forces augmentent. Ce n'est plus que dans ce but que certains médecins ordonnent encore les médicaments de ce genre. Malheureusement cette action favorable ne se maintient pas longtemps et l'on voit bientôt survenir l'intolérance avec la gastralgie. C'est l'opinion de Michel Peter, l'adversaire des théories Pasteuriennes, qui a écrit à ce sujet (1) : « En réalité, il se pourrait bien que la créosote n'excitât l'appétit momentanément, qu'en irritant légèrement l'estomac, comme il arrive à la suite d'une excitation de ce viscère, au lendemain d'un fort repas, par exemple ; et pendant tout le temps que dure cette excitation artificielle, l'appétit est plus vif, les digestions sont plus actives, l'amaigrissement s'arrête et l'embonpoint même peut revenir avec augmen-

(1) Michel Peter, *Leçons de clinique médicale.*

tation du poids du corps. Mais bientôt survient la fatigue stomacale, puis consécutivement la perte de l'appétit et la dyspepsie. »

La créosote n'a pas atteint le microbe, mais elle a créé une nouvelle maladie qui complique bien gravement l'état du malade. Tous les médecins ont pu constater bien souvent cette action irritante de la créosote sur la muqueuse stomacale.

Dans la tuberculose on doit veiller avec un soin tout particulier au bon état des fonctions digestives, la guérison n'est possible que si le malade mange et digère suffisamment pour fournir à l'organisme les éléments de réparation nécessaires. Ce n'est donc pas à un produit irritant, comme la créosote, qu'il faut s'adresser pour réveiller l'appétit du phtisique, puisque le résultat final, seul intéressant, est le trouble des fonctions digestives et l'anorexie.

Dans ce cas encore, c'est à l'hydrothérapie qu'il faut demander du secours. De simples lotions froides suffisent, dans la plupart des cas, pour redonner à l'estomac son activité physiologique, et elles ont le très grand avantage de supprimer les sueurs nocturnes, qui affaiblissent si rapidement les tuberculeux.

Il nous reste encore à étudier l'action sur la muqueuse stomacale, de toute une série de médicaments qui sont d'autant plus dangereux, qu'ils produisent en réalité l'effet absolument opposé à celui qu'on attend d'eux. Le médecin qui les emploie, espérant apporter un secours au malade, aggrave au contraire la maladie et la crée si elle n'existe pas.

Afin de donner plus d'autorité à cette partie de notre étude, nous allons suivre les belles expériences de Leven, qui ont jeté une lumière éclatante sur les dangereux errements de la polypharmacie.

« L'étude des médicaments, nous dit Leven dans « La Névrose » a été faite sans la connaissance de la physiologie de l'estomac, de la physiologie de la digestion. » Le même auteur nous montre, par d'intéressantes expériences sur des chiens, que la digestion dépend d'une stimulation du plexus solaire, stimulation qui ne doit pas dépasser un certain degré, ou le plexus s'irrite et la muqueuse de l'estomac s'altère.

« Si la digestion est trop précipitée, trop hâtive, elle ne se fera plus à l'avenir qu'imparfaitement, elle ne se fait trop vite qu'en rendant l'estomac malade. Ainsi 25 gr. d'eau-de-vie ajoutés à 200 gr. de viande, font digérer la viande trop vite et laissent la muqueuse malade. Dans une cornue, la pepsine, la papaïne, précipitent la digestion de la fibrine, la dissolvent très rapidement, mais cela veut-il dire qu'il est bon de les introduire dans l'estomac ?

Leven ajoute à 200 gr. de viande, 2 gr. de pepsine qu'il donne à un chien à jeun, et il le sacrifie après cinq heures. L'estomac ne renferme plus que 70 gr. de viande au lieu de 130 que l'on aurait retrouvés si la viande n'avait pas été additionnée de pepsine ; la digestion a été précipitée et la muqueuse est rouge à l'excès ; elle a subi une altération qui grandira si on renouvelle l'usage de la pepsine.

Si Leven remplace la pepsine par un gramme de papaïne, les faits sont bien plus saillants : les 200 gr. de viande sont digérés, la muqueuse est excessivement congestionnée et chargée de 190 gr. de liquide acide, ce qui n'arrive que dans les grandes irritations du plexus. « La viande est toute digérée, mais aux dépens de l'organisme qui est altéré. La pepsine et la papaïne facilitent évidemment la digestion, mais créent la maladie. »

Les mêmes phénomènes se produisent avec les amers, extrait de quinquina, quassia amarra, sulfate de quinine. Un gramme d'extrait de quinquina fait digérer chez le chien en cinq heures les 200 gr. de viande ; 6 gr. de quassia amara font digérer dans le même temps 176 gr. sur 200 ; 25 centigrammes de sulfate de quinine digèrent 105 gr. de viande. Que ces médicaments soient répétés plusieurs jours de suite et le mouvement imprimé au plexus solaire l'aura bientôt rendu malade.

Toutes les préparations ferrugineuses que les médecins adressent à la chlorose ont le même effet. La chlorose se complique souvent de dyspepsie, le fer aggrave celle-ci.

Le fer donné au chlorotique irritera le plexus après quelques jours et l'empêchera de se nourrir ; si la dyspepsie complique la chlorose dès le début, elle trouvera une aggravation dans l'usage des préparations ferrugineuses.

Tous les sels alcalins, toutes les eaux alcalines ressemblent, par leur action physiologique sur le plexus solaire, à celle que nous venons d'étudier.

L'eau de Vichy donnée à la dose de 150 gr. avec 200 gr. de viande, digère après trois heures, chez le chien, 76 gr. de viande : si la viande est donnée sans eau alcaline, elle est toute entière dans l'estomac après trois heures. Les eaux alcalines données à doses croissantes hâtent progressivement la digestion ; mais on ne peut la hâter sans compromettre le plexus solaire. S'il s'agit d'un dyspeptique, on comprendra que l'eau alcaline, loin d'atténuer le mal, ne servira souvent qu'à l'aggraver. (1)

De pareilles conclusions, qui sont en contradictions formelles avec les pratiques courantes de la médecine classique, paraîtront peut-être exagérées. Elles ne sont cependant que l'expression très exacte des faits. Nous avons fait usage pendant dix ans au moins des eaux alcalines pour combattre une dyspepsie nerveuse dont nous étions atteint. Le résultat obtenu fut une intolérance absolue pour tous les aliments, des vomissements après chaque repas et une série de violentes crises gastralgiques. Poussé par la gravité de l'état de notre santé à l'étude

(1) Leven, *La Névrose.*

des Traitements naturels, nous y avons trouvé la guérison, au moment où l'aggravation constante de la maladie ne pouvait plus nous laisser aucun doute sur son issue fatale et sur l'insuffisance et les dangers de la médication classique. La suppression absolue des alcalins et de tous les digestifs, alcools, pepsine, etc.., un régime convenable et l'hydrothérapie, ont suffi pour redonner à notre estomac une activité physiologique et à notre système nerveux une stabilité que nous n'avions jamais connues.

Nous ne parlerons point de tous les médicaments toxiques : morphine, strychnine, alcaloïdes divers, dont l'action funeste sur l'organisme est suffisamment connue. Certains poisons, comme la morphine par exemple, peuvent calmer une violente souffrance, mais leur action s'exerce toujours aux dépens de la vitalité qui est amoindrie. Tous les poisons — nous ne faisons aucune exception — apportent des troubles plus ou moins profonds dans les fonctions organiques; ils sont un obstacle, souvent insurmontable, à notre puissance de réaction naturelle contre la maladie.

ORDONNANCE DU RÉGIME

Régime de la Mère

A toutes les époques de la vie humaine, l'hygiène est le facteur essentiel de la santé, mais, cela se conçoit, son importance est singulièrement augmentée lorsqu'il s'agit de la femme en état de gestation.

Gardons-nous toujours, mais plus encore dans cette situation, de l'esprit de système, des théories plus ou moins incertaines qui veulent courber sous une réglementation uniforme, la patricienne habituée à tous les raffinements de la civilisation et la paysanne qui mène au milieu des champs, en plein air, sous l'influence des rayons vivifiants du soleil, une vie aussi simple qu'active.

A la femme habituée au luxe, aux repas succulents, aux soirées, aux bals, aux veilles prolongées et surtout à l'inactivité physique, l'hygiène a bien des réformes à imposer, au nom de la santé de la mère et de l'enfant qui doit naître. La civilisation a des exigences nombreuses que l'hygiène condamne. La paysanne, au contraire, dans la simplicité de sa vie, est l'observatrice fidèle de toutes les lois naturelles. Aussi tout le rôle de l'hygiéniste se bornera à lui recommander des soins de propreté qui trop souvent font défaut, et une certaine modération dans les travaux pénibles exigeant de violents efforts. La femme de la campagne ne porte pas de corset, dont l'action sur le développement normal des organes abdominaux est des plus funestes, ses vêtements, surtout pendant la grossesse, sont amples et n'apportent aucune gêne à la libre circulation du sang, si nécessaire pour la nutrition du fœtus. Sa nourriture, en général, ne laisse rien à désirer, parce qu'elle est simple. Elle trouve dans le lait, le fromage, les céréales, les légumineuses, les légumes verts et les fruits, l'azote, le carbone et les sels que réclame l'organisme. La viande — bien rarement — aux jours de fête seulement, apparaît sur sa table; elle n'a donc pas à redouter la supernutrition, ni cette anémie grasse, cause fréquente de la difficulté des couches. Aussi on ne peut établir de comparaison entre les douleurs de l'enfantement de la paysanne et celles qu'éprouve la femme qui a subi toutes les exigences de la mode et de la civilisation. La patricienne, et la petite bourgeoise qui, dans les exemples qu'elle reçoit des classes supérieures, ne retient et ne copie que le mal, ne donnent le jour à leur enfant qu'au prix de terribles souffrances, et se réjouit-on encore lorsque de fatales complications ne viennent pas mettre en danger la vie de la mère et de l'enfant. La paysanne voit arriver le moment de ses couches sans aucune crainte, en quelques heures elle est délivrée et ne souffre pas plus, très souvent, que maintes bourgeoises au moment des époques.

Certains médecins et non des moins célèbres, n'ont sur ces questions que des idées qui sont le contre-pied du bon sens. Aussi, dans les grandes familles où des médecins de ce genre ont la direction de tout ce qui regarde l'hygiène, leur influence a des résultats navrants.

Quand nous réfléchissons à ces choses, il nous revient toujours à l'esprit l'histoire d'une dame que nous avons connue, et qui a payé bien chèrement l'inepte intervention d'un mauvais conseiller.

Le mari de cette dame, petit fabricant, d'une intelligence supérieure, arriva en peu d'années à une situation des plus brillantes. A l'époque de ses débuts, sa femme qui n'avait ni voiture, ni laquais, et une seule bonne, menait une vie très active. Elle eut deux enfants qui arrivèrent dans des conditions normales, tant au point de vue des souffrances que de leur durée. Plusieurs fois millionnaire, le mari de cette jeune femme voulut organiser sa maison afin de recevoir les représentants du haut commerce et de la finance. Nombreux domestiques, chevaux et voitures, salons aux brillantes tentures, galeries de tableaux, soirées, bals, tout fut mis en œuvre pour affirmer le succès prodigieux de ce favorisé de la fortune. Bientôt un nouvel héritier fut attendu. La sage-femme qui avait donné ses soins à l'humble épouse du petit fabricant, ne pouvait pas décemment remplir les mêmes fonctions près de la femme du richissime financier, dont les fêtes, qu'il prodiguait, faisaient l'objet des descriptions les plus enthousiastes dans les journaux locaux. Un docteur fut appelé dès les premiers symptômes de la grossesse. Le malheur voulut que l'on s'adressât à un de ces médecins dont l'ignorance est aussi grande que l'orgueil, à un de ces pontifes qui arrivent à la renommée, non par l'intelligence, par l'étude, par le savoir, mais uniquement par des relations mondaines habilement ménagées. Sa cliente fut soumise à des prescriptions qui étaient le renversement de toutes les données de l'hygiène naturelle. Un médecin aussi illustre ne pouvait soigner une aussi grande dame, comme un vulgaire praticien soigne une marchande des quatre-saisons. Il fallait absolument prescrire des choses extraordinaires et notre docteur ne s'en priva pas.

Cette dame, qui avait une santé des plus florissantes, fut condamnée aux biftecks saignants et aux vins généreux. Les exercices furent mesurés comme on dose des poisons. Les précautions extravagantes furent poussées à un tel degré de folie, que pendant les derniers mois de la grossesse, il était interdit à cette malheureuse, cent fois plus à plaindre que la plus pauvre des mendiantes, de descendre les escaliers autrement que portée dans un fauteuil. Grâce à cette suralimentation et à cette inactivité physique, l'organisme fut envahi par la graisse, ce qui réjouit fort notre grand docteur qui trouvait que tout était pour le mieux.

Quelques semaines avant l'époque présumée des couches, cette dame fut obligée de s'aliter.

L'albumine apparut dans les urines, une crise d'urémie se déclara. Malgré les soins de quatre autres docteurs appelés en consultation, lorsque tout le mal était consommé, lorsqu'il n'y avait plus une seule faute à commettre, cette malheureuse grande dame mit au jour un enfant, mort depuis trois semaines.

La malade eut pendant plusieurs mois la raison troublée, et ce ne fut qu'après quelques années de souffrance qu'elle revint, grâce au solide fond de vitalité qu'elle possédait, à une santé passable. Elle n'en a pas moins conservé une grosse dette de reconnaissance envers son grand et bon docteur qui, elle en est persuadée, lui a sauvé la vie.

Ne faisons-nous pas une œuvre utile entre toutes en vulgarisant, en faisant pénétrer dans toutes les classes de la société, les saines notions de l'hygiène naturelle ?

Doit-on imposer à la femme soumise pendant toute sa vie aux exigences absurdes de la civilisation, le genre de vie de la paysanne? Ce serait là le fait d'une compréhension bien malheureuse de l'hygiène qui doit nécessairement tenir compte des habitudes, du genre de vie, des conditions sociales qui ont créé à l'organisme des besoins particuliers qui seront toujours inconnus de la femme des champs. Néanmoins c'est vers la simplicité de la vie et surtout de l'alimentation, que doivent tendre toutes les prescriptions hygiéniques. Nous ne dirons pas à une femme habituée dès l'enfance à une alimentation très riche, très substantielle, de profiter de son état de grossesse pour s'astreindre rigoureusement à la diète végétarienne. Une modification aussi radicale, aussi brusque dans le régime, pourrait être une source de complications, surtout du côté de la digestion, qu'il faut absolument éviter. Mais nous insisterons énergiquement, avec une persévérance qui ne se lassera pas, pour qu'il soit établi entre les dépenses et les recettes de l'organisme, un état d'équilibre en dehors duquel la santé ne peut pas exister. Là encore, on ne peut formuler aucune règle s'appliquant indistinctement à tous les tempéraments, à tous les sujets. On peut dire qu'en général, la femme riche, en état de gestation, mange trop et surtout des aliments trop riches en azote, et qu'elle ne dépense pas assez ; mais on rencontre et cela assez fréquemment, des femmes des classes élevées qui ne mangent pas suffisamment. Aux premières, nous prêcherons, non pas la diète, il ne peut en être question dans cet état, mais soit une réduction dans la quantité d'aliments, soit une modification dans leur qualité, soit des exercices physiques qui en permettront l'utilisation normale. Aux secondes, nous conseillerons les amers : centaurée, camomille, gentiane, afin dé réveiller l'appétit, mais nous indiquerons surtout l'hydrothérapie, sous forme de lotions ou de bains, qui est d'un secours si précieux pour toutes les femmes qui vont devenir mères. A toutes nous recommanderons l'exercice, les promenades à pied et non en voiture, à toutes nous défendrons rigoureusement les soirées, les bals, les longues stations dans des salons dont l'air est plus ou moins vicié. Nous montrerons surtout les dangers des repas copieux, des dîners en ville, qui exposent la femme enceinte à des indigestions toujours graves en ces circonstances, et sont tout au moins une cause certaine d'intempérance, dont la mère, aussi bien que l'enfant qui doit naître, ressentiront les effets. D'ailleurs toutes les réunions mondaines ont des nécessités de toilette incompatibles avec l'état gravide.

On nous trouve sans doute bien sévère. Est-ce donc une exagération de prétendre que la femme qui a conçu se doit, sans aucune restriction, à l'enfant que Dieu lui a donné et que tout, dans sa vie morale et physique, doit se rapporter à la grande fonction physiologique qu'elle va remplir ?

Si la jeune mère, dans les premiers mois de la grossesse, a des vomissements, chose fréquente en cet état, on cherchera à les faire disparaître par des moyens naturels. Un remède empirique nous a été signalé par une de nos correspondantes : c'est la poudre d'os blanche, prise à la dose de 40 à 50 centigrammes, répétée 3 ou 4 fois dans la journée. Ce remède réussirait-il dans tous les cas ? Nous l'ignorons encore et nous nous demandons si son succès n'est pas dû à la chaux, si nécessaire au développement de l'enfant, et qui fait défaut trop souvent dans une alimentation mal dirigée.

L'hydrothérapie froide suffit très souvent pour faire disparaître les nausées et pour ramener l'appétit et les fonctions digestives dans leur état normal. On conseillera souvent avec un grand succès les promenades, l'air de la campagne et surtout le changement d'altitude.

La femme anémique et sans appétit ne perdra pas de vue qu'elle doit manger non seulement pour elle, mais pour son enfant, il faut qu'elle satisfasse à double dépense. Les règles de diététique doivent toutes s'incliner, en pareil cas, devant l'obligation absolue de fournir des aliments suffisants à la mère et à l'enfant. Recommandons d'éviter autant que possible les choses lourdes, indigestes, mais il ne faudrait pas que pour observer cette prescription, la jeune mère soit condamnée à une diète autrement dangereuse que l'absorption d'aliments peu convenables. Si elle a un dégoût trop prononcé pour des aliments qui lui seraient utiles et qu'elle éprouve de l'appétit pour des mets moins convenables, cédons à ses caprices du goût, qui ne dureront peut-être pas, en nous rappelant que l'estomac a bien des chances de digérer les aliments qui conviennent au palais.

En tous cas, répétons encore, car c'est la chose essentielle, qu'il faut absolument que la femme en état de gestation, se nourrisse d'une façon suffisante pour elle et pour son enfant. Toutes les règles de la diététique doivent disparaître devant cette obligation.

L'hygiène est une chose bien difficile ! Nous sortons à peine d'un danger : l'anémie, le manque d'appétit, l'insuffisance de la nutrition, que nous nous trouvons en présence d'un autre écueil : la supernutrition. Incidit in Scyllam qui vult vitare Charybdim.

Prenons deux exemples : Voici une jeune paysanne, robuste, aux nerfs et aux muscles solides, plutôt maigre que grasse, mais non d'une maigreur maladive, en un mot un type parfait de force et de santé. Sa nourriture est aussi simple que sa vie est active. Elle met au monde, sans beaucoup de souffrances, un enfant plutôt mince que gros, plutôt maigre que gras, il pèse à peine 3 kilogr. : Cet enfant très vigoureux *prend du poids dès les premiers jours* et s'élève facilement.

Voilà maintenant une jeune dame de la ville, également en apparence pleine de vie, mais d'une santé qui ne ressemble en rien, cependant, à celle de la paysanne. Grasse, plutôt pâle, ses muscles sont peu résistants et les chairs envahies par l'hydrémie sont molles. Elle a un excellent appétit, mange beaucoup de viande, peu de légumes et, gênée par l'embonpoint, fait peu d'exercice. Elle a une couche très longue, très douloureuse, mais l'enfant qu'elle met au monde, est gros, gras, c'est un ange bouffi. Il pèse plus de 4 kilog. (1); naturellement tout le monde admire et se réjouit, surtout si l'on compare l'enfant joufflu de la citadine à l'enfant maigre de la paysanne. Quelle erreur ! L'enfant maigre de la paysanne a une vitalité, une force de résistance aux maladies que ne connaîtra jamais le gros enfant de la citadine, déjà atteint d'hydrémie, (sang pauvre contenant trop d'eau) et dont les tissus sont gonflés de sérum.

Remarquons d'abord que les premiers jours après sa naissance, cet enfant diminue de poids au lieu d'en prendre comme le fils de la paysanne. Survienne une maladie de vingt-quatre heures, et toute cette apparence trompeuse de santé aura disparu. L'enfant hydrémique est un terrain tout préparé pour le développement des maladies enfantines.

S'il était vrai que l'enfant gros et bouffi dut être préféré, suivant le sentiment général, à l'enfant maigre et vigoureux, nous fermerions ce livre et nous n'écririons plus une seule ligne sur les choses de l'hygiène, car ce serait le renversement de toutes nos idées.

Le docteur Lahmann, qui a fait sur la diété-

______

(1) Nous n'indiquons ces chiffres de 3 et 4 kilogr. que dans le but de mieux établir notre comparaison. Il est évident qu'un enfant de 3 k. peut être gras et bouffi, atteint d'hydrémie, et que l'on rencontre souvent des enfants pleins de vigueur, ayant un sang très pur, et qui pèsent à leur naissance plus de 4 kilogs.

tique des études très intéressantes, très personnelles, attribue uniquement à la mauvaise
composition des aliments, la procréation de ces
enfants bouffis, qui souffrent, dès le sein de la
mère, de cette anémie grasse provenant d'une
augmentation anormale du sérum sanguin dans
le sang et les tissus. D'après Lahmann, on doit
surtout incriminer l'insuffisance des sels nutritifs
qui ne sont en quantité suffisante que dans
le lait et les végétaux. Ainsi, la chaux se
trouve dans la proportion de 22 % dans la
composition des sels nutritifs du lait, de 21 %
dans le choux, de 20 % dans le pissenlit, de
10 % dans le raisin, tandis que dans la viande
de mammifères, cette proportion n'est plus que
de 2 1/2 %, dans la poule, de 3 % ; la
viande de poisson seule renferme la quantité
de 15 % de chaux sur la totalité des sels.

Or, de tous les éléments, la chaux est sans
contredit le plus important, au point de vue de
la formation du squelette et des muscles de
l'enfant. Nous sommes bien loin des biftecks
saignants et de l'alimentation que l'on appelle
tonique, sans doute par dérision, puisqu'elle est
la cause la plus ordinaire de l'affaiblissement et
de la corruption du sang, cette chair coulante
qui nourrit tous les tissus de l'organisme et
dont vit le fœtus.

Le régime de la femme grasse en état de
gestation, doit avoir pour but de redonner au
sang sa pureté et sa composition normale.
Tout excès d'alimentation aura pour effet de

rendre l'accouchement plus difficile, plus long, plus dangereux, en augmentant les dépôts graisseux dans les organes du bas-ventre et en donnant à l'enfant un développement anormal, par suite de l'anémie grasse dont il souffre comme la mère. Nous revenons toujours à ce principe que la santé de la mère et de l'enfant ne peut se trouver en dehors de l'équilibre des dépenses et des recettes organiques. Il suit encore de là que la femme qui peut, jusqu'aux derniers jours de la grossesse, se livrer à des exercices physiques, faire des promenades à pied, s'occuper des travaux du ménage, pourra et devra manger davantage que celle qui est condamnée au repos, pendant les derniers mois, par suite de l'enflure des jambes, des varices, etc.

Néanmoins, si la quantité d'aliments varie suivant les circonstances, il est une chose qui change peu, c'est la proportionnalité de chacun d'eux. Nous ne condamnerons pas cependant au régime végétarien, la femme habituée à l'alimentation carnée, et nous nous garderons bien de recommander l'usage de la viande à la paysanne qui n'en mange presque jamais. A la première, un peu de viande rôtie, surtout des viandes blanches ou du poisson, est peut-être indispensable afin de ne pas s'exposer, dans une période aussi critique, à des troubles du côté de la digestion ; à la seconde, la viande sera toujours inutile et sans aucun profit réel pour la mère et pour l'enfant qu'elle porte dans son sein. La paysanne trouve tout l'azote qui lui est nécessaire dans les laitages, les céréales et les légumineuses.

L'unique plat de viande rôtie que l'on peut permettre à un seul repas à la femme qui y est habituée, devra toujours être accompagné d'une abondante portion de légumes verts, laitue, épinards, pois, etc. ; les fruits de la saison et particulièrement la pomme, que l'on trouve à toutes les époques de l'année, termineront tous les repas et constitueront avec un peu de pain la petite collation de la soirée. Nous recommandons particulièrement aux femmes qui vont être mères, le petit goûter que l'on fait ordinairement entre quatre et cinq heures du soir. Ce petit repas a le grand avantage de ménager les fonctions digestives, en permettant de manger un peu moins à midi, et de ne faire qu'une collation le soir. Ce repas du soir sera toujours très léger, c'est une règle générale qui ne doit pas être modifiée, cela se conçoit, par l'état de gestation. Dans les menus que nous indiquons plus loin, menus que l'on peut modifier suivant les habitudes et les ressources alimentaires des régions que l'on habite, chaque femme enceinte cherchera ce qui convient à sa situation et à son tempérament.

La femme maigre, dont les dépenses organiques excèdent les recettes, l'anémique, la chlorotique, dont les tissus ne sont pas envahis par la graisse, trouveront dans les féculents, l'aliment le plus convenable. C'est à elles surtout que nous recommanderons l'usage quotidien des soupes de grains grillés et des autres féculents, tels que l'avoine, le riz, dont la composition naturelle n'a pas été trop modifiée par les épurations que l'industrie leur fait si malheureusement subir.

Elles mangeront un plat de viande blanche ou de poisson au repas de midi, si elles ont l'habitude de l'alimentation carnée, mais elles supprimeront rigoureusement la viande au repas du soir, qu'elles remplaceront avantageusement par une soupe farineuse au lait. Les légumes et les fruits sont utiles à la femme maigre, à l'anémique, à la chlorotique comme à tout le monde d'ailleurs, en raison des sels nutritifs indispensables qu'ils renferment, mais ils doivent, chez ces personnes, passer après les féculents; tandis que chez la femme grasse, qu'elle soit anémique ou pas, ce sont les légumes verts et les fruits qui domineront dans son alimentation, les féculents ne viendront qu'en second lieu et si l'anémie grasse devient de l'obésité, on fera bien de n'en pas faire usage tous les jours, et de réduire même la quantité de pain.

Les règles à suivre pour la boisson n'ont rien de particulier à la grossesse. Une petite quantité de vin coupé d'eau, de la bière peu alcoolisée, du bon cidre, sont de très agréables boissons que l'hygiène ne peut condamner, chez les personnes qui y sont habituées. L'eau fraîche et le lait suffisent à la paysanne, elle fera bien de s'en contenter. Mais si nous tolérons une petite quantité de vin, nous proscrivons énergiquement et sans exception toutes les liqueurs.

Si les femmes enceintes savaient toutes les nuits sans sommeil qu'elles se préparent, en buvant du café des îles, qui fera de leur enfant, dès sa naissance, un petit névrosé, elles s'empresseraient d'abandonner l'usage de cette boisson. Celles qui n'ont pas le courage de la supprimer radicalement, ou de la remplacer par un des succédanés du café convenant à l'état de leurs fonctions digestives : malt composé, seigle ou glands composés, devraient tout au moins en atténuer l'effet excitant par une large addition de ces cafés de céréales.

Boire peu en mangeant et ne jamais boire sans soif, sont deux règles s'appliquant à tout le monde et plus particulièrement aux femmes en état de gestation.

Régime de la Nourrice

L'enfant est né. Comment va-t-il être nourri ? Pour décider cette question si importante, bien des considérations dont on ne devrait pas tenir compte vont entrer en jeu, et on laissera de côté les principes essentiels, moraux et physiologiques, qui seuls devraient déterminer la conduite à suivre. Les médecins de notre époque ont une tendance déplorable à interdire aux jeunes mères, sous des prétextes insuffisants, l'accomplissement du devoir si doux de l'allaitement de leurs enfants.

Fonssagrives, dans ses '' Entretiens sur l'hygiène '' écrits en 1869, déplorait déjà « l'affaiblissement du sens maternel et la faiblesse trop indulgente avec laquelle les médecins acceptent les raisons d'inaptitudes qui leur sont alléguées. »

S'il n'est pas toujours de l'intérêt de l'enfant qu'il soit nourri par sa mère, on peut affirmer que la santé de la mère, sauf quelques très rares exceptions, aura tout à gagner à l'accomplissement de cette fonction physiologique qui est la suite naturelle des phénomènes de la gestation, et tout à perdre à se débarrasser comme d'une entrave, de ce devoir impérieux. « L'allaitement est une fonction, nous dit Lévy (1) qui, non seulement répond aux besoins des nouveau-nés, mais qui entre dans les conditions d'équilibre physiologique de la mère; il régularise les phénomènes de l'état puerpéral, tempérant ou supprimant la fièvre de lait, neutralisant la disposition aux hémorrhagies utérines quand elle existe, consommant les matériaux de la pléthore qui succède à la parturition, et éloignant ainsi les chances de métrite, de péritonite, etc..; il diminue l'abondance des sueurs puerpérales, prévient les éruptions qu'elles amènent, les rhumatismes, les lochies excessives ou de longue durée, les maux de tête suivis de la chute des cheveux, l'engorgement et la nodosité des seins. La sécrétion du

(1) Lévy, *Traité d'hygiène.*

lait ôte à l'utérus le poids de sa turgescence
sanguine et lui ménage le retour graduel à son
état ordinaire; elle a donc à son début, le caractère d'une évacuation critique, et chez beaucoup de femmes elle prolonge pendant toute sa
durée, le bienfait d'une salutaire dérivation. »

Bien des mères payent chèrement, pendant
toute leur vie, par des misères physiologiques
plus ou moins graves : rhumatismes, varices,
phlébite, maladies des organes abdominaux,
etc., l'abandon de l'allaitement de leurs enfants
à des nourrices mercenaires. On va nous taxer
d'exagération, et cependant n'arrive-t-il pas
que certains animaux auxquels on enlève leurs
petits, tombent malades et meurent par suite
de la suppression des phénomènes de la lac-
tation ?

La nature toute entière est soumise à certaines lois générales qu'on ne peut enfreindre impunément, et parmi ces lois immua-
bles, il n'en est pas de plus importante que
celle qui impose à la mère la douce obligation
de continuer à nourrir d'elle-même, pendant
une certaine période, l'enfant qui s'est formé et
a vécu de sa propre substance.

Chez tous les peuples l'allaitement maternel
fut la règle générale, tant que les mœurs res-
tèrent pures. Lycurgue en avait fait par une loi
une stricte obligation. Démosthène *(harangue
IX)* cite l'exemple de femmes qui furent blâ-
mées publiquement et citées en justice pour s'être
dispensées de nourrir leurs enfants sans pou-

voir alléguer de sérieuses raisons. D'après Tacite (*Mœurs des Germains, CXXIX*) confier ses enfants à une nourrice était un acte infamant. A Rome, l'allaitement maternel fut d'abord en grand honneur, puis peu à peu abandonné, à mesure que la dissolution des mœurs devint plus grande.

L'Eglise fit entendre, sur ce sujet, ses plaintes éloquentes par la bouche des saint Ambroise, saint Chrysostôme, saint Clément, etc. Fonssagrives cite dans ses "Entretiens sur l'hygiène" le discours remarquable attribué dans Aulu-Gelle (*Nuits attiques, livre XII, ch. II*) au philosophe Favorinus, sur l'obligation morale de l'allaitement maternel. Quelques extraits de ce discours intéresseront certainement nos lecteurs.

« On vint annoncer, dit Aulu-Gelle, au philosophe Favorinus, et en notre présence, que la femme d'un de ses auditeurs venait d'accoucher et lui avait donné un fils. « Allons, dit-il aussitôt, voir la mère et féliciter le père. » Il était d'une famille noble et d'où étaient sortis des sénateurs. Nous suivîmes tous Favorinus; nous l'accompagnâmes jusqu'à la maison et entrâmes avec lui. Il rencontra le père dans le vestibule, l'embrassa, le félicita et s'assit. Il s'informa si l'accouchement avait été lent et laborieux, et ayant appris que la jeune mère, fatiguée par les veilles et la douleur, s'était endormie, il donna un plus libre cours à ses paroles. « Je ne doute pas, dit-il, qu'elle ne soit disposée à nourrir son fils de son lait. » La mère de l'accouchée ayant répondu qu'il fallait user de ménagements et donner à l'enfant des nourrices, pour ne pas ajouter les fatigues de l'allaitement aux souffrances qu'elle venait de traverser : « Je te conjure, femme, répliqua Favorinus, de permettre qu'elle soit tout à fait la mère de son fils. Enfanter et aussitôt rejeter loin de soi l'être qu'on a mis au monde, n'est-ce pas une maternité imparfaite et contraire à la nature? On n'est mère qu'à demi, lorsque, après avoir nourri dans son sein un être qu'on ne voyait pas, on lui refuse son lait lorsqu'on le voit déjà vivant, déjà homme, implorant le sein maternel... Si l'on mérite la haine publique et l'exécration générale pour aller tuer l'homme dans ses premiers jours, lorsqu'il se forme et s'anime dans les mains de la nature, il n'y a pas loin de là, sans doute, à refuser à l'enfant formé et venu au jour, la nourriture de son sang, nourriture qu'il connait et dont il a pris l'habitude.

Mais peu importe, dit-on, pourvu qu'il vive et soit nourri, à quel sein il le soit.

Pourquoi celui qui tient ce langage, puisqu'il est si sourd à la voix de la nature, ne pense-t-il pas aussi que peu importe dans quel corps et de quel sang l'homme s'est formé?...

Il est encore une autre considération qu'on ne saurait dédaigner. N'est-il pas vrai que les femmes qui abandonnent et excluent loin d'elles leurs enfants, pour les laisser nourrir par d'autres, brisent, ou du moins relâchent, affaiblissent le lien de tendresse dont la nature unit l'âme des enfants à celle des parents ? Un enfant mis en nourrice n'est guère moins oublié qu'un mort. Ainsi s'altère et s'évanouit la piété dont la nature avait jeté la première semence ; et si l'enfant peut encore aimer son père et sa mère, cet amour n'est pas l'effet de la nature, mais le fruit de la société et de l'opinion. »

N'est-il pas bon de faire entendre ce langage sévère sans doute, mais juste, aux mères de plus en plus nombreuses qui confient si aisément, sans aucune nécessité impérieuse, leurs enfants à des soins mercenaires.

L'hygiène et la moralité exigent donc que la mère allaite elle-même son enfant, sauf dans les cas très rares où la santé de la mère ne lui permet pas de remplir ces fonctions.

Une femme phtisique ou scrofuleuse, sera assurément une mauvaise nourrice, et l'enfant aura tout à gagner à être nourri par une nourrice étrangère, dont le lait pourra, dans une certaine mesure, contrebalancer les influences morbides qu'il tient de sa mère. Une femme atteinte de maladie grave du cœur ne peut pas nourrir son enfant, sans s'exposer à voir s'aggraver son état, plutôt par les inquiétudes, les insomnies qui sont le lot des nourrices, que par l'action elle-même de l'allaitement. Mais ces situations pathologiques sont exceptionnelles, et le nombre des enfants confiés à des nourrices étrangères serait bien minime s'il ne provenait que d'empêchements aussi justifiés. L'abandon, par la généralité des mères de notre triste fin de siècle, du devoir d'allaiter leurs enfants, a malheureusement, dans la plupart des cas, des motifs moins respectables : l'affaiblissement du sens maternel, l'amour du luxe, du plaisir, la paresse, des obligations professionnelles auxquelles on accorde une importance exagérée pour se débarrasser d'un devoir gênant, en un mot, qui résume tout, l'égoïsme, chose monstrueuse, contre nature, lorsqu'il envahit le cœur d'une mère.

La maladie morale qui est la cause de cette triste situation, a pour conséquence certaine la maladie corporelle, une diminution de vitalité chez la mère, qui amène nécessairement la dégénérescence de la race.

S'il est des femmes qui, sans raisons suffisantes, confient à des nourrices le soin d'allaiter leurs enfants, il en est d'autres, bien nombreuses encore, Dieu merci ! qui, malgré l'état précaire de leur santé, se donnent tout entières, avec une énergie admirable, à l'accomplissement de ces touchantes fonctions.

C'est à celles-là surtout, que nous espérons apporter quelques secours en rendant leur tâche plus facile par l'observation judicieuse des règles indispensables de l'hygiène alimentaire.

« Les nourrissons, a dit Boërhaave, portent invariablement la peine des écarts du régime des nourrices. » Les règles de la diététique n'ont rien de bien spécial à la situation de nourrice, et tout ce que nous avons dit au sujet de l'alimentation de la mère peut s'y appliquer. Cependant, il ne faut pas tomber dans la faute commise par de nombreux médecins, qui prétendent que la nourrice doit tout simplement s'en tenir à l'alimentation à laquelle elle est habituée. Cela est parfait si cette alimentation est rationnelle, mais si elle pèche par quelque côté, il faut nécessairement y apporter, sans brusquerie, les modifications nécessaires. L'excès des viandes, l'abus des épices, l'alcool, le café des îles, etc., nuisibles à tout le monde, ne peuvent être que funestes à la nourrice et à l'enfant qu'elle nourrit. La paysanne n'aura pas grand'chose, généralement, à changer à ses habitudes ; elle veillera cependant à s'alimenter d'une façon suffisante, sans qu'il soit nécessaire, bien au contraire, de faire intervenir la viande et le vin. C'est là précisément la faute que l'on commet presque toujours dans les familles bourgeoises, où l'on fait venir une nourrice de la campagne.

« La nourriture de la nourrice doit être substantielle, dit Fonssagrives, mais elle doit par dessus tout être en rapport avec ses habitudes originelles. »

J.-J. Rousseau s'est élevé avec raison contre ce qu'il y a d'irrationnel à gorger de viandes et de vin des nourrices de la campagne qui n'usent que rarement ou presque jamais de ces aliments.

« Il faut que la nourrice vive un peu plus

commodément, qu'elle prenne des aliments un peu plus substantiels, mais non pas qu'elle change tout à fait de manière de vivre ; car un changement prompt et total, même de mal en mieux, est toujours dangereux pour la santé, et puisque son régime ordinaire l'a laissée ou rendue saine et bien constituée, à quoi bon lui en faire changer. (*Emile, liv. I*).

Il serait difficile, nous le comprenons, de refuser de la viande et un peu de vin à une nourrice, dans une famille dont tous les membres suivent le régime mixte, et il n'y a d'ailleurs aucun inconvénient à lui donner des viandes blanches rôties ou du poisson, à la condition que ce genre d'aliments ne paraisse qu'une fois sur la table au principal repas, et qu'il n'y tienne que la place secondaire qui doit toujours lui être assignée. « La chose essentielle, a dit Donné, (1) pour les nourrices, comme pour tout le monde, est de bien digérer ce qu'on mange et de ne pas manger avec excès. » Lorsqu'il y a sur la table deux ou trois plats de viande dont le goût est relevé par des sauces excitantes, on rend bien difficile à la nourrice l'observation des règles de la tempérance.

Après les couches, lorsque la sécrétion lactée n'est pas encore établie, la femme ne doit prendre que trois ou quatre potages légers dans les vingt-quatre heures. On voit des femmes de la campagne poussées par des devoirs impé-

---

(1) A. Donné, *Conseils aux mères sur l'allaitement et sur la manière d'élever les enfants nouveau-nés.*

rieux, qui se lèvent après quarante-huit heures et se mettent presque sans transition à leurs travaux et à leur alimentation ordinaires. Ce qu'une robuste femme des champs peut se permettre sans courir trop de dangers, serait une imprudence impardonnable chez la bourgeoise et l'ouvrière des villes.

La sécrétion lactée étant établie, elle reviendra peu à peu à une alimentation plus substantielle, en suivant la progression que l'on doit observer dans une convalescence ordinaire. Les soupes de grains grillés, les bouillies à l'avoine, au riz, les panades auxquelles on peut ajouter un œuf battu, les laits de poule, seront les premiers aliments auxquels on s'adressera. On pourra ensuite varier ce régime par quelques œufs à la coque très légèrement cuits, des confitures, des compotes, des fruits cuits, etc., la boisson sera de l'eau, du lait, ou du vin coupé d'eau, jamais du vin pur. Enfin, après une huitaine de jours, l'accouchée aura repris son alimentation habituelle, si celle-ci n'avait rien de répréhensible. Afin d'éviter de trop surcharger l'estomac par des repas copieux, elle pourra faire une ou deux petites collations à des heures déterminées, par exemple à 10 heures du matin et à 4 heures du soir. Ces goûters seront constitués par des fruits crus ou cuits ou du laitage : lait froid *non bouilli*, lait caillé, fromage blanc, etc.

Les légumes et les fruits auront repris la place importante qu'ils doivent avoir dans toute alimentation bien ordonnée, cependant la nourrice usera très modérément des oseilles, des bettes, des prunes, à cause de leurs propriétés laxatives ; l'ail, l'oignon, le poireau, le cerfeuil, le persil, l'échalotte et en général tous les légumes et toutes les épices à odeur forte, seront interdits, car leur principe âcre et volatil se communique au lait ; les asperges ne conviennent guère en raison de leur action diurétique ; les carottes et les lentilles ont la réputation méritée, croyons-nous, mais partagée cependant avec la généralité des légumes verts et secs, d'augmenter la sécrétion lactée ; elles devront figurer souvent sur la table des nourrices.

Comme médicaments, pour augmenter la quantité de lait, on a conseillé l'anis et le fenouil. On fera bien, à notre avis, d'en user rarement et modérément, car ces plantes riches en essence, modifieraient plus ou moins heureusement la composition du lait.

En résumé, les soupes farineuses, le lait, les œufs, les légumes verts et secs et les fruits seront les bases de l'alimentation de la nourrice ; on pourra, suivant les habitudes, y ajouter sans inconvénient, mais à un seul repas, un peu de viande blanche rôtie ou du poisson.

Le café des îles et tous les alcools qui passent dans le lait et sont par conséquent absorbés par l'enfant, seront rigoureusement interdits. « Les liqueurs alcooliques prises par les nourrices, peuvent occasionner aux nourrissons des accidents toxiques, tels que coliques, convulsions, ivresse et même la mort. » (1)

On a vu souvent un grog chaud supprimer le lait pendant plusieurs heures.

Régime de l'enfant

L'allaitement de l'enfant peut se faire par plusieurs procédés qui ont une valeur hygiénique différente : l'allaitement maternel, l'allaitement mercenaire, l'allaitement direct par un animal et enfin l'allaitement artificiel par le biberon.

On connaît nos préférences justifiées pour le premier mode d'allaitement. Il ne faudrait pas cependant, exagérer les choses.

L'amour maternel et l'ardent désir de remplir son devoir, ne suffisent pas pour faire une bonne nourrice. Certaines maladies, telles que la scrofule, la phtisie, un état neurasthénique très prononcé, etc., sont une indication certaine d'inaptitude à bien remplir ces fonctions. Si on ne tient pas compte de ces conditions défavorables, on expose la santé de la mère et celle de l'enfant à de graves complications. L'enfant d'une mère scrofuleuse ou phtisique, trouvera peut-être dans le lait d'une nourrice mercenaire vigoureuse, des éléments de santé qui contrebalanceront l'influence morbide reçue en naissant. Le rôle du médecin, dans ces circonstances, est des plus délicats. Dans les classes aisées de la

(1) Lévy, *Traité d'hygiène.*

société, il a généralement une tendance déplorable à interdire aux mères, sous des prétextes insuffisants, les délicates et touchantes fonctions de nourrices.

Donné, dont les conseils, que tous les médecins devraient méditer, sont l'expression d'une grande expérience, a écrit sur ce sujet une page que nos lecteurs liront avec intérêt :

« Si on ne devait, dit-il, accorder la faculté de nourrir qu'aux mères douées d'une force, et d'une santé aussi robustes que celles que l'on recherche dans les nourrices étrangères, il faudrait à peu près renoncer à voir les femmes du monde allaiter jamais leurs enfants, car il est très rare de rencontrer ces conditions dans les femmes habitant les grandes villes, et surtout parmi celles de quelques classes de la société ; mais il y a tant de compensation à leur infériorité sous ce rapport, qu'il est bon de mettre une certaine mesure dans les exigences et de ne pas pousser la sévérité à l'excès. Rien n'est plus commun, en effet, que de voir, à Paris même, des femmes d'une force moyenne, dont la santé n'est pas toujours à l'abri d'une foule de ces petits inconvénients qui semblent inhérents à une certaine position sociale, posséder néanmoins les qualités essentielles comme nourrices et allaiter avec le plus grand succès, sans éprouver aucune détérioration dans leur propre santé. Il serait assurément fâcheux, et pour la mère et pour l'enfant, de contrarier le penchant que ces femmes éprouvent à nourrir, et de priver l'enfant de sa nourrice naturelle ; ce serait tomber, par excès de précautions, dans un autre ordre d'inconvénients, ou du moins se priver d'avantages réels et précieux. On doit également s'éloigner en pareille matière, d'un esprit de système exclusif, favorable ou défavorable à l'allaitement maternel : mais on peut dire que la présomption doit d'abord être en faveur de la mère. »

Que ce soit la mère, ou une nourrice mercenaire qui allaite l'enfant, les règles que l'on doit suivre restent les mêmes. Cependant, avec une nourrice mercenaire, il faudra tenir compte dans une certaine mesure, de la densité de son lait, qui est d'autant plus riche en matières grasses et en éléments nutritifs qu'il est plus ancien. L'estomac de l'enfant sera donc surchargé, pendant les premiers jours, d'un lait plus épais que celui que lui aurait donné sa mère, et s'il prend le sein trop souvent, il en pourra résulter soit des vomissements, soit une fatigue intestinale, qui seront le tribut payé pour la non-observation de la loi naturelle, qui exige que l'enfant soit nourri par sa mère.

Bien des nourrices ont pour la réglementation du nombre des tétées un moyen très peu recommandable ; elles donnent le sein toutes les fois que l'enfant pleure, sous le prétexte qu'il n'a guère que ce moyen pour manifester son besoin de prendre. Le sentiment de la faim suffit sans doute pour faire pleurer l'enfant, mais il a bien d'autres causes de larmes : petites coliques provenant peut-être d'une indigestion, des langes trop serrés, une inflammation de l'anus ou des cuisses, etc... Ce qui fait croire aux nourrices que le besoin de prendre est la cause des larmes du nourrisson, c'est que pendant qu'il est au sein, il ne pleure plus. Il lui serait difficile de faire les deux choses à la fois. Si, après avoir pris une tétée, l'enfant se remet à crier, on peut être assuré que la faim n'est pas la cause de ses larmes, et lorsqu'elles sont provoquées par de petites coliques provenant d'une indigestion, on conçoit que les tétées répétées par lesquelles on cherche à le calmer, ne sont guère faites pour le soulager.

Nous voyons donc un grand intérêt dans la réglementation rigoureuse de la nourriture de l'enfant. Pendant les deux premiers mois, la chose n'est guère possible, mais à partir de ce moment, la santé de l'enfant exige une judicieuse réglementation du nombre de tétées et de l'intervalle qui doit les séparer.

Entre deux et trois mois, l'enfant d'un tempérament un peu faible prendra le sein toutes les heures et demie, toutes les deux heures s'il est d'une force ordinaire, et toutes les deux heures et demie, lorsqu'il est très vigoureux et très fort. A partir de trois mois et jusqu'à ce que l'enfant commence à manger, les intervalles seront un peu plus longs, deux heures et demie, au minimum, trois heures au maximum. Chaque fois, il prendra jusqu'à satiété, à moins qu'un état maladif rende nécessaire l'observation d'une petite diète.

Jusqu'à 6 mois, le lait doit être la seule nourriture de l'enfant. Cependant, l'état de la santé de la nourrice, ou l'insuffisance de son lait, peuvent rendre indispensable l'addition d'aliments étrangers. En pareil cas, on s'adressera uniquement au lait des animaux, pur ou coupé d'eau suivant l'âge du nourrisson.

Dans les campagnes, on a la très mauvaise habitude de faire manger les enfants dès l'âge de deux ou trois mois, et quelquefois même plus tôt. Ce système, supporté sans trop de fatigues par de robustes petits paysans, est l'origine, chez la plupart des enfants moins vigoureux, de toutes sortes de maladies et de misères.

L'estomac de l'enfant, jusqu'à l'âge de 6 mois, ne peut digérer que le lait, tout autre aliment exige une force digestive qu'il ne possède pas. « Une alimentation prématurée, écrit Lévy, peut être une cause de diarrhées, d'indigestions, d'empâtements abdominaux, de gourmes, d'éruptions diverses. » D'après M. Jules Guérin, on doit attribuer très souvent la même origine au rachitisme. Cependant vers l'âge de 6 mois, il est nécessaire d'introduire dans l'alimentation de l'enfant, l'usage de quelques farines. On commencera par 5 à 6 cuillerées par jour, d'une bouillie faite avec de la farine de riz, si l'enfant a des tendances à la diarrhée ; lorsque les selles sont régulières, on varie par des bouillies à l'avoine, par un mélange de riz, d'avoine et d'orge, par des soupes de grains grillés, ou encore par de petites soupes de pain cuit passées au tamis. Ces bouillies, préparées d'abord avec du lait coupé d'eau, seront très claires ; peu à peu on diminuera la quantité d'eau, on augmentera la proportion du lait, et on fera les bouillies de plus en plus épaisses, sans rien exagérer cependant, et en ayant soin de surveiller attentivement l'état des organes digestifs. Lorsque l'enfant a pris sa bouillie, la nourrice doit attendre 3 à 4 heures avant de lui donner le sein. Si l'enfant a des coliques, et que l'on puisse supposer qu'elles proviennent d'une alimentation trop abondante, on réduira la quantité d'aliments, mais non la proportion de liquide, car l'enfant a un besoin d'eau qui ne cesse jamais, même lorsqu'il est malade et qu'on est obligé de lui imposer une petite abstinence. Par conséquent, on étendra le lait d'une proportion plus ou moins grande, suivant les cas, d'eau légèrement sucrée ; si les selles sont liquides, on remplacera l'eau par une décoction de riz passée au tamis, ou par une infusion de glands ; les bouillies très claires seront préparées au lait étendu d'eau, ou à l'eau pure un peu sucrée. L'alimentation sera toujours réglée suivant l'état des fonctions digestives.

Lorsque l'enfant est élevé au sein, toutes les difficultés de l'alimentation sont bien diminuées, car le lait de la mère ou de la nourrice est pour ainsi dire un aliment vivant, qui donne une satisfaction complète aux besoins de l'enfant, et conserve en bon état ses organes digestifs.

L'allaitement direct par un animal convient moins bien déjà, mais il est supérieur à l'allaitement artificiel par le biberon, surtout lorsque l'animal choisi est une ânesse ou une jument, dont le lait se rapproche le plus, par sa composition, de celui de la femme.

Le lait de la vache et celui de la chèvre sont beaucoup trop riches en éléments nutritifs, surtout pour les premiers mois ; on est obligé de les étendre d'eau légèrement sucrée.

L'allaitement artificiel demande, pour que la santé de l'enfant n'éprouve pas de trop grands dommages, une grande expérience qui fait trop souvent défaut.

Nous croyons utile de donner les deux tableaux dressés, l'un par Constantin Paul, l'autre par P. Budin, pour la réglementation de l'allaitement par le biberon. Les quantités indiquées sont un peu différentes suivant les auteurs. Il n'est pas plus possible, en effet, de régler d'une façon stricte la quantité d'aliments nécessaire à un enfant, que de déterminer le poids d'azote, de carbone et de sels nutritifs qu'un adulte doit absorber. Ces quantités varient suivant la puissance de digestion, le poids, le tempérament de chaque sujet. Néanmoins, ces chiffres sont une indication qui n'est pas sans valeur, car ils résultent des moyennes obtenues par de nombreuses expériences. Il sera bon de ne pas trop s'en écarter, sans se croire obligé cependant de s'y astreindre d'une façon rigoureuse.

Règles à observer pour l'emploi du biberon
D'après Constantin Paul

Dates	Coupage		Dosé par Têtée	Nomb. de Têtées		Total du liquide en 24 h.
	Lait	Eau		Jour	Nuit	
1er jour	1	3				30
2e jour.........	1	3	15	8	2	150
3e jour.........	1	3	40	8	2	400
4e jour.........	1	3	50	8	2	500
2e semaine	1	2	60	8	2	600
2e mois	1	1	60	8	2	600
3e 4e et 5e mois.	1	1	60	8	2	700
6e mois	1	1	80	8	2	800
7e mois	1	0	120	6	2	900

D'après P. Budin

1er jour.............	rien du tout.
1er mois.............	600 gr.
2e mois.............	750 gr.
3e mois.............	850 gr.
4e mois.............	950 gr.
5e et suivants.......	950 gr. à 1000 gr.

On peut employer, pour couper le lait, de l'eau pure très légèrement sucrée. Cependant, certains hygiénistes préfèrent une décoction de riz, d'orge, d'avoine, ou simplement de mie de pain passée au tamis. Des expérimentations ont paru démontrer, que les décoctions farineuses possèdent la propriété de donner un coagulum plus divisé, d'une digestion plus facile. Quoi qu'il en soit, à partir du troisième mois, on fera bien de couper le lait avec des décoctions de céréales, riz, orge, avoine ou mie de pain desséchée, de chapelure (soupe fortifiante) passées au tamis de soie.

Comme pour l'enfant élevé au sein, on commencera, vers l'âge de 6 mois, à lui donner des bouillies farineuses dont on augmentera peu à peu la quantité et le nombre, jusqu'au moment du sevrage.

Dès que l'enfant aura mis quelques dents, on l'habituera à la mastication, en lui donnant à sucer quelques croûtes de pain.

A quel âge convient-il de sevrer l'enfant?

Un passage du livre II des Macchabées (chapitre XXVII, V. 271), nous apprend que chez les Hébreux, le sevrage ne se faisait qu'à trois ans. Galien indique la même limite. D'après Fonssagrives, il y a là une véritable exagération, et il estime que chez nous, dans des conditions normales, le sevrage doit s'opérer entre 1 an et quinze mois.

Un enfant robuste, pourra être sevré plus tôt qu'un enfant chétif, et il est des circonstances où l'on est forcé de se résoudre à un sevrage prématuré : nouvelle grossesse, maladie de la nourrice, etc. Il a été constaté que les enfants blonds, à tempérament lymphatique, à peau blanche et transparente, doivent être sevrés plus tôt que ceux qui sont bruns, secs et colorés. Tel est l'opinion de Leroy, qui prétend même qu'un allaitement trop prolongé dispose les enfants aux gourmes, aux scrofules, et au rachitisme.

L'illustre Trousseau a donné le conseil très judicieux de se baser sur l'état de la dentition, pour établir le moment du sevrage. Cela vaut évidemment mieux que toutes les règles arbitraires, qui ne peuvent tenir suffisamment compte des différences de nature, de tempérament, de santé.

On sait que les dents sortent par groupes. Les incisives médianes d'en bas sortent les premières, les incisives supérieures ensuite, puis les petites molaires, les canines, et enfin les dernières molaires.

Il faut choisir pour le moment du sevrage, l'intervalle de temps qui sépare la sortie de deux groupes, afin de ne pas compliquer les troubles amenés par le sevrage, des fatigues qui résultent presque toujours de la sortie des dents. *Il ne faut donc jamais sevrer l'enfant lorsqu'il a un nombre impair de dents.*

Trousseau donne le conseil d'attendre, pour sevrer, la sortie des canines, qui n'a lieu en général, qu'entre le dix-huitième et le vingt-deuxième mois. Cela est rarement praticable. Nous sommes plutôt de l'avis de Fonssagrives, qui estime que le moment le plus opportun est celui qui sépare la poussée des petites molaires de celle des canines. A ce moment l'enfant est apte à prendre d'autres aliments que le lait, de plus il y a un répit suffisamment long entre ces deux sorties de dents.

Bien que l'enfant soit sevré, le lait devra toujours être sa principale nourriture. En le faisant passer brusquement de l'alimentation lactée au régime de la table commune, on s'expose à apporter le désordre dans ses fonctions digestives. Les soupes farineuses, les succédanés du café, additionnés de lait et choisis suivant l'état des fonctions digestives, et enfin le lait pur, constitueront presque exclusivement l'alimentation de l'enfant qu'on vient de sevrer.

Mgr Kneipp, qui a fait de si louables efforts pour ramener notre génération à une plus grande simplicité dans la manière de vivre, recommande beaucoup, pour les petits enfants, les bouillies à l'avoine et les soupes de grains grillés. Ces aliments naturels, en grand honneur jadis, ont été singulièrement délaissés à notre époque; on les a remplacés par toute une série de pâtes et de farines alimentaires, dont la blancheur n'a d'égale que la pauvreté en éléments nutritifs. Si l'usage des farines, dont les sels naturels ont disparu par des tamisages répétés, a sur la santé de l'adulte des effets déplorables, on doit juger combien est plus grande et plus funeste l'action qu'il exerce sur des organismes en formation. Si nous nous élevons de toutes nos forces, contre l'emploi des aliments dont l'industrie modifie si malheureusement la composition naturelle, nous devons signaler aux parents un danger encore plus grand, dans l'usage des produits alimentaires dont les formules sont tenues secrètes par les fabricants. Comment apprécier la valeur alimentaire et l'action physiologique d'un produit dont on ne connait pas les éléments constituants?

Nous arrivons à une des questions les plus importantes de l'alimentation des enfants en bas-âge. La viande leur est-elle nécessaire? Nous répondons négativement sans aucune hésitation.

Les enfants de la campagne n'en mangent pas, et certes, ils ont, en général, une santé, une vigueur, et surtout un sang pur et riche que le régime des côtelettes et des biftecks n'a jamais procurés aux enfants appartenant aux classes de la société qui font un usage quotidien des aliments carnés.

Hufeland est d'avis que la viande ne soit pas permise aux enfants, avant l'âge de dix ans. Fonssagrives trouve le principe bon, mais exagéré. Telle n'est pas notre opinion.

Nous sommes persuadé que le régime végétarien est celui qui donne aux enfants, le meilleur fonds de santé, et qui combat le plus efficacement la tendance générale au nervosisme. Nous avons constaté bien souvent les funestes effets de la viande sur les enfants: éruptions diverses, inflammations intestinales, crises nerveuses, etc., nous cherchons en vain quels avantages ils en peuvent retirer.

C'est avec une grande appréhension, pour

l'avenir de notre race, de notre patrie, que nous voyons l'habitude de l'alimentation carnée quotidienne et de son accompagnement inévitable de boissons alcooliques, pénétrer rapidement chez les paysans. Avec son enfantine manie de l'imitation, le cultivateur veut suivre les coutumes du petit bourgeois de son village, de son épicier, du marchand de vin, ou de l'ouvrier de l'usine. La mère de famille, qui a entendu dire par ses amies du village, que la viande et le vin sont des aliments qui donnent force et vigueur, vend quelques litres de lait, quelques douzaines d'œufs, qu'on réservait jadis pour les enfants, et les remplace par de la viande de bœuf. Si ses ressources ne lui permettent pas d'introduire la viande et le vin dans l'alimentation de toute la famille, elle veut au moins que ses enfants n'en soient pas privés. Nous trouvons souvent l'occasion de rappeler à de plus saines notions de l'hygiène, les braves et robustes paysans au milieu desquels nous vivons. Mais que peuvent nos efforts isolés? que peuvent-ils surtout contre l'ignorance de la plupart des médecins — les exceptions ne font que confirmer la règle — sur toutes ces questions si importantes de l'hygiène alimentaire : — « Docteur, le régime végétarien ne serait-il pas indiqué en pareil cas? » — « Ah! oui, le végétarisme... Sarcey, notre oncle, a écrit là-dessus. Il n'est pas compétent. Bifteck et vin de Bordeaux valent mieux que les herbes, qu'il faut laisser aux ruminants. »

Voilà ce qu'on obtient neuf fois sur dix, lorsqu'on veut tenter d'ouvrir les yeux à quelque bon Docteur.

Les médecins qui accordent à la diététique la place qu'elle mérite, déplorent comme nous, l'indifférence de leurs collègues en tout ce qui regarde l'alimentation. Le mal est grand, cent fois plus grand qu'on ne le suppose. Si le paysan en restait à la poule au pot tous les dimanches, que le bon roi Henri IV voulait lui donner, nous approuverions sans réserve. Un peu de vin et de la viande le dimanche et les jours de réjouissance, cela est parfait ; de temps en temps, un bon morceau de lard dans la soupe, rien de mieux. Mais si de nos jours la plupart des cultivateurs en sont encore personnellement à cette alimentation qui leur procure santé, force et vigueur, dans certains ménages on bourre littéralement les enfants de viande et de vin. Un petit malaise a été généralement l'origine de ce changement de régime. Le médecin a ordonné ces aliments à l'enfant malade, et l'amour maternel, qui exagère toujours et que personne n'éclaire, impose à l'enfant un régime déplorable, dont les conséquences ne tardent pas à se faire sentir.

De nombreuses mères pleurent un enfant chéri, dont la mort n'est due qu'à un régime trop excitant, trop carné. Pendant que nous écrivons ces lignes, bien des noms de ces pauvres victimes d'une erreur de diététique nous viennent à l'esprit.

C'est une petite fille de trois ans, que des convulsions ont emportée en vingt-quatre heures. Nous avions eu l'occasion d'avertir la mère, qui ne nous avait pas cru. La coloration exagérée des joues de cette enfant nous avait frappé : « Est-ce que vous ne feriez pas manger un peu trop de viande à votre petite fille, avions-nous dit à la mère ? » — « C'est l'aliment qu'elle préfère et je ne veux pas l'en priver. » — « Vous lui donnez du vin sans doute ? » — « Elle aime le vin plus que le lait, et elle le boirait toujours pur si on la laissait faire, mais j'y ajoute un peu d'eau. D'ailleurs, vous voyez que ce régime lui réussit à merveille, elle est grasse, grosse et fraîche ; un peu nerveuse, peut-être, ce que je préfère à la mollesse ».

Nous essayâmes d'ouvrir les yeux de cette malheureuse mère. Nous citâmes l'exemple de notre petite fille : « Je sais, nous répondit-elle en riant. Elle se porte très bien, il est vrai ; mais la mienne ne se porte pas mal, ainsi que vous le voyez ; vous êtes trop sévère. D'ailleurs, tous les médecins ordonnent la viande et le vin aux malades, et ils ne le feraient certainement pas, si cela avait autant d'inconvénients que vous le dites. »

Un mois après, on enterrait cette enfant, fille unique !

C'est une petite fille de dix ans, emportée en huit jours par une péritonite. La viande et surtout la charcuterie était son principal aliment, le vin, sa boisson préférée. Une constipation opiniâtre, fut le premier avertissement donné par la nature. Quelques lavements, quelques purgatifs furent ordonnés ; mais on ne modifia pas le régime alimentaire. À sept ans, l'enfant n'allait à la selle que tous les deux ou trois jours. « Il n'y a rien à faire, disait-on, c'est son tempérament qui est ainsi. » A dix ans, survint une péritonite, provoquée par une petite indigestion. Un des médecins appelés déclara qu'il serait urgent de soumettre l'enfant à un régime spécial, dès que la maladie serait enrayée. Il était trop tard, la mort, précédée d'horribles souffrances, fit son œuvre.

C'est un jeune garçon de douze à treize ans, fils unique, gâté par des parents sans énergie, son alimentation n'a été dirigée que suivant ses caprices. Il refusait de manger si on ne lui donnait pas du vin, de la charcuterie, du chocolat, etc. Il est cloué au lit depuis six mois par un rhumatisme, qui s'est compliqué d'une phlébite.

Hier encore, une robuste paysanne nous parlait de son fils âgé de six ans, qui a, depuis plusieurs jours, le corps couvert de boutons.

— « Il a toujours été, nous dit-elle, très sujet à la constipation. Et cependant je lui donne des soins que je n'ai jamais reçus chez mes parents. Je ne néglige rien pour sa nourriture. Tous les jours, il mange de la viande de bœuf, qu'il aime beaucoup, et il boit du bon vin naturel. »

— « Ma bonne femme, si votre enfant est malade, c'est uniquement par votre faute. Vous avez des frères et des sœurs, tous sont comme vous sains et vigoureux. Quelle nourriture aviez-vous chez vos parents ? » — « De bonnes soupes, des légumes, des fruits, des *matefaims*, un peu de lard, les dimanches et les jours où le travail était trop pénible, et surtout de bonnes tasses de lait bourru, lorsque nous étions jeunes ». — « Et de la viande, et du vin ? » — « Oh ! cela était trop cher et nous étions trop nombreux. Nous ne mangions de la viande de boucherie et ne buvions du vin qu'aux quatre grandes fêtes de l'année. » — « Eh bien ! si vous éleviez votre enfant comme vos parents vous ont élevée, il serait comme vous et vos frères, plein de santé; il ne souffrirait pas de la constipation, cette maladie des petits bourgeois, qui mangent trop de viande ; il laisserait aux fils des ouvriers d'usine, qui sont les meilleurs clients de la boucherie et du marchand de vin, toutes ces maladies de la peau, tous ces désordres des fonctions digestives, toutes ces misères nerveuses, inconnues il y a cinquante ans chez les paysans. Si vous voulez suivre l'exemple des habitants de la ville, ou des ouvriers de l'usine, résignez-vous à avoir comme eux des enfants chétifs ou bouffis, sans muscles, nerveux à l'excès. Mais si vous voulez faire de votre fils un robuste cultivateur, revenez à la saine alimentation de vos pères, qui étaient plus sages que vous. »

Tel est le langage que nous tenons toujours en pareille circonstance ; voilà ce qu'il faudrait dire et répéter sans cesse, voilà ce que les journalistes, qui ont une si grande influence sur la foule, devraient enseigner aux cultivateurs, au lieu de leur vanter les progrès d'une civilisation stupide qui vient tarir dans sa source les réserves de santé, de force, de vigueur, qui ne se trouvent que chez l'habitant des campagnes. Que deviendra notre race, si les fils de laboureur suivent les traces des fils d'ouvriers, si comme eux, ils se gorgent de viande, de vin et bientôt d'eau-de-vie ?

Un jour viendra, où le fils du paysan n'aura plus la force de guider la charrue et il ira chercher dans la ville des travaux moins pénibles.

Qu'on ne parle pas d'exagération ! Nous ne faisons qu'une peinture bien affaiblie de ce qui se passe sous nos yeux.

Les mères de famille qui auront l'énergie suffisante pour rompre avec les préjugés entretenus par la médecine classique, agiront sagement en n'introduisant pas la viande dans l'alimentation ordinaire de leurs enfants, avant l'âge de neuf à dix ans.

L'hygiène peut admettre cependant, sans aucune difficulté, un peu de viande les dimanches et les jours de fête.

Si tous les hygiénistes ne s'entendent pas au sujet de l'âge auquel on peut permettre l'usage de la viande aux enfants, tous sont d'accord au point de vue de la défense rigoureuse qui leur doit être faite de toutes les viandes salées, fumées, des ragoûts épicés, etc., nous ajouterons des viandes noires et du gibier.

Les poissons d'eau douce, les viandes blanches rôties, ou en sauce blanche, sont celles qui présentent le moins d'inconvénient, et ce sont les seules qui peuvent être tolérées, sous la réserve expresse d'une grande modération.

Il n'est pas nécessaire que nous insistions beaucoup sur l'inutilité et les dangers des sucreries et des pâtisseries, toutes les mères savent à quoi s'en tenir à ce sujet, et ce n'est que par l'effet d'une regrettable faiblesse qu'elles en arrivent à des concessions dont la santé de leurs enfants subit les conséquences. L'hygiène peut cependant tolérer les biscuits, à la condition qu'ils ne soient donnés que comme récompense et qu'ils ne tiennent qu'une place insignifiante dans l'alimentation. « Qu'attendre, s'écrie Fonssagrives, pour les enfants, de ces mets constitués souvent par des pâtes lourdes, des crêmes, des aromates, du sucre et des corps gras s'associant dans des combinaisons heurtées et se mélangeant habituellement d'un coloriage suspect? Rien de bon, à coup sûr. Et quel aliment ne vaudrait pas mieux ? »

La nature ne nous fournit-elle pas par ses fruits, si nombreux, si différents de goût et d'aspect, des desserts qui ont sur toutes les pâtisseries, l'immense avantage d'apporter au sang et à tout l'organisme, par leurs sels nutritifs, les éléments les plus utiles.

Quelle doit être la boisson de l'enfant? La réponse est facile. L'eau et le lait sont, avec les décoctions de céréales torréfiées, les seules boissons permises à l'enfant dans l'état de santé. Si la maladie survient, quelques infusions de plantes non toxiques, la décoction de certaines céréales, le café de glands, auront, suivant les cas, une réelle utililé. Mais on ne devra jamais donner à l'enfant, des boissons fermentées, avant l'âge de 14 à 15 ans. Là encore, nous ne parlons que de l'alimentation quotidienne. A l'occasion d'une fête, un peu de vin coupé d'eau, sera pour un enfant, ayant au moins 5 ans, une jouissance qu'on peut très bien lui accorder, et qui sera d'autant plus grande qu'elle sera moins souvent renouvelée.

RÉGIME ALIMENTAIRE

DANS L'ÉTAT DE MALADIE

Il faut généraliser le plus possible les maladies, et individualiser le plus possible les malades.

FONSSAGRIVES.

Anémie

L'anémie est un état morbide caractérisé par une insuffisance de la qualité ou de la quantité du sang.

L'anémie peut être locale ou générale. Elle est locale quand elle est limitée à un organe ou à une partie du corps qui ne reçoit pas une quantité suffisante de sang. Elle est générale quand il y a diminution de la quantité totale du sang, ou anémie globulaire, ou augmentation de sérum.

L'anémie générale peut venir de causes multiples. Elle complique certaines maladies, elle est dite secondaire quand elle leur succède.

L'anémie primitive est due à une alimentation insuffisante ou mauvaise, à l'abus des alcools, du café des îles, au manque d'air ou de soleil.

Pour combattre l'anémie, il faut d'abord en

connaître la cause et la faire disparaître ; la guérison ne peut pas s'opérer autrement.

Pour rendre au sang sa composition normale, il n'y a que deux moyens : l'hydrothérapie et l'hygiène alimentaire. Cela est reconnu en théorie par tous les médecins, malheureusement, dans la pratique, ils font trop souvent intervenir des médicaments chimiques, fer, manganèse, arsenic, qui sont inefficaces ou dangereux.

L'hygiène alimentaire que l'on fait généralement suivre aux anémiques, est aussi tout à fait irrationnelle.

A une certaine époque, la plupart des médecins envoyaient les anémiques boire du sang dans les abattoirs. Nous avons dit ce qu'il fallait penser de ce procédé, heureusement abandonné aujourd'hui. Mais si on ne fait plus boire de sang aux anémiques, on les met aux biftecks saignants et aux vins généreux qui ne valent pas davantage.

Chez l'anémique l'estomac fonctionne mal ; tous les organes sont dans un état d'affaiblissement, de dépression, qui a pour cause une assimilation insuffisante.

L'anémique n'a ordinairement point d'appétit et il éprouve un grand dégoût pour tous les aliments carnés et en particulier pour les viandes saignantes ; au lieu de tenir compte de cette répulsion naturelle, on l'oblige à manger des viandes presque crues. On comprendrait l'insistance du médecin, si la viande de bœuf possédait seule les éléments nécessaires à l'anémique. Mais nous avons vu que les lentilles, l'avoine et bien d'autres végétaux ont plus de fer que la viande de bœuf.

Quand un anémique éprouve de la répulsion pour les viandes, il ne faut pas insister, car les aliments carnés et surtout la viande de bœuf, ont pour lui une valeur bien moins grande que les produits végétaux.

Mgr Kneipp recommande surtout aux anémiques l'avoine, la soupe de grains grillés, les farineux, les légumes et les fruits : il ne parle jamais de la viande. Il conseille particulièrement la poire et la pomme qui sont, d'après lui, les meilleurs aliments et les remèdes les plus efficaces contre l'anémie. La grande digestibilité de ces fruits, et leur réelle valeur alimentaire, expliquent très bien l'action reconstituante que Kneipp leur a reconnue. Un morceau de pain noir et une pomme valent mieux qu'un bifteck et que les vins ferrugineux les plus renommés.

L'anémique et le chlorotique souffrent d'un affaiblissement général de tous les organes ; la circulation du sang se fait mal, la nutrition est incomplète, car les organes digestifs affaiblis ne peuvent donner qu'un travail insuffisant ; le système nerveux est déprimé. L'estomac de l'anémique a moins de puissance que celui d'un petit enfant et, cependant, la guérison ne peut se produire que s'il digère des quantités suffisantes d'aliments réparateurs.

Quels sont donc les aliments qu'un estomac

affaibli peut digérer avec facilité? est-ce la viande de bœuf et surtout la viande crue? De tous les aliments c'est celui qui demande le plus grand travail à l'estomac. Il est reconnu, aujourd'hui, que les viandes crues sont encore plus longues à digérer que les viandes cuites.

On condamne avec raison l'usage de la viande chez les enfants. L'anémique a-t-il plus de force qu'un enfant? son estomac a-t-il une puissance de digestion plus grande? Ce qui est funeste à l'un ne peut être profitable à l'autre.

L'aliment qui convient à l'anémique, et d'une façon générale à tout organisme épuisé, est celui qui fournit au sang le plus d'éléments nutritifs avec le moins de travail. La viande ne remplit pas cette condition, puisqu'elle demande 3 à 4 h. pour être digérée, tandis que la plupart des aliments d'origine végétale et le lait sont digérés en deux heures.

Cependant il ne faut pas être trop absolu. La chose essentielle est que l'anémique se nourrisse suffisamment. Si nous rencontrions un anémique qui ait pour la viande une prédilection particulière, nous veillerions à ce qu'il n'en fît pas un usage exagéré, mais nous ne la défendrions pas.

Lahmann, dans son étude des causes de la corruption du sang, attribue l'anémie plutôt à un défaut de soude dans le sang, qu'à l'absence ou à la faible proportion de fer. Cette conviction lui est venue de l'examen de la composition chimique des aliments. Il a constaté

que le fer se trouve abondamment dans tous
les aliments, et il en a conclu aussitôt que ce
ne devait pas être l'élément qui manquait au
sang. Convaincu de la fausseté des théories de
Liebig, il a voulu édifier un système qui lui fut
opposé, et il est arrivé à émettre cette idée,
qui a servi de base à toute son argumentation,
que la faible proportion de soude et de chaux
qui se trouve dans l'alimentation ordinaire,
trop riche en azote, était la cause de la plupart des maladies, et en particulier de l'anémie.

D'après les idées de Lahmann, lorsque le
sang ne contient pas une quantité suffisante de
soude, l'acide carbonique ne peut s'éliminer, et empoisonne le sang. Par l'effet de cette
accumulation de gaz, l'activité du cœur est
entravée, les fonctions des poumons ne sont
plus régulières, l'oxydation du sang se fait
mal, et l'acide carbonique n'est plus exhalé en
quantité suffisante.

L'insuffisance de la soude produit encore,
suivant Lahmann, un autre phénomène. L'acide
sulfurique, qui est une des formes de l'oxydation du soufre dans l'économie, ne trouvant
pas une quantité suffisante d'alcalis dans
la nourriture pour se saturer, emprunte ces
bases à l'organisme lui-même, le privant ainsi
d'un de ses éléments constitutifs indispensables.

Telles sont, d'après Lahmann, les causes de
l'anémie. Il appuie sa thèse sur les expériences
de Forster et sur celles de Bung, qui arrivent
aux mêmes conclusions.

Forster avait nourri deux chiens, avec des restes de viande lessivée, c'est-à-dire privée de ses sels, il y avait ajouté de la graisse, du sucre et de la fécule; il avait nourri en même temps trois pigeons avec de la fécule et de la caséine qui ne contenait que très peu de sels. Les deux chiens moururent, l'un après 26 jours, l'autre après 36; les trois pigeons vécurent 13, 25 et 29 jours. Ces expériences de Forster ont prouvé ce fait d'une importance capitale, c'est que des animaux périssent plus vite avec une nourriture privée de sels, que sans nourriture. En effet, des chiens, qui peuvent vivre de 40 à 60 jours sans manger, meurent, ainsi que nous venons de le voir, après 26 à 36 jours, lorsqu'on enlève les sels nutritifs de leurs aliments.

Il est facile de concevoir que si la privation complète de sels nutritifs amène rapidement la mort, l'insuffisance de ces éléments doit produire la maladie et la dégénérescense de l'organisme, non seulement chez le sujet qui subit cette privation, mais chez ses descendants.

Si Lahmann s'en était tenu aux conclusions que nous venons de formuler, il serait resté dans la vérité scientifique. Malheureusement il n'a pas établi sa théorie d'après les expérimentations contrôlées par l'analyse chimique, il est parti d'une idée préconçue, à laquelle il a voulu rapporter tous les faits soumis à son examen; il a voulu construire une maison en commençant par le toit. Il a créé d'abord la théorie et a cherché ensuite à l'expliquer par

des faits d'observation et des analyses. En
procédant ainsi, il s'exposait à tomber dans
de graves erreurs, ce qui est arrivé.

Tant qu'il reste dans le domaine de l'expérimentation, on ne peut rien reprocher aux faits qu'il
expose, mais dès qu'il veut conclure, il nous présente une théorie fantaisiste, sans fondement sérieux, car il s'est donné la tâche insoluble de
faire coordonner les principes qu'il veut établir
avec les observations cliniques et les analyses. Il ne fonde pas sa théorie d'après la
science et l'observation, mais il cherche, au
contraire, à diriger ses observations et les
données scientifiques, de telle sorte qu'elles
puissent servir de contrôle à ses théories préconçues.

Il n'est pas surprenant que les personnes peu versées dans l'étude des sciences
chimiques, se soient laissées éblouir par ce qu'il
y a de brillant dans les démonstrations de
Lahmann, il est moins compréhensible qu'un
assez grand nombre de médecins aient pu
adopter ses idées sans faire les réserves qui
convenaient, en présence d'une interprétation
aussi tourmentée des données chimiques les
moins discutables.

Lahmann rapporte tout au succès de sa
théorie inexacte, incomplète, des sels nutritifs.

Il reconnaît très justement à la soude un
rôle physiologique des plus importants, mais il
ne paraît pas se douter de l'utilité de la potasse.
Au contraire, il relègue à une place tout à fait

secondaire, tous les aliments riches en potassium. Il condamne l'abus des viandes, non en raison de leurs propriétés excitantes, du travail qu'elles donnent aux organes digestifs, des ferments qu'elles laissent dans l'organisme, mais presque uniquement à cause de leur richesse en potasse, relativement à la quantité de soude qu'elles renferment. Pour rester dans la logique, il est obligé de condamner encore plus sévèrement les féculents, à l'exception des lentilles, car ils ne renferment que deux à quatre parties de soude, sur 15 à 30 parties de potasse. Il est inconcevable que de pareilles conclusions, auxquelles il se trouvait acculé, n'aient pas arrêté Lahmann, et ne lui aient pas ouvert les yeux sur les profondes fissures de l'édifice qu'il voulait élever.

Au point de vue purement scientifique, l'erreur de cet auteur est encore plus évidente.

L'absence de soude dans le sang est une cause d'anémie, d'après Lahmann, parce que l'acide carbonique ne peut pas s'éliminer et que l'acide sulfurique formé, ne trouvant pas une base pour se saturer, est obligé de la demander aux tissus qu'il détruit. On n'aurait rien à répondre à cette théorie, si Lahmann en concluait à l'utilité des sels nutritifs, mais il en déduit uniquement la nécessité de la soude et ne tient pas compte des autres alcalins.

Nous ne voulons pas assimiler les réactions obtenues dans des tubes, à celles qui se produisent dans notre estomac, ce laboratoire vivant ; néanmoins, il ne faut pas pousser cette différentiation nécessaire jusqu'à l'absurde, et il est des lois chimiques qui s'appliquent aussi exactement à la matière organique vivante qu'à la matière inorganique.

L'affinité des acides et des bases, est une de ces lois générales. Or, si l'acide sulfurique formé par la fermentation des aliments, ou l'acide carbonique produit par l'oxydation pulmonaire ne rencontrent pas, dans le sang ou dans les humeurs, de la soude en quantité suffisante pour se saturer, ils s'uniront à la potasse, à la chaux ou à la magnésie. L'analyse des urines, dans lesquelles on rencontre, en quantité notable, des sels de potasse, de chaux et de magnésie, formés d'acides divers, sulfurique, phosphorique, etc., est une démonstration irréfutable du fait que nous avançons. Cette seule constatation renverse absolument la théorie de Lahmann, en ce qui regarde le rôle physiologique de la soude, à laquelle la potasse et les autres alcalis se substituent, toutes les fois que cela est nécessaire pour l'élimination des acides. Rappelons encore, ce que Lahmann ne devrait pas ignorer, que la potasse, qui n'a pas été sans raison abondamment distribuée par la Nature, dans les aliments naturels, est un des éléments constitutifs des chairs, des muscles, des nerfs, de la rate et du foie. Son rôle physiologique est assurément plus important que celui de la soude.

Des études de Lahmann, il reste le fait très

important qu'il a mis en lumière, de la nécessité absolue des sels nutritifs dans l'alimentation. Il est prouvé que les viandes ont, relativement à leur albumine, une quantité de sels tout à fait insuffisante. Ainsi, le lait contient cinq parties d'albumine pour une partie de sels nutritifs, tandis que la viande ne renferme qu'une partie de sels, pour vingt d'albumine. Il est facile, à l'aide des légumes et des fruits, de corriger cette pauvreté de la viande en sels naturels. La pomme renferme 0 gr. 36 d'albumine, pour 0 gr. 49 de sels ; les choux 3 gr. 31 d'albumine pour 1 gr. 64 de sels, etc. ; le froment et le seigle, fait remarquable, ont la même proportion de sels et d'albumine que le lait.

En résumé, si nous laissons de côté ce qu'il y a d'erroné dans les idées de Lahmann, au sujet du rôle chimique de la soude et sur la valeur de certains aliments, nous constatons qu'il arrive aux mêmes conclusions que nous, en ce qui regarde l'hygiène alimentaire de l'anémique.

Les théories de Liebig ont vécu, mais elles ne doivent pas être remplacées par la théorie contraire, trop exagérée et fausse sur plusieurs points, de Lahmann. La vérité se trouve encore et toujours dans un juste milieu, elle réside, c'est notre absolue conviction, dans les idées que nous développons dans cet ouvrage.

L'alimentation de l'anémique doit être constituée par des farineux : soupes de grains grillés lentilles, maïs, avoine, riz, etc., qui fournissent à l'organisme l'azote et les sels et plus particulièrement la potasse qui leur sont nécessaires; par le lait, aliment complet, dans lequel l'organisme trouve abondamment la chaux et l'acide phosphorique indispensables à la construction et à l'entretien des os, des muscles, des nerfs, etc., par les œufs, très riches en phosphates, en soufre et en chaux, et enfin par les fruits et les légumes verts, qui apportent une riche provision de sels nutritifs les plus variés.

Retenons bien ce fait, si souvent contrôlé par l'expérience, bien qu'il soit en contradiction formelle avec les idées de la Médecine classique actuelle, que l'anémie ne provient presque jamais de la pauvreté des aliments en azote, puisque les anémiques se recrutent presque exclusivement parmi les mangeurs de viande. La médication tonique est donc, dans le cas qui nous occupe, et telle qu'on l'entend généralement, une erreur que nous devons combattre.

L'application des principes que nous venons d'exposer sur l'hygiène alimentaire de l'anémique, nous a toujours donné les résultats les plus satisfaisants.

Un exemple ne sera pas inutile :

Un de nos amis, gêné par un embonpoint exagéré, résolut de se faire maigrir. Pour arriver à ce résultat il usa de drogues et se mit à une diète tellement excessive, qu'il finit par obtenir des résultats sur lesquels il ne comptait pas. Il tomba dans un état d'anémie, de maigreur, d'affaiblissement général, que le retour à une alimentation plus substantielle ne put enrayer.

Des médecins furent appelés et on mit le patient aux vins généreux, aux viandes saignantes, à l'élixir de pepsine, etc., etc. Malgré ce régime, que l'on appelle reconstituant et qui ne l'est pas du tout, les forces du malade diminuaient chaque jour. Il devint incapable de tout travail et fut obligé de rentrer dans sa famille où il continua à suivre le même régime, sans pouvoir enrayer le mal.

Les médecins ne voyaient aucun remède à une situation qui paraissait désespérée.

Nous conseillâmes à ce pauvre malade, qui attendait la mort, le régime suivant : Le matin, une soupe fortifiante au lait ou du café de céréales au lait avec du pain noir ; à midi, un potage farineux épais, maïs, avoine ou lentille, et un plat de légumes ; à 4 h. une pomme et du pain noir ; le soir un potage farineux, ou une soupe fortifiante au lait.

Nous recommandâmes de ne pas exagérer la quantité d'aliments et de ne pas boire aux repas. L'eau fraîche fut la seule boisson permise.

Un mois après avoir commencé ce régime, le malade nous écrivait : « C'est un ressuscité qui vous écrit, nous disait-il. On vient me voir comme un phénomène, car on ne peut comprendre comment j'ai pu retrouver mes forces perdues en ne mangeant que quelques soupes et des légumes, alors que je les perdais de plus en plus, malgré les viandes saignantes et les vins toniques. »

Des lotions et des compresses achevèrent, en quelques semaines, une guérison qui parut merveilleuse, mais qui n'était en réalité que le résultat de l'application rationnelle de l'hygiène alimentaire naturelle.

Nous n'avons pas parlé des vins toniques, des élixirs et des innombrables préparations ferrugineuses que l'on considère toujours, malgré leurs insuccès, comme des spécifiques de la chlorose et de l'anémie. Toujours inutiles, ils sont souvent le plus grand écueil que la nature rencontre pour arriver à la guérison.

Chlorose

La chlorose, d'après la définition classique, est une anémie d'une nature particulière due à la puberté qui s'établit difficilement, ou causée par des troubles de la menstruation ; on l'observe chez les jeunes filles et chez les jeunes femmes.

Tout ce que nous disons à notre article sur l'anémie peut s'appliquer à la chlorose.

Hémorroïdes et Varices

Les varices sont des dilatations permanentes des veines, dont les parois élargies forment parfois, à la surface, des bourrelets, des renflements suivis de rétrécissement, des nodosités. Les varices se rencontrent plus fréquemment dans les membres inférieurs.

Les hémorroïdes sont des dilatations variqueuses des veines du rectum, qui se montrent sous l'aspect de bourrelets noirâtres et bosselés. Lorsque la congestion arrive à un certain degré, l'hémorrhagie se produit et amène un soulagement presque immédiat. C'est la terminaison naturelle de l'engorgement des veines du rectum. Mais si les hémorrhagies deviennent trop fréquentes, il en peut résulter, à la longue, un affaiblissement de l'organisme, une anémie des plus graves.

Lorsque les hémorroïdes sont très douloureuses, on obtient un soulagement parfois très prompt, par l'application sur l'anus de compresses froides, trempées dans une infusion de prêle, et rafraîchies toutes les dix minutes. Des lavements froids, préparés avec une décoction légère d'écorces de chêne, peuvent amener la guérison des hémorroïdes, si le régime alimentaire est convenable. Ces lavements doivent être pris le soir en se couchant, ou le matin une heure avant le lever. Il faut qu'ils soient peu abondants, 100 grammes au maximum, afin que le sujet puisse les garder.

Les causes les plus ordinaires des hémorroïdes et des varices, se trouvent en premier lieu dans l'abus des viandes, des épices, des boissons alcooliques; on doit incriminer aussi les marches forcées, la station assise habituelle ; la grossesse peut provoquer également les varices, mais elles disparaissent, dans ce cas, après l'accouchement, si l'alimentation est convenable et surtout si la mère nourrit son enfant. On peut encore attribuer la dilatation variqueuse des veines, à des troubles fonctionnels du foie.

Le régime alimentaire a, on le conçoit aisément, une importance capitale dans ces maladies des veines, qui proviennent en réalité d'une composition anormale du sang. Nous en trouvons une preuve indiscutable, qui est en même temps une indication pour le régime à suivre, dans ce fait que les Anglais et les Allemands de la classe élevée, qui font un grand usage des viandes, des alcools et des épices, sont atteints de varices et d'hémorroïdes, en bien plus grand nombre que les autres peuples, où les classes ordinaires de la société, qui ont une alimentation moins succulente. Il faut donc conseiller dans ces maladies, un régime doux, laxatif, très riche en végétaux, c'est-à-dire en sels nutritifs, et pauvre en azote.

Les viandes, surtout les viandes noires, les corps gras, toutes les épices et les sauces savantes, seront interdits. On usera très modérément des œufs, qui sont un aliment trop concentré, et par conséquent trop riche. Le lait, les fruits, les légumes verts, les farineux, doivent constituer seuls l'alimentation des malades gravement atteints, et surtout des pléthoriques. Les viandes blanches rôties, les poissons d'eau douce à chair blanche, seront tolérés chez les personnes dont le sang est moins riche, qui sont moins sujettes aux congestions, et dont les varices et les hémorroïdes sont peu développées.

Bien des personnes, en raison de leur position sociale, sont dans l'impossibilité absolue de pratiquer le régime végétarien, même atténué. Nous leur recommandons la plus grande modération possible, dans l'usage des aliments carnés, une réduction de la ration alimentaire quotidienne, la suppression de toute boisson alcoolique, du café des îles, des épices, tels que le poivre et la moutarde, et surtout deux ou trois cures rafraîchissantes chaque année. Une cure de fraises au printemps, une cure de raisin à l'automne, et dans l'hiver une cure de petit lait, seront les plus actives et les plus bienfaisantes des médications dépuratives.

Pour rendre au sang sa fluidité normale, — seul moyen d'obtenir une amélioration et la guérison lorsqu'elle est encore possible — il est de toute nécessité d'introduire dans l'alimentation, de notables proportions de sels alcalins, que les fruits, les légumes verts et le lait nous fournissent sous la forme la plus assimilable.

Albuminurie et Néphrite

On désigne sous le nom d'albuminurie, un trouble de la sécrétion urinaire, caractérisé

par la présence de proportions plus ou moins
fortes d'albumine dans les urines. Cette maladie peut venir d'une lésion des reins, ce qui
est le cas le plus fréquent; d'un trouble dans
la circulation sanguine, ou d'une mauvaise
composition du sang.

L'albuminurie peut être intermittente ou continue. Elle est intermittente lorsqu'elle est un
accident secondaire, une maladie fébrile, dans
certaines maladies chroniques: phtisie, scrofule,
lorsque l'alimentation est trop azotée ; dans des
cas de grossesse, etc. Dans ces circonstances,
l'albuminurie a pour cause l'altération ou la
mauvaise circulation du sang. Mais si cet état
persiste, si un régime convenable ne vient pas
assez tôt modifier la composition du liquide
sanguin, le rein devient malade, s'altère, et la
néphrite se déclare, c'est-à-dire une maladie du
rein, avec altération persistante du filtre rénal.

La néphrite peut être plus ou moins grave,
suivant les sujets ; si elle s'accompagne d'héma-
turie, elle peut s'aggraver rapidement et entraî-
ner la mort.

Tant que les reins ne sont pas trop gravement atteints, l'albuminurie est curable.

Le régime qui convient dans tous les cas,
que l'albumine provienne de la circulation ou
de la composition défectueuse du sang, ou d'une
lésion du rein, doit avoir pour but principal,
de réduire au minimum les matières extractives
et les alcaloïdes toxiques qui proviennent des
viandes, créatine, xanthine, tyrosine, leucine, etc.

Ces produits ont le double inconvénient d'irriter le rein, ou si l'état de cet organe n'en permet pas l'élimination rapide, d'empoisonner le sang. De ces considérations, il doit nécessairement résulter une interdiction absolue des viandes noires, du gibier, des conserves de viande ou de poisson qui sont, comme nous l'avons vu ailleurs, très riches en ptomaïnes. Les fromages vieux doivent être condamnés pour les mêmes raisons.

Cette interdiction des viandes noires est encore justifiée par cette observation, que l'albuminurie a très souvent pour origine une alimentation trop azotée. Le bouillon de viande, qui est une solution plus ou moins concentrée de tous les alcaloïdes toxiques des viandes, est un véritable poison pour les albuminuriques. Les œufs, surtout lorsqu'ils sont cuits durs, ne conviennent pas. Claude-Bernard prétendait même que l'abus des œufs pouvait provoquer l'albuminurie. Nous estimons qu'un œuf frais, peu cuit, n'a aucun inconvénient : c'est l'abus seul de cet aliment qui peut être préjudiciable.

Les viandes ne sont pas les seuls aliments qui doivent être interdits dans les néphrites ; certains végétaux diurétiques irritent le rein, et doivent être condamnés ; nous citerons plus particulièrement l'oseille, les choux, les tomates, les raves, du moins les qualités chargées en essence, les asperges, les épinards, les ails, le céleri.

Toutes les boissons alcooliques sont nuisibles.

Il ne reste aucun doute à ce sujet, quand on a pu constater le nombre considérable d'albuminuriques que l'on rencontre en Bavière, et qui a pour cause l'abus de la bière. En tous pays d'ailleurs, les alcooliques fournissent une abondante proportion de néphritiques.

Le régime de l'albuminurique doit varier suivant la gravité du mal et ses causes. Si la maladie a son origine dans une alimentation carnée exagérée, et qu'elle ne soit pas trop grave, il suffira souvent de se soumettre au régime végétarien atténué, pour voir disparaître tous les symptômes du mal.

Les œufs, dans le régime de l'albuminurique, ne tiendront qu'une place très limitée ; tandis qu'on pourra tolérer, dans des cas peu graves, un peu de viande blanche au repas de midi, afin de ne pas troubler trop brusquement des habitudes alimentaires invétérées.

Le lait doit toujours avoir une place prépondérante dans le régime des néphritiques. On le prendra pur ou sous forme de bouillies farineuses : soupes de grains grillés, d'avoine, de riz, etc. Les légumes verts, à l'exception de ceux dont nous parlons plus haut, ont une grande utilité ; les fruits et surtout les pommes douces, les raisins, les pêches, sont très recommandables.

L'albuminurique devra veiller avec un soin particulier au bon état de ses fonctions digestives. Comme il est toujours sous le danger d'une intoxication, par suite de l'état des reins, il faut que les fonctions intestinales soient suffisamment actives, afin d'éviter une accumulation de principes toxiques dans l'organisme. La médecine classique conseille dans ce but, des sels laxatifs ; l'hygiène alimentaire a des ressources qui permettent d'éviter l'emploi de ces produits, dont l'usage trop fréquent n'est pas sans inconvénient. Le seigle torréfié au lait, comme déjeuner du matin, suffira pour éviter la constipation, qui pourrait amener de redoutables complications. Le pain de tout grain est encore une ressource auquel l'albuminurique devra s'adresser.

Afin de ménager ses fonctions digestives, le malade mangera peu à la fois, et ne donnera jamais une entière satisfaction à son appétit. C'est là une règle d'hygiène qui devrait être observée par tout le monde, mais qui acquiert une valeur toute particulière dans le cas qui nous occupe.

Le matin, il fera un premier déjeuner avec du malt composé, ou du seigle pur au lait. Le malt pur, le froment torréfié, les glands, ne conviennent pas à l'albuminurique.

Les petites diarrhées, auxquelles il est fréquemment sujet, sont des éliminations naturelles des principes toxiques accumulés, il faut bien se garder de les entraver par quelque moyen que ce soit. Cependant, si une diarrhée violente accidentelle semblait persister, elle devrait naturellement être combattue par les moyens ordinaires.

A dix heures, le malade mangera un fruit ou un peu de lait caillé, avec un morceau de pain. Le repas de midi sera constitué par une soupe au lait, des légumes verts et un fruit. A quatre heures, le malade fera, comme à dix heures, une petite collation. Le soir, entre 6 et 7 heures, il mangera un bol de lait, chaud ou froid, avec du pain.

Dans les cas graves d'albuminurie, il est de toute nécessité de recourir au régime lacté exclusif. Mais le lait pourra être pris soit sous sa forme naturelle, soit à l'état de lait caillé.

Si le régime lacté exclusif amène la constipation, ce qui est un des écueils de cette alimentation, on coupera les premières doses de lait, prises le matin, avec du seigle torréfié.

Diabète sucré

Cette maladie est caractérisée par une augmentation de la sécrétion urinaire, avec élimination plus ou moins abondante de sucre.

Le traitement du diabète sucré, par la médecine moderne, consiste surtout dans l'observation d'un régime spécial, suppression de tous les féculents et des aliments sucrés. Les diabétiques sont condamnés à ne manger que des viandes rôties, des végétaux herbacés, des œufs, des poissons.

Mgr Kneipp n'impose aucun régime spécial aux diabétiques.

Il nous paraît évident que la médecine classique fait erreur en imposant un régime uniforme à tous les diabétiques.

Est-il rationnel de traiter un malade qui a une véritable polyphagie — appétit exagéré — de la même manière que celui dont l'appétit est nul ?

Certains diabétiques maigrissent avec une rapidité effrayante, d'autres, au contraire, conservent leur embonpoint pendant de longues années. Le même régime peut-il être applicable aux uns et aux autres ?

Certains diabétiques font du sucre aux dépens des aliments féculents, d'autres aux dépens des aliments carnés, quelques-uns transforment en sucre leur propre substance. La suppression des féculents a une apparence de raison chez les premiers, mais quel intérêt peut-on trouver à soumettre les deux autres à des prescriptions alimentaires qui privent l'organisme des aliments les plus sains et les plus réparateurs. Les diabétiques, qui transforment en sucre les aliments azotés ou leur propre substance, ne voient pas la quantité de sucre diminuer d'une façon sensible par la suppression des féculents. Ce régime a donc pour eux tous les inconvénients d'une alimentation trop azotée, sans avoir même l'apparence d'une amélioration. Quant aux diabétiques chez lesquels la suppression des féculents amène une notable diminution dans l'émission du sucre, ils n'ont que l'apparence d'une modification de leur état ; ils atténuent ce qu'il y a de visible dans les effets, mais la cause et ses effets réels subsistent toujours ; la maladie suit son cours et arrive à un état grave, dans un temps plus ou moins long, malgré toute la rigueur d'un régime qui est souvent l'origine de nouvelles maladies : rhumatisme, phlébite, inflammation des viscères, etc.

Kuhne voit une corrélation entre la maladie de la pierre, la gravelle et le diabète, qui ne sont, d'après lui, que des manifestations différentes d'un même état.

On peut constater la même analogie entre le rhumatisme et certains cas de diabète qui ont une origine rhumatismale évidente. Un régime trop animalisé produit chez les malades de cette catégorie les plus désastreux effets.

Les exemples sont nombreux de diabétiques chez lesquels la supernutrition et surtout l'abus des viandes, sont les causes certaines de leur maladie. N'est-il pas déraisonnable de vouloir améliorer leur situation en leur prescrivant de continuer, en l'augmentant encore, leur alimentation trop carnée. De pareils cas de diabète ne sont curables que si on revient peu à peu à une alimentation moins succulente et surtout moins abondante.

Le traitement des cas curables de diabète doit avoir pour base l'hydrothérapie rationnelle, sans qu'il soit en général nécessaire de se soumettre à un régime particulier.

Les applications d'eau doivent être continuées longtemps après la disparition du sucre, si on veut arriver à une guérison définitive.

La plupart des diabétiques qui vont faire une saison à Vichy ou dans d'autres stations thermales, constatent une diminution rapide du sucre pendant le traitement; dans les cas peu graves il disparaît après 15 ou 20 jours. Il est à remarquer, qu'en général, le régime imposé aux diabétiques est suivi moins exactement à l'hôtel que dans la famille, ce qui n'empêche pas la diminution ou la disparition du sucre. Trois semaines ou un mois après avoir terminé la cure, tout l'effet des eaux a disparu, la quantité de glucose est revenue à son chiffre ordinaire, bien que le malade se soit remis à un régime sévère et qu'il ait continué l'usage interne des eaux alcalines.

Comment se fait-il, qu'en présence de faits aussi constants, on n'ait pas compris l'utilité de la continuation du traitement hydrothérapique après la disparition du sucre? Le Kneippiste diabétique peut, à l'aide d'un arrosoir, continuer chez lui, jusqu'à complète guérison, un traitement qu'il n'aurait pu suivre que 20 ou 25 jours si Kneipp n'avait pas écrit *Ma Cure d'Eau.*

Le sucre apparaît dans l'urine quand il est incomplètement brûlé dans l'organisme, c'est-à-dire quand sa transformation en acide carbonique et en hydrogène ne se fait plus que d'une manière incomplète.

Le mauvais fonctionnement de certains organes et en particulier du foie, une diminution dans la vitalité de l'organisme tout entier ou de quelques-unes de ses parties, le ralentissement des échanges organiques, l'ébranlement, le trouble des fonctions nerveuses, sont les causes ordinaires du diabète sucré. L'action de l'eau froide est précisément de rétablir le fonctionnement des organes malades en augmentant leur vitalité, en tonifiant le système nerveux et par lui l'organisme tout entier, en régularisant et en activant les combustions.

L'hygiène alimentaire du diabétique doit varier suivant les symptômes, la gravité de la maladie et la tolérance de l'estomac.

Certains diabétiques ont un appétit exagéré. Ils devront veiller à ne pas manger avec excès. Nous avons vu la disparition totale du sucre, par la diminution de la ration alimentaire, chez un diabétique qui prenait précédemment des quantités d'aliments beaucoup trop fortes. Malgré cette alimentation exagérée, le malade maigrissait d'une façon inquiétante ; après avoir suivi pendant un mois son nouveau régime, qui était pour lui une véritable diète, il constata avec autant de surprise que de satisfaction, qu'il avait engraissé et que le sucre avait disparu.

Le diabétique qui n'a pas d'appétit doit faire tous ses efforts pour s'alimenter d'une façon suffisante. C'est pour lui la chose principale, et toutes les considérations de diététique doivent disparaître devant cette nécessité : donner à la nature des aliments suffisants pour réparer les pertes quotidiennes, qui sont exagérées.

Les diabétiques devront éviter tout ce qui excite la soif. Ils mangeront peu de viande noire trop échauffante ; les épices : poivre, sel, moutarde, devront être supprimées ; le lait convient peu et ne sera pris qu'en petite quantité, le sucre de lait étant un puissant diurétique.

Un auteur, qui a écrit sur la méthode Kneipp, défend les légumes, d'une façon générale, aux diabétiques. Nous ne comprenons pas les raisons d'une exclusion aussi complète, qui n'est admise ni par Kneipp, ni par la médecine classique. D'une façon générale, le diabétique fera bien d'éviter l'usage des fruits et des légumes trop acides ou diurétiques.

La médecine classique n'interdit aux diabétiques que la betterave, les carottes et les navets, à cause de leur richesse en principes sucrés. Il serait tout à fait contraire à l'intérêt du diabétique, d'étendre plus loin ces défenses, car les sels nutritifs contenus dans les légumes, ont, dans l'alimentation du diabétique, une très grande importance.

Le diabétique peut user très largement des œufs, du fromage, du beurre, des huiles et des graisses. Les corps gras sont très utiles au diabétique qui maigrit, et à celui qui croit utile de supprimer les féculents de son alimentation ; ils fournissent, en effet, comme le sucre et les féculents, le carbone nécessaire aux combustions organiques quotidiennes.

Bien des médecins remplacent le pain de gluten par le pain grillé. Les farines de grains grillés, en potage ou bouillon, ont le même emploi.

Nous avons demandé à Mgr Kneipp de nous donner un exemple du genre d'alimentation qu'il conseille aux diabétiques. Voici sa réponse :

« Le matin : café de malt cuit dans du lait. On laisse la poudre avec le lait.

Deux fois dans la journée une pomme avec du pain noir.

A midi : viandes et légumes.

Le soir : souper avec une soupe fortifiante. »

On peut évidemment modifier ce régime, qui est un exemple et non une règle absolue, suivant les goûts, les besoins du malade, la tolérance de son estomac, etc.

Gravelle urique,
Goutte, Arthritisme, Rhumatisme.

La gravelle urique n'est en réalité que la localisation rénale de la goutte. Elle se produit toutes les fois que la quantité d'acide urique contenu dans l'urine, dépasse son degré de solubilité.

D'après Bouchard, l'acide urique augmente « par la bonne chère, les repas copieux, l'abus des aliments azotés, par la dyspepsie acide, par les boissons trop peu abondantes, (boissons gazeuses, acides, sucrées, vin de Champagne, cidre,) par l'exercice musculaire insuffisant ou exagéré, par les obstacles apportés à la respiration, par la vie sédentaire, par le séjour habituel dans l'air confiné, par l'atonie nerveuse, par la tristesse, l'hypocondrie ».

Ces mêmes causes peuvent produire, suivant les sujets : la gravelle urique, la goutte, le rhumatisme, l'arthritisme, les coliques hépatiques, etc.

La goutte est souvent héréditaire. Elle n'atteint généralement que les adultes et les vieillards. Mais dès l'enfance, elle s'annonce par des manifestations diverses qui vont toujours en s'aggravant si on n'en fait pas disparaître les causes.

Ce sont des affections cutanées (eczéma, impétigo, furoncles, etc.,) des coryzas, des bronchites fréquentes, des accès d'asthme, ou d'angine de poitrine, des épistaxis répétées, des accidents articulaires, mais surtout des migraines, des dyspepsies, des gastralgies, et chez les femmes, des menstruations très douloureuses. (1)

L'accès de goutte commence généralement la nuit, par une douleur qui se localise au gros orteil. Les régions malades s'irritent, rougissent, se gonflent. Le matin, la douleur se calme, pour s'exaspérer de nouveau la nuit. Tantôt une seule articulation est prise, tantôt plusieurs et quelquefois toutes sont atteintes successivement ou d'emblée.

Dans la goutte, comme dans la gravelle urique, l'acide urique se rencontre en excès dans le

(1) *Dictionnaire des sciences Médicales.* — A. Deschambre, Mathias Duval, L. Lereboullet.

sang. On le trouve aussi, en quantités exagérées, dans le liquide céphalo-rachidien (Charcot), dans les sérosités pathologiques, dans les tophus et dans les cartilages articulaires.

L'arthrite est une inflammation des articulations. Elle peut être aiguë ou chronique. L'arthrite aiguë est toujours douloureuse. L'arthrite a le plus souvent une origine rhumatismale ou goutteuse; elle peut être aussi consécutive à des maladies du système nerveux (ataxie locomotrice), à l'hystérie, etc., etc.. Lorsqu'on fait exécuter des mouvements à l'articulation atteinte, on entend une crépitation sèche qui est produite par le frottement des cartilages dénudés, ou la rupture des fausses membranes articulaires.

Le rhumatisme est une maladie très voisine de la goutte. Il peut être aigu ou chronique et affecter des formes très différentes. Le rhumatisme articulaire aigu est une des manifestations les plus communes de cette maladie.

Si, dans les classes aisées, le rhumatisme a souvent pour cause une alimentation trop azotée, trop excitante, on ne peut lui assigner la même origine dans les classes ouvrières, où il se rencontre très fréquemment. Il faut plutôt attribuer à des refroidissements successifs, à des habitations insalubres, les rhumatismes dont les deshérités de la fortune sont si souvent atteints, qu'on a appelé cette maladie, la maladie du pauvre.

Le régime végétarien strict est une obligation absolue, dans la gravelle urique, la goutte, l'arthrite et dans la plupart des manifestations rhumatismales qui se produisent chez les personnes habituées à une alimentation trop riche en azote.

Si, dans les formes bénignes de ces maladies, on peut tolérer l'usage très modéré des viandes blanches rôties, les viandes noires, les sauces épicées, le gibier, les salaisons, les conserves, les mollusques, les poissons à chair rouge et graisseuse, doivent être rigoureusement interdits.

Dans les formes graves de ces maladies, mais plus particulièrement dans la goutte, la gravelle urique et l'arthrite, on doit arriver rapidement, tout en ménageant l'estomac, au régime végétarien strict.

Tous les végétaux n'ont pas une égale valeur dans la diathèse urique et il est nécessaire de faire un choix judicieux qui sera facilité par les tableaux que nous donnons à la fin de cet ouvrage.

Les végétaux les plus utiles sont les plus riches en soude et en potasse. En effet, l'acide urique a une grande affinité pour ces alcalis, avec lesquels il forme des sels beaucoup plus solubles. C'est sous forme d'urate de soude ou de potasse, que l'acide urique est enlevé du sang et des autres liquides organiques, c'est grâce à l'alcalinité de ces liquides, que les cristaux d'acide urique, qui produisent la goutte, l'arthrite, la gravelle et certaines formes de rhumatisme, peuvent se dissoudre en se transformant en sels plus solubles, et s'éliminer par les urines.

La Médecine classique qui n'a pas su, jusqu'à ce jour, utiliser les ressources précieuses de l'hygiène alimentaire pour la guérison des maladies, emploie des sels alcalins, dont le bicarbonate de soude est le type le plus connu, pour combattre les phénomènes morbides dus à la production d'une trop grande quantité d'acide urique et à son élimination insuffisante. Mais si, par cette chimie grossière, on peut arriver à quelques résultats, combien doit-on agir plus efficacement en utilisant la chimie vivante, dont la nature est le laboratoire.

Les alcalins de nos pharmacies irritent la muqueuse, créent la dyspepsie et par leur usage prolongé, apportent de graves obstacles à la nutrition. La dyspepsie produite par les cures alcalines, par le bi-carbonate de soude, est une maladie bien connue des médecins, qui se trouvent en pareil cas, absolument désarmés, puisque le seul remède efficace contre la diathèse urique, produit un mal plus grave que celui qu'ils ont à combattre.

Par nos études sur la diététique, nous apportons aux médecins de nouvelles armes, à l'aide desquelles ils pourront chasser la maladie sans tuer le malade. Ces remèdes sont tout simplement les aliments végétaux, dans lesquels la nature a déposé ces alcalis dont le chimiste ne peut faire qu'une grossière contrefaçon. L'alcali du végétal est un principe vivant, que la chimie de notre estomac sait utiliser, l'alcali que nous fournit l'industrie est un minéral inerte, qui ne peut entrer en combinaison dans notre organisme qu'en y produisant des désordres plus ou moins graves.

Le plus précieux de ces remèdes naturels est la pomme. On choisira les qualités les plus douces, les acides ayant la propriété de favoriser la précipitation de l'acide urique. Sur 100 parties de sels naturels de la pomme, la potasse est représentée par 35,68, et la soude par 26,09, soit 61,77 0/0 d'alcalis. Cent grammes de pommes renferment environ 0,50 de sels. On voit par ces chiffres, que la quantité de soude et de potasse que l'on peut absorber très facilement chaque jour, en mangeant trois ou quatre pommes, de grosseur moyenne, est suffisante pour produire une augmentation notable de l'élimination de l'acide urique, sous forme d'urate de soude et de potasse.

La fraise vient immédiatement après la pomme, avec une proportion de 28,48 et de 21,07 de potasse. Parmi les légumes, nous plaçons aux premiers rangs, l'épinard avec 35,23 de soude et 16,56 de potasse, la carotte avec 21,17 de soude et 36,92 de potasse, l'asperge, qui a 17,08 de soude pour 24,04 de potasse.

Parmi les céréales, le froment, le seigle, le maïs et le riz sont les plus riches en potasse; la proportion de soude est beaucoup plus faible que dans les légumes verts et les fruits. Bien que la potasse puisse se substituer à la soude pour l'élimination de l'acide urique, les céréales et les légumineuses très riches en potasse, sont plutôt des aliments d'épargne, cet alcali entrant abondamment dans la construction chimique des muscles, des nerfs, du foie et de la rate. De plus, il faut considérer que la véritable signification des chiffres que nous donnons, se trouve dans leurs proportions relatives aux quantités d'albumine, c'est-à-dire d'azote, de chaque aliment. Ainsi, la pomme avec ses 0,50 de sels nutritifs pour 0,36 d'albumine, est bien plus riche en sels que la viande, qui a 1,10 de sels pour 20 gr. d'albumine. C'est la proportion relative de l'albumine et des sels qui est seule intéressante.

Les légumes et les fruits à goût très acide ne devraient jamais paraître sur la table des goutteux, des arthritiques, des personnes atteintes de gravelle urique. Les acides ont une action déplorable dans toutes les maladies provenant d'un excès d'acide urique. Ils saturent les alcalis, chassent et précipitent l'acide urique de ses combinaisons solubles. L'élimination de l'acide urique ne peut se faire qu'à la condition de conserver au sang son alcalinité.

Le régime qui convient à la classe de maladies que nous étudions, doit donc être établi d'après les données suivantes :

a) On diminuera la proportion d'azote de l'alimentation, afin de réduire la production d'acide urique dans l'organisme.

b) On donnera une grande prédominance aux aliments riches en alcalis et plus particulièrement en soude, afin de saturer l'acide urique contenu dans le sang, ou déposé sous forme cristalline dans les articulations, dans les reins, etc..

c) Les liquides, dans les aliments, ou en boissons, devront être aussi abondants que l'estomac peut les supporter, afin de permettre la lixiviation des tissus saturés d'acide urique.

Il ne faut pas, sous l'influence de l'idée que la maladie est produite par un excès d'azote, tomber dans l'excès opposé. Une trop grande pénurie d'aliments azotés amènerait bientôt un état de faiblesse, qui irait à l'encontre du but à atteindre, en ne laissant pas à l'organisme une force de réaction suffisante. Une alimentation exclusivement composée de légumes verts et de fruits, ne conviendrait donc pas, et ne pourrait être supportée longtemps, dans la plupart des cas, sans dommage pour la santé. Les viandes trop riches en albumine et surtout trop excitantes, doivent être remplacées par les céréales, dans la composition desquelles l'azote tient une place suffisante.

Les légumineuses ont, dans le cas qui nous occupe, une valeur moindre que les céréales, car leur proportion d'albumine est aussi forte que dans la viande, à laquelle cependant il faut les préférer, car elles satisfont l'appétit plus rapidement et par suite, introduisent dans l'organisme des quantités d'azote moins grandes.

Maigreur

La maigreur peut avoir son origine soit dans une maladie, soit dans l'alimentation. Lorsqu'elle est la conséquence d'une maladie aiguë ou chronique, l'hygiène alimentaire n'a pas d'autres règles à établir que celles qui s'appliquent à la maladie à combattre. Il en est autrement lorsque l'alimentation est seule cause de la maigreur.

Une alimentation insuffisante peut amener la maigreur. Cela se présente si exceptionnellement, en dehors de l'état de maladie, que nous croyons inutile d'insister sur ce point. Il est évident que le manque absolu d'appétit peut avoir pour conséquence une nutrition insuffisante. Dans ce cas, il faut songer à réveiller les fonctions endormies de l'estomac. Les amers, l'exercice, une vie active et l'hydrothérapie, sont les moyens naturels que nous avons à notre disposition.

Le régime ne demande à être modifié que lorsque la maigreur provient d'une insuffisance d'aliments pouvant donner de la graisse. Les aliments producteurs de graisse sont les corps gras, le sucre et surtout les féculents. C'est surtout à la classe des féculents qu'il faut s'adresser pour combattre la maigreur, tout en respectant l'estomac.

Les soupes de grains grillés rendent dans ces circonstances des services précieux. Le grillage des grains, en transformant l'amidon en dextrine, en rend la digestion et l'assimilation beaucoup plus faciles. Les purées de pois, de lentilles, de haricots, de maïs, les préparations à l'avoine et au riz, peuvent varier très agréablement l'alimentation de la personne qui veut engraisser.

Les œufs, les confitures, les compotes ; parmi les viandes, les escargots, les huîtres, les volailles grasses, complètent heureusement l'alimentation des sujets dont la maigreur peut être modifiée par le régime.

Les légumes laxatifs, tels que les bettes, les oseilles, les tomates, les fruits et les vins acides, devraient paraître rarement sur la table d'une personne maigre.

Obésité

Les règles à suivre pour le régime de l'obèse, sont les suivantes : On réduira au minimum les fécules, les graisses, le sucre et les boissons, et on donnera la première place aux légumes verts et aux fruits, dont on choisira de préférence les sortes acides et peu sucrées. Cependant, l'obèse pourra manger des raisins, des fraises et de tous les fruits. Il faut veiller, dans une cure de l'obésité, à conserver l'intégrité des fonctions intestinales. Un obèse atteint de gastro-entérite ne pourrait évidemment pas supporter un régime trop exclusivement végétal. Dans ce cas, il aura recours aux viandes blanches rôties et au riz, féculent qui convient le mieux à l'obèse.

Si l'état de l'intestin le permet, on activera puissamment la dérivation par cet organe, à l'aide de l'usage quotidien du seigle torréfié. Les autres sortes de succédanés du café, malt pur ou glands, ne sont pas à recommander dans ce cas.

Nous devons avouer qu'il faut peu compter, en général, sur le régime pour faire disparaître l'obésité. Tout ce qu'on peut lui demander raisonnablement, c'est d'en arrêter le développement.

Le traitement le plus efficace de l'obésité est l'hydrothérapie froide et l'exercice ; les bains d'air et de soleil complètent, à notre avis, très heureusement, dans ce cas, la médication par l'eau.

Névroses, neurasthénie, dyspepsie, gastrite, gastralgie, névralgie.

D'après la définition classique, la neurasthénie est une névrose dépressive de la moelle épinière. Mais qu'est-ce qu'une névrose ?

Depuis Cullen, on désigne sous le nom de névrose des états morbides qui se produisent sans qu'il y ait lésion d'un organe. Ainsi, les névralgies sont des névroses de la peau ; la gastralgie, l'entéralgie, la cystalgie, sont des névroses des viscères ; les crampes, les convulsions, les tremblements, sont des névroses de la motilité ; la chorée, l'épilepsie, la catalepsie, l'hystérie, sont des névroses complexes.

La médecine moderne a divisé les maladies en deux classes bien séparées : les maladies sans lésions organiques, les maladies avec lésions. D'un côté la maladie nerveuse, de l'autre la lésion organique. La gastralgie est une névrose de l'estomac, la gastrite est une maladie organique de ce viscère.

Cette division des maladies, ce morcellement à l'infini de la pathologie, a eu pour effet d'embrouiller des choses très simples.

Sans admettre la théorie exagérée de Kuhne sur l'unification des maladies, il faut reconnaître que la médecine moderne, en morcelant la pathologie d'une façon aussi irrationnelle, a fini par confondre les causes et les effets.

Leven, dans son ouvrage sur la névrose, a montré de la façon la plus évidente l'erreur de Cullen et le gâchis que sa division a amené dans l'étude et le traitement des maladies.

Les centres nerveux irrités finissent par amener la lésion organique. La gastralgie et la gastrite par exemple, ne sont que des périodes différentes d'une même maladie. L'irritation du plexus solaire, centre nerveux par lequel l'estomac fonctionne, cause d'abord la gastralgie ; si l'état n'est pas modifié, si le centre nerveux n'est pas calmé, la lésion de l'organe se produit, il n'y a plus gastralgie, mais gastrite, maladie entièrement différente, d'après la médecine moderne.

Ce qu'il y a de plus regrettable dans cette fausse conception des maladies, c'est qu'elle a pour conséquence une thérapeutique aussi fausse. On ne voit pas la cause du mal et on se contente de traiter l'effet apparent.

Dans la gastralgie on a recours aux calmants: opium, morphine, éther; aux digestifs: bicarbonate de soude, eaux alcalines qui entretiennent, exagèrent l'irritation des centres nerveux, ou diminuent la vitalité, la force du patient. Quand, grâce au traitement employé, au régime suivi, la névrose a produit son effet: l'inflammation de toute la muqueuse; quand la gastralgie est devenue une gastrite, le médecin ne voit plus de symptômes nerveux, et ne considère que l'état actuel de l'estomac sans apercevoir la cause première.

Les lavages de l'estomac, les amers, les pilules de nitrate d'argent, le bismuth, les élixirs de pepsine, de peptone, que l'on fait alors intervenir, ne s'adressent toujours qu'à l'effet: le mauvais fontionnement de l'estomac, et ils aggravent la cause: l'irritation du centre nerveux.

En résumé, la médecine classique considère les causes et les effets comme des maladies entièrement différentes. d'où il résulte une division infinie dans la classification d'états morbides qui, en réalité, ont tous une origine commune: l'irritation des centres nerveux. Les manifestations du mal peuvent être différentes, la cause première reste la même.

Quand un centre nerveux est malade depuis longtemps, les autres centres, avec lesquels il est en relation, s'irritent à leur tour. Ainsi, chez le gastralgique, le plexus solaire irrité amène peu à peu l'irritation du cerveau. Le malade devient triste, il a des idées noires, il est incapable de tout travail intellectuel. La cause du mal n'est pas dans le cerveau, mais dans l'estomac. Guérissez l'estomac, calmez l'irritation du plexus, le malade reprendra sa gaieté, il pourra étudier sans fatigue.

Celui qui se livre à un travail intellectuel exagéré, amène, par le surmenage, l'irritation des nerfs qui commandent au cerveau. Si cet état se prolonge, les nerfs du cerveau communiquent leur irritation au plexus solaire; l'estomac est malade et l'on voit bientôt apparaître tous les symptômes de la gastralgie, précurseur de la gastrite. Et cependant la maladie réelle, la cause première, est dans la fatigue cérébrale. La médecine peut prodiguer tous ses élixirs, toutes ses poudres anti-gastralgiques, elle n'obtiendra aucun résultat tant que l'irritation du cerveau existera.

Cette action directe des centres nerveux, les uns sur les autres, est facile à prouver. Une mauvaise nouvelle est annoncée immédiatement avant ou après le repas, l'appétit est coupé, ou la digestion est arrêtée. Le cerveau, qui a reçu directement l'impression, l'a communiquée au plexus solaire : les fonctions de l'estomac ont été suspendues.

Un phénomène inverse se produira sous l'effet d'une indigestion. L'estomac congestionné communique son irritation aux nerfs du cerveau : un mal de tête violent accompagne toujours une forte indigestion.

Puisque le plexus solaire, centre nerveux de l'estomac, a une action aussi grande sur le cerveau, on comprend qu'il doit en avoir une aussi forte sur l'intestin, sur le foie, sur les reins, etc.

Bien des maladies d'intestins ont leur cause première dans l'estomac. Souvent on diagnostique une maladie de foie, ou une maladie des reins, et l'origine, la cause directe du mal, est l'irritation du plexus solaire. Si on ne traite que l'intestin, les reins ou le foie, on n'arrive à aucun résultat, puisque la cause première subsiste toujours.

Ainsi, par exemple, l'irritation du plexus solaire amène celle des centres peri-ombilicaux et du gros instestin ; la diarrhée ou la constipation en sont les effets visibles. On peut, par des médicaments, faire disparaître momentanément la diarrhée ou la constipation, on peut même calmer l'irritation de l'intestin : l'état réel du malade ne sera presque pas modifié, tant que le foyer principal, l'irritation du plexus, n'aura pas disparu.

Ces données si précises, que nous devons aux travaux de Leven, n'ont rien de contraire aux idées de Mgr Kneipp sur les causes ordinaires des maladies. L'irritation des centres

nerveux est une cause qui procède souvent
elle-même d'une autre plus générale : une circulation du sang défectueuse. Les nerfs s'irritent quand le sang arrive en trop grande quantité ou séjourne trop longtemps dans certains
organes ; cet état des nerfs entretient la congestion, en devient lui-même une cause secondaire.

Comment se fait-il que Leven, qui, au point
de vue de la diététique, a émis des idées si
justes, n'ait pas compris le parti que l'on pouvait retirer, dans le plus grand nombre des cas,
des applications hydrothérapiques pour rétablir
une circulation normale du sang, déconges-
tionner les organes irrités, et par suite calmer
le système nerveux ?

La trop longue durée et la pression exagérée des applications d'eau, ont déconsidéré
l'hydrothérapie dans le corps médical.

Les lotions partielles ou totales, les affusions
alternées des diverses parties du corps, toujours données sans aucune pression et très
rapidement, les demi-bains froids de 4 à 6 secondes, le piétinement dans l'eau et surtout
les compresses, tous ces moyens, qui constituent la Méthode Kneipp, n'ont plus sur le
système nerveux l'action trop excitante de
l'hydrothérapie classique.

Néanmoins nous devons reconnaître que l'on
rencontre certaines formes de neurasthénie,
certaines névroses, non seulement rebelles à
l'hydrothérapie froide la plus sagement ordon-

née, mais qui sont plutôt aggravées que soulagées par cette médication. Nous connaissons des nerveux dont la tolérance pour l'hydrothérapie, ne va pas au-delà de l'action des compresses froides. Une simple affusion des genoux les met dans un état d'agitation extraordinaire. Les malades de cette catégorie ne doivent point désespérer cependant. Nous ne saurions trop nous élever contre cette pensée, décourageante pour bien des malades, qu'en dehors de la Méthode Kneipp il n'y a pas de salut.

L'ignorance, l'orgueil ou l'intérêt ont seuls pu accréditer dans la foule, une opinion aussi contraire à la réalité des choses.

On voit souvent des névrosés que l'hydrothérapie froide surexcite, très heureusement soulagés par des applications chaudes.

Lorsque l'hydrothérapie froide ou chaude ne réussit pas, la médecine naturelle a encore, en dehors de la Méthode Kneipp, d'autres armes à offrir aux malades. Les bains d'air et de soleil de Rickli, l'électricité, sont des moyens précieux, qui ont, dans un grand nombre de cas, amené des guérisons ou de notables améliorations de maladies, contre lesquelles l'hydrothérapie avait été impuissante.

Méfions-nous donc de l'esprit de système trop exclusif et conservons toujours une entière indépendance, qui seule peut préparer le succès définitif de la Médecine naturelle.

Quand on considère les états morbides

divers qui ont pour cause première l'irritation du plexus solaire, on comprend l'importance du régime alimentaire pour la guérison des maladies.

Certains aliments irritent le plexus, d'autres le laissent indifférent. Les premiers entretiendront, aggraveront l'état nerveux morbide, les seconds en faciliteront, en rendront la guérison possible.

Dans la neurasthénie, par exemple, la guérison est impossible tant que le régime n'est pas judicieusement établi. Nous avons vu souvent des neurasthéniques qui n'éprouvaient aucun effet du traitement hydrothérapique, bien ordonné cependant, parce que leur alimentation n'était pas convenable.

Par la quantité exagérée des aliments ou par leur mauvais choix, souvent pour ces deux motifs, le neurasthénique irrite son plexus solaire, qui entretient et augmente la fatigue des autres centres nerveux. Il détruit ainsi, à chaque repas, le bien produit par les applications d'eau.

Pour établir l'hygiène alimentaire des névrosés et en particulier des neurasthéniques, il faut considérer les aliments, non au point de vue de leur composition chimique, mais à celui de leur action particulière sur le système nerveux.

La viande est de tous les aliments celui qui excite le plus le plexus solaire et par suite tous les centres nerveux. Mais toutes les viandes n'ont pas ce pouvoir au même degré. La

viande de bœuf, celle provenant des animaux
vieux, et d'une façon générale toutes les viandes noires, sont les plus irritantes. Notre
théorie sur la digestibilité trouve ici une
entière confirmation. La viande d'un animal
âgé est moins digestible et par suite plus irritante que celle d'un animal de même espèce
plus jeune. Ainsi la viande du bœuf est très
irritante; celle du veau ne l'est presque pas;
la viande du mouton, moins excitante que celle
du bœuf, l'est plus que celle de l'agneau; la
viande d'un vieux coq irritera le plexus, alors
que celle d'un jeune poulet le laissera indifférent. Cela tient évidemment à l'arrangement
des fibres, à la constitution physique des éléments, qui sont usés chez l'animal vieux, et en
période de formation chez l'animal de même
espèce, plus jeune.

Cependant il ne faut pas considérer seulement
l'âge de l'animal, mais aussi les qualités de la
viande, particulières à chaque espèce. Ainsi, la
viande de porc irrite le plexus par sa grande
quantité de graisse; pour la même raison la
chair du saumon est plus irritante que celle de
la sole (Leven). Le lait, les végétaux, les lentilles, les pois, l'avoine, le riz, le maïs, le froment, etc., les œufs, n'irritent pas les centres
nerveux. Cependant, l'enveloppe dure de certains végétaux est une cause d'irritation, si
elle n'est pas moulue finement, ou suffisamment
attendrie par le trempage dans l'eau et une
longue cuisson.

Bien que, par leur nature, les aliments végétaux laissent les centres nerveux indifférents, si on en mange des quantités exagérées, ils produisent l'irritation de l'estomac par suite du trop grand travail nécessaire. Le lait, qui est le plus efficace des calmants de l'estomac, amènera la dyspepsie, c'est-à-dire l'irritation du plexus solaire, si on en prend trop à la fois.

On ne doit pas recommander l'usage exclusif des légumes verts et des fruits, parce qu'il en faut une trop grande quantité pour satisfaire aux besoins de l'organisme.

Dans les névroses légères, le régime mixte peut être toléré, à la condition de toujours faire dominer les aliments végétaux.

Mais dans les formes graves des maladies d'origine nerveuse, le régime végétarien strict ou atténué par l'usage modéré des poissons d'eau douce, est une obligation absolue si l'on veut arriver à la guérison.

Les viandes noires, les viandes grasses, celles des animaux vieux, doivent être absolument exclues de l'alimentation des névrosés ; le vin, les liqueurs, les épices, le café des îles, doivent être également interdits. L'eau fraîche est la boisson la plus convenable. Les cafés de céréales et en particulier le malt composé ou les glands composés, doivent être conseillés en raison de leurs propriétés calmantes.

Tous les névrosés doivent veiller à ne jamais manger avec excès. Quelques-uns ont un très grand appétit, ils ne guériront pas s'ils veulent toujours le satisfaire.

La plupart des neurasthéniques éprouvent une fatigue cérébrale, une heure ou deux après les repas ; ils ont de l'engourdissement, une sensation de vide dans la tête, une envie irrésistible de dormir, tous les symptômes neurasthéniques sont exagérés.

Une réduction notable de la quantité des aliments, quand elle est exagérée, ce qui est très fréquent, leur choix judicieux, amènent toujours une diminution immédiate, quelquefois considérable, de tous ces malaises.

C'est surtout aux neurasthéniques, aux gastralgiques, aux dyspeptiques, à tous les névrosés, qu'il faut rappeler cette parole si juste de Fonssagrives : « Ceux qui parlent de sobriété mangent trop, ceux qui n'en parlent pas mangent beaucoup trop. »

Le régime alimentaire, dans toutes les névroses, dans la dyspepsie, la gastralgie, la gastrite, la gastro-entérite, etc., doit avoir pour but de nourrir le malade en amenant le moins d'irritation possible des centres nerveux. Dans toutes ces maladies, les nerfs sont irrités, les muqueuses sont généralement enflammées ; la guérison ne peut s'obtenir que si l'aliment n'entretient pas l'irritation des nerfs et la congestion des muqueuses.

Il n'est pas possible de donner un régime uniforme pour tous les malades souffrant du même mal. On doit tenir compte, chez une personne bien portante, de la tolérance particulière de l'estomac pour chaque aliment; on comprend que dans l'état de maladie, cette considération acquiert une importance bien plus grande.

Certains gastralgiques digèrent le lait avec facilité; nous en avons vu dont les crises étaient entretenues par cet aliment.

Nous ne pouvons donc donner que des règles générales et des exemples, d'après lesquels chacun établira son régime suivant la tolérance de son estomac.

Les soupes de grains grillés au lait, à l'eau, ou au bouillon de viande dégraissé, sont d'un précieux secours dans toutes les maladies d'estomac.

Nous n'avons pas d'exemple d'intolérance pour cet aliment, qui a l'avantage de ne demander qu'une cuisson de 10 à 15 minutes.

Les farines de riz, de maïs, de lentilles, de pois, d'avoine, sont aussi des aliments très utiles, qui n'excitent pas les centres nerveux. Cependant les pois et les lentilles ne conviennent pas, lorsque le malade est sujet aux flatuosités.

Il ne faut pas oublier que la graisse et le beurre sont généralement très mal supportés par les personnes qui souffrent du foie, de l'estomac ou de l'intestin. On n'en mettra donc que de très petites quantités; il sera même quelquefois nécessaire de les supprimer totalement. La crême ou le lait devront remplacer les corps gras dans ces circonstances.

Les pois et les haricots secs sont généralement bien supportés quand leur enveloppe a été attendrie par un séjour suffisant dans l'eau tiède, et qu'ils ont subi une très longue cuisson, 3 à 4 heures.

Si, malgré les soins culinaires, les pois ou les haricots donnent des flatulences, il n'en faut pas manger.

Les viandes blanches grillées, un seul plat au repas de midi, peuvent être tolérées quand on n'est pas au moment d'une crise ou dans un état chronique grave.

Les végétaux très acides, comme l'oseille, doivent être défendus.

Des gastralgiques ayant eu des crises amenées par l'usage exagéré de certains fruits, croient que ces aliments leur sont nuisibles. On accuse la qualité, alors que ce n'est que la quantité qui devrait être incriminée. Il en est de même pour certains légumes. Le gastralgique, qui mange chaque jour de grandes quantités de choux ou de pois, aggrave son état; lorsqu'il n'en prend qu'une petite quantité une ou deux fois par semaine, il les digère bien, s'il n'est pas trop malade. La choucroute bien dessalée par un trempage d'une heure ou deux dans de l'eau froide, sera généralement bien plus facilement digérée que les choux qui n'ont pas fermenté.

Le lait convient très bien dans toutes les névroses et dans toutes les maladies de l'estomac, mais il ne faut pas en prendre de trop grandes quantités à la fois. Dans les cas très graves, une cuillerée à bouche de lait toutes les heures peut rendre de très grands services. Dans des cas d'intolérance absolue de l'estomac pour le lait pur et pour tous les aliments, certains malades ont obtenu des résultats inespérés en additionnant le lait de malt composé ou de seigle pur torréfié.

Kneipp recommande beaucoup le lait caillé contre toutes les inflammations internes. Mais il ne faut pas faire comme certaines personnes, qui en prennent un litre en une heure et qui sont étonnées de n'en éprouver aucun bien. On commencera par une cuillerée à bouche toutes les heures; si cette quantité est bien supportée, on pourra l'augmenter un peu; elle sera diminuée dans le cas contraire, car il ne faut jamais dépasser la tolérance de l'estomac.

L'œuf cuit dur, et l'œuf cuit au beurre noir seront absolument interdits. L'œuf à la coque peu cuit, les laits de poule, sont très recommandables. Il ne faut pas en faire, cependant, un élément trop important de l'alimentation.

Le pain Kneipp demande quelques indications pour son usage dans les maladies qui nous occupent.

Le passage du pain blanc au pain Kneipp se fait sans aucun trouble chez celui dont les organes digestifs fonctionnent bien. Il n'en est pas de même quand l'intestin ou l'estomac sont malades. En pareil cas, on commence à manger du pain fait avec de la farine dont on a enlevé le gros son, ou on ne mange du pain Kneipp qu'à un seul repas. Peu à peu on augmente la quantité de son, ou celle du pain Kneipp, pour arriver à ne manger que du pain de tout grain. Certaines personnes supportent mal le seigle, qui leur donne des flatulences ou de la diarrhée, elles le supprimeront et ne se serviront que du pain fait de froment pur.

Les dyspeptiques, les gastralgiques et en général tous ceux dont l'estomac, le foie ou l'intestin fonctionnent mal, feront bien de se méfier beaucoup des aliments gras ; quand l'état du malade est grave, ils doivent être absolument interdits.

Le vin, les alcools, le café et les épices trop excitantes seront défendus d'une façon rigoureuse.

Il faut généraliser le plus possible les maladies, a dit Fonssagrives, et individualiser le plus possible les malades.

En montrant l'origine commune des maladies nerveuses que nous venons d'étudier, nous avons réalisé une partie du désir exprimé par cet hygiéniste éminent. Il nous reste à montrer à nos lecteurs, par quelques observations, comment on doit individualiser le régime.

Première observation

M. B..., écrivain, était atteint de neurasthénie qui

avait commencé à l'époque de ses études universi-
taires. Marié, père de plusieurs enfants, ayant une
belle situation de fortune, la vie n'aurait eu pour lui
que des charmes, si son système nerveux avait été
plus solide. Les études auxquelles il se livrait avec
passion, l'insuffisance des exercices physiques, l'alimentation trop carnée, trop excitante, à laquelle il
était habitué, aggravèrent peu à peu son état, qui devint insupportable. Les digestions étaient longues,
parfois douloureuses, mais le symptôme le plus alarmant était l'état de tristesse, d'abattement qui, succé-
dant à des périodes de surexcitation nerveuse, rendait la vie très pénible au malade et à son entourage.

M. B..., se mit spontanément au régime végétarien le
plus sévère. Il supprima l'usage du vin, du café des
îles et ne prit d'autre boisson que le lait. En quelques mois, malgré la continuation ininterrompue des
travaux intellectuels, l'état de ce nerveux fut entièrement transformé. Les digestions devinrent peu à peu
plus régulières, et il en résulta un grand apaisement
des centres nerveux, qui fit disparaître les idées tristes et l'énervement. Ce sujet possède actuellement
une égalité d'humeur qu'il n'a jamais connue. Depuis
sa guérison il a ajouté à son régime l'usage très modéré du poisson.

Deuxième observation

Madame C... souffrait d'une névrose de l'estomac.
Malgré tous les soins de la médecine, son état allait
toujours en s'aggravant. Bientôt, en présence de l'intolérance pour tous les autres aliments qui produisaient
de violentes crises de gastralgie, on institua le régime
lacté qui fut d'abord très bien supporté, mais peu à
peu, par suite, probablement, de l'état de constipation
causé par le lait, l'estomac refusa cet aliment, qui
produisit à son tour les mêmes troubles gastralgiques.

Cette constipation ne se serait certainement pas produite si on avait eu l'heureuse idée de couper le lait avec du malt composé, ou du seigle torréfié. On essaya au contraire, sans aucun succès, d'additionner le lait d'eau de Vichy ; l'intolérance pour cet aliment ne fit que s'accroître. Après différents essais, le médecin qui soignait cette malade dut reconnaître l'impuissance de la médecine classique, dont toutes les ressources étaient épuisées. Ce fut à ce moment que sur les conseils d'une amie, cette dame essaya d'étendre le lait de malt composé. Le résultat fut des plus heureux. Le lait ainsi mélangé fut très bien supporté ; après quelques semaines de ce régime l'estomac revint à son état normal et la malade se remit peu à peu à une alimentation plus variée.

Troisième observation

M. R..., peintre, était depuis sa naissance sujet à une constipation opiniâtre. Il en résultait de graves fatigues d'estomac, des crises de gastralgie, des spasmes, un état nerveux déplorable. Ce malade eut l'occasion de connaître les propriétés rafraîchissantes du seigle torréfié. Il essaya de supprimer le café des îles dont il usait très largement, et de le remplacer par le seigle torréfié. Après une dizaine de jours les selles commencèrent à se régulariser, et les autres malaises, qui n'étaient qu'une conséquence de la constipation, disparurent également. Au début, ce malade prenait dans la matinée de grandes tasses de seigle avec très peu de lait. Il en continue maintenant l'usage avec partie égale de lait comme premier déjeuner.

Quatrième observation

M. J... souffrait depuis son enfance de dyspepsie acide. Tout jeune, ses parents lui faisaient boire du vin, du café des îles et manger beaucoup de viandes.

Vers l'âge de vingt-cinq ans, la dyspepsie se compliqua de gastralgie. A trente ans, malgré tous les traitements suivis, la nutrition devint très difficile. Le malade rendait après chaque repas une grande quantité de liquides très acides, accompagnés de parcelles d'aliments solides non digérés. Les gaz intestinaux le tourmentaient beaucoup et si parfois leur renvoi ne se faisait plus, il en résultait des crises de gastralgie aiguë qui ne pouvaient être calmées que par des injections de morphine.

Aucune règle n'avait été imposée à ce malade pour son alimentation. On lui avait cependant conseillé le régime lacté, qui produisit d'abord une légère amélioration ; mais bientôt tout aliment liquide ne fut plus toléré et les douleurs d'estomac devinrent quotidiennes. Le malade avait un appétit exagéré et il lui était impossible de le satisfaire sans amener de nouvelles souffrances. Les selles étaient très irrégulières, et le malade passait d'un jour à l'autre de la diarrhée à la constipation.

La médecine, par ses remèdes, n'ayant été d'aucun secours, le patient s'adressa à l'hygiène.

Il supprima d'abord toute boisson aux repas, ce qui amena une première amélioration, en réduisant notablement les vomissements et les renvois acides. Le vin, le café des îles, les viandes noires, les sauces épicées, ne parurent plus sur la table de ce malade.

Le matin il ne prenait qu'une petite tasse de malt composé au lait, à midi une soupe farineuse au lait très épaisse, — il donnait la préférence à la soupe de grains grillés et à l'avoine, — un plat de légumes verts et très peu de viande blanche rôtie. Dans les débuts, il ne pouvait digérer aucun fruit ; bientôt son estomac fut assez fort pour manger des poires, des pommes, des fraises et des raisins. Bien qu'il restât toujours dans les limites de la plus grande modération au point de vue de la quantité d'aliments, il ne prenait rien de midi à 7 h. du soir. Tout ce temps était nécessaire pour que l'estomac pût se débarrasser des aliments du repas précédent. A sept heures, il ne prenait qu'un demi-litre de lait avec un peu de pain noir. Après avoir d'abord essayé l'usage du pain Kneipp, qu'il n'avait pu supporter, car le seigle lui donnait des gaz et des selles trop fréquentes, il se fit fabriquer du pain de froment, dont on enlevait le gros son, qui fut très bien supporté. Quelques mois après il se mit à l'usage du pain de froment complet qu'il a toujours continué. Par ce régime, suivi avec persévérance pendant deux ans, l'état de l'estomac fut très heureusement modifié ; le plexus solaire et tous les centres nerveux retrouvèrent un calme depuis longtemps inconnu.

Cependant, lorsqu'il s'écartait un jour ou deux de son alimentation habituelle, soit au point de vue de la quantité, soit à celui de la qualité des aliments, il constatait un rapide retour de tous les anciens malaises. Il remarqua également que les jours où la ration de viande était abondante, l'estomac fonctionnait moins bien et l'état nerveux général était moins bon. C'est ainsi que peu à peu, en conséquence de ses propres observations, l'alimentation de ce sujet se rapprocha de plus en plus du régime végétarien. Actuellement il ne mange qu'une ou deux fois par semaine, au repas de midi, une très minime portion de viande blanche. Les farineux, les légumes, les fruits, les œufs, le lait et les cafés de céréales constituent à peu près exclusivement son alimentation.

Au début de ce régime qui a amené la guérison, le sujet pesait 68 kilogr., il était maigre, très pâle, avait enfin l'aspect maladif ; actuellement, il pèse 75 kilogr., poids qui reste stationnaire, sa figure est plus colorée, l'aspect général indique une santé parfaite. Et cependant non seulement les viandes ont été à peu près complètement supprimées, mais la quantité d'aliments a été très réduite. Avec l'énergie que donne le grand désir de la guérison, ce sujet, malgré un appétit extraordinaire, est arrivé peu à peu au régime qu'il suit aujourd'hui et qui représente comme quantité environ la moitié de ce qu'il mangeait pendant sa maladie.

L'hydrothérapie lui a rendu quelques services, et lui en procurerait davantage, s'il en faisait d'une façon un peu plus régulière. L'été, il prend des douches et des bains froids, mais l'hiver il n'en use presque jamais.

Il s'adonne, autant que ses occupations le lui permettent, à des travaux corporels. En somme cette guérison est complète, mais l'état nerveux du sujet exige impérieusement l'observation rigoureuse et ininterrompue d'un régime calmant. Toutes les souffrances éprouvées pendant de nombreuses années par ce malade, avaient pour cause une sensibilité excessive des centres nerveux.

Bien des malades se reconnaîtront dans l'exemple que nous venons de donner. En leur faisant connaître les ressources que nous offre le régime alimentaire dans toutes les maladies d'origine nerveuse, nous avons mis à leur disposition le moyen le plus efficace pour obtenir la guérison.

Cinquième observation

M. V..., était neurasthénique depuis une dizaine d'années. La dépression nerveuse était très accentuée : idées tristes, pleurs, somnolence, etc. Ce sujet avait suivi sans aucun résultat, les traitements les plus différents ordonnés par des célébrités médicales de plusieurs pays. Le régime alimentaire, très défectueux, n'avait été l'objet d'aucune prescription judicieuse de la part des médecins consultés.

Les uns n'avaient donné aucune indication au sujet

du régime, d'autres avaient conseillé une alimentation très riche en azote. Le malade s'en était tenu rigoureusement, pendant plusieurs années, à cette prescription et les viandes constituaient la partie principale de sa nourriture. Ce sujet ayant eu connaissance de nos études sur l'hygiène, modifia son régime suivant les idées que nous exposions déjà, dans une précédente publication, sur les névroses et leur traitement. Il supprima les viandes noires, les épices, le vin, diminua beaucoup la quantité de boissons aux repas, réduisit progressivement sa ration alimentaire quotidienne, et arriva en quelques mois au régime végétarien atténué.

Le résultat obtenu ne fut pas la guérison, qui demandera, si elle est encore possible, une très longue persévérance dans l'observation d'un régime et d'une hygiène générale sévères, mais il se manifesta une amélioration suffisante pour que la vie ne fut plus une charge aussi écrasante pour ce malade.

La somnolence après les repas fut le premier symptôme qui disparut, puis les idées tristes devinrent moins fréquentes et actuellement elles n'existent à peu près plus. Une certaine incapacité pour des travaux intellectuels prolongés persiste encore, bien que de ce côté-là, une sérieuse amélioration se soit également produite. Nous sommes persuadé que si ce sujet prenait progressivement l'habitude de quelques travaux corporels quotidiens, l'incapacité pour les travaux de l'esprit finirait par disparaître entièrement.

Ce malade avait fait de l'hydrothérapie pendant plusieurs années sans résultat appréciable. Nous croyons cependant que l'insuccès de cette médication a été dû pour une grande part, à l'alimentation trop excitante qui annihilait toute l'action calmante de la cure d'eau.

Dans les maladies de ce genre, nous conseillons souvent l'usage des poissons d'eau douce, à chair blanche, en raison de leur grande richesse en chaux et en phosphore, qui sont, comme on le sait, les éléments principaux pour la nutrition du cerveau et des nerfs.

Sixième observation

Madame S... souffrait depuis plusieurs mois de douleurs très violentes dans l'estomac et dans les reins. Les médecins consultés, après plusieurs essais médicamenteux sans résultat, conseillèrent les eaux de Vichy.

Cette malade avait demandé à tous les docteurs consultés si le café lui était nuisible; mais elle prenait la précaution de leur déclarer que cette boisson seule lui procurait quelque soulagement. *Tous les médecins lui permettaient d'en continuer l'usage.*

Les traitements suivis n'ayant amené aucune amélioration, cette malade vint nous demander quelques conseils. Elle nous avoua qu'elle buvait chaque jour deux ou trois tasses de café; elle s'empressa d'ajouter qu'il lui serait impossible de s'en passer. Cependant, sur notre affirmation que cette boisson était la cause directe de toutes ses souffrances, rien autre dans son régime ne pouvant être incriminé, et en présence de de notre refus de lui indiquer un traitement tant qu'elle ne serait pas restée un certain temps sans prendre du café, elle consentit, après bien des hésitations, à mettre de côté cette boisson si aimée. Quelques jours après la suppression du café, les douleurs disparurent et ne revinrent jamais, sans qu'il fut nécessaire de recourir à aucune médication.

Septième observation

L'observation que nous allons publier montrera: 1º La fausseté des classifications des maladies admises généralement par les médecins; 2º l'inefficacité et le danger des remèdes employés ; 3° l'importance du régime alimentaire.

Mᵐᵉ X... fut traitée pendant cinq ans, pour des crises hépatiques d'une extrême violence. Chaque période de la maladie durait 4 à 5 mois, avec des alternatives d'amélioration et d'aggravation.

Le traitement suivant était conseillé par les divers médecins appelés, qui étaient tous d'un accord parfait sur le diagnostic et sur les moyens à employer : des piqûres de morphine pour calmer les crises, potion de Rivière contre les nausées qui se produisaient après les piqûres, rhubarbe, naphtol, opium, élixir de pepsine, peptone, eaux alcalines.

Pendant les crises, la malade ne prenait que du bouillon de viande dégraissé. Le régime conseillé en dehors des crises, à côté de prescriptions judicieuses, en renfermait qui étaient tout à fait contraires à l'état de la malade. Les crudités et les acides étaient défendus très justement, mais on conseillait en même temps les vins généreux, les élixirs digestifs, et le café lui-même était permis.

Dans l'intervalle des crises, la malade faisait une saison à Vichy.

Il y a deux ans une nouvelle crise se déclarait. Le médecin amena la suspension de la douleur par une injection de morphine ; les nausées survinrent et la potion de Rivière fut ordonnée. L'élixir de pepsine, le naphtol, le boldo, la rhubarbe, et jusqu'à l'antipyrine et l'antifébrine, entrèrent en scène. Les crises se succédaient sans autre répit que celui qui était procuré par les injections de morphine.

Après quelques semaines de souffrances horribles, on nous pria de donner quelques conseils à cette pauvre malade qui se désespérait.

Malgré l'opinion unanime des médecins, malgré le teint jaune de la malade, nous avions la conviction que l'origine de toutes ses souffrances devait être l'irritation du plexus solaire, irritation entretenue par la médication suivie et seule cause de l'état du foie.

Nous conseillâmes à la malade de supprimer les remèdes et de prendre toutes les heures une cuillerée à bouche de soupe fortifiante (1) préparée avec du bouillon de veau bien dégraissé. La nuit on devait laisser reposer la malade et ne lui donner sa cuillerée de soupe que si elle se réveillait. Si l'estomac ne paraissait pas bien supporter cette quantité minime d'aliments, on devait éloigner les intervalles, ou ne donner qu'une cuillerée à dessert de soupe.

Le lendemain on augmenta un peu la quantité d'aliments : deux cuillerées toutes les heures. On suivit ainsi une marche progressive pour arriver après quelques jours, à donner à la malade quatre petites soupes dans les vingt-quatre heures.

La malade se mit ensuite, mais avec une grande prudence, à l'alimentation mixte. Les viandes noires, les sauces, les épices, le vin, le café des îles, les légumes et les fruits acides, tous les aliments excitants furent proscrits.

Sous l'influence de cette diète et de ce régime, et grâce à la suppression de tous les médicaments, la malade ne reprit jamais une seule crise.

Cette malade avait tout simplement de violentes crises de gastralgie amenées par une prédisposition naturelle, par une alimentation trop excitante, et entretenues par la médication suivie.

L'injection de morphine calmait la douleur mais elle amenait les nausées. La potion de Rivière que

(1) Nous avons constaté, postérieurement à cette observation, que la soupe de grains grillés convient encore mieux que la soupe fortifiante, lorsque le plexus solaire est très excité, dans les crises de gastralgie, etc. Aucun aliment ne calme et ne repose l'estomac comme cette soupe, préparée au lait, sans addition de beurre, ou au bouillon de viande blanche dégraissé.

l'on donnait pour calmer les vomissements, irritait l'estomac. Les eaux alcalines, l'élixir de pepsine, le naphtol, la rhubarbe, portaient à son paroxysme l'irritation du plexus solaire et ramenaient les crises.

Le foie subissait l'influence de l'irritation de l'estomac, et les médecins, au lieu de considérer l'état du foie comme un effet, y voyaient au contraire le siège et la seule cause du mal.

De pareilles erreurs de diagnostic et de traitement, beaucoup plus fréquentes qu'on ne le suppose, ont souvent des conséquences fatales. La mort vient terminer quelquefois, nous en avons des exemples, des souffrances aiguës qu'un régime rationnel aurait fait disparaître.

EXEMPLES

pour la réglementation et la progression des Diètes

Diète des maladies accompagnées d'une forte élévation de température

7 heures du matin, une tasse à café de lait pur, chaud ou froid.

8 heures, une tasse à café de lait pur, chaud ou froid.

9 heures, une tasse à café de céréales au lait. (malt, seigle ou glands).

11 heures, une tasse à café de lait pur.

1 heure du soir, une tasse à café de lait pur ou écrémé.

3 heures, 1/2 tasse à café de lait pur ou écrémé.

5 heures,   id.   id.   id.

6 heures,   id,   id.   id.

7 heures,   id.   id.   id.

A partir de ce moment, on ne donnera au malade que lorsqu'il se réveille, et seulement une demi-tasse de lait pur ou écrémé. Lorsque le malade digère difficilement le lait pur, on le lui donne écrémé ; on peut encore le donner sous cette forme, c'est-à-dire privé de sa matière grasse, quand on veut déterminer une action active du côté des reins, par le sucre de lait. Dans les campagnes, on emploiera avantageusement, dans ce but, le petit lait qui ne contient ni beurre, ni caséine.

Suivant l'état des selles, on coupera le lait avec du malt composé, du seigle pur ou des glands composés. On pourra également se servir, en cas de diarrhée, d'une décoction de riz passée au tamis, que l'on mélangera avec une quantité égale de lait pur. Si on avait à combattre une constipation rebelle, on ferait prendre au malade, entre chaque dose de lait, une tasse de décoction de pruneaux.

Aucun aliment solide ne doit être permis tant que la température du malade arrive dans la journée ou pendant la nuit à 39 degrés.

Les quantités que nous indiquons représentent à peu près mille grammes de liquide. Suivant les sujets et la gravité de la maladie, on pourra l'augmenter et arriver à un maximum de deux litres. Pour cela, il ne faudra pas augmenter les doses, mais les donner à des intervalles moins éloignés. On veillera avec soin à ne jamais dépasser la quantité de lait pur ou écrémé, tolérée par l'estomac.

Lorsque le malade digère une quantité suffisante de lait pur, il est inutile de l'écrémer, à moins d'indications spéciales du médecin.

Diète de Convalescence

Première Progression

7 *heures du matin*, une tasse à café de soupe de grains grillés au lait peu épaisse.

8 heures 1/2, une tasse à café de café de céréales au lait. (malt composé, seigle ou glands composés).

10 heures, une tasse à café de *lait de poule*.

11 heures 1/2, une tasse à café de soupe (bouillie) à la farine d'avoine ou au riz.

1 heure du soir, une tasse à café de lait de poule.

2 heures 1/2, une tasse à café de lait de poule.

4 heures, une tasse à café de soupe de grains grillés au lait.

5 heures 1/2, une tasse de café de céréales au lait.

7 heures 1/2, une tasse de lait pur.

A partir de ce moment, le convalescent ne prendra qu'un peu de lait lorsqu'il se réveille.

Deuxième Progression

7 heures du matin, une tasse de café de malt, de seigle ou de glands au lait.

8 heures, deux tasses à café de soupe farineuse au lait, grains grillés, avoine ou riz.

9 heures 1/2, une tasse à café de lait de poule.

11 heures, deux tasses à café de soupe de grains grillés au bouillon de viande dégraissé, sans croutons.

1 heure du soir, une tasse à café de lait de poule.

2 heures 1/2, une tasse à café de lait.

4 heures, id. id. id.

6 heures, deux tasses à café de soupe farineuse.

A partir de ce moment, le convalescent ne prendra qu'un peu de lait lorsqu'il se réveille.

Troisième Progression

7 heures du matin, une tasse de café de malt, de seigle ou de glands au lait.

8 heures, soupe farineuse au lait, trois tasses à café.

9 heures 1/2, une tasse à café de lait de poule.

11 heures 1/2, soupe d'herbes avec un peu de pain grillé.

1 heure 1/2 du soir, un œuf à la coque très légèrement cuit et un peu de pain.

3 heures 1/2, une tasse à café de lait de poule.

6 heures 1/2, trois tasses à café de soupe farineuse.

Quatrième Progression

7 heures du matin, une tasse à café de malt, de seigle ou de glands au lait.

8 heures, 4 tasses à café, un petit bol, de soupe de grains grillés.

10 heures, une tasse à café de lait de poule.

Midi, soupe d'herbes. La quantité de pain sera augmentée peu à peu ; un œuf à la coque, un peu de confiture ou une compote de fruits.

3 heures, ou plutôt lorsque la digestion du repas de midi est bien terminée : un fruit cuit ou cru, suivant la digestibilité particulière du sujet.

5 heures, une tasse à café de lait ou un peu de fromage blanc.

7 heures, 4 petites tasses à café de soupe farineuse, grains grillés, avoine ou riz.

Lorsque le malade est arrivé à cette progression sans que ses digestions soient troublées, il peut se mettre au régime ordinaire qui sera, suivant ses dispositions morbides, le régime végétarien strict, le régime végétarien atténué, qui convient à tout le monde, ou le régime mixte s'il le pratiquait avant sa maladie et qu'il n'y ait rien dans son état de santé qui puisse motiver une interdiction complète de la viande.

Explications complémentaires

Le lait sera employé froid, à moins d'indications contraires du médecin, motivées par la maladie. Il sera pris pur, salé ou sucré suivant le goût du malade.

Si cela lui est agréable, on pourra ajouter à chaque tasse de lait, une cuillerée à café d'eau de fleurs d'oranger.

On doit autant que possible, éviter de réveiller un malade ou un convalescent pour lui donner de la nourriture. La garde commet une faute très préjudiciable au malade lorsqu'elle trouble son sommeil, pour suivre strictement des prescriptions alimentaires ou pharmaceutiques.

Lorsque le malade, et à plus forte raison le convalescent, dorment dans la journée pendant trois ou quatre heures, qu'on se garde bien de les réveiller pour n'importe quel motif. Il est facile, en rapprochant les doses d'aliments, ou même en les augmentant, de nourrir suffisamment un malade sans lui faire perdre les bénéfices d'un sommeil réparateur. Qui dort dîne, dit-on. Dans tous les cas, le sommeil est une fonction réparatrice que l'on doit favoriser par tous les moyens naturels qui sont à notre disposition.

On fera l'obscurité dans la chambre du malade qui dort et on observera un silence absolu. Certaines gardes-malades se livrent, pendant le sommeil de leur patient, à des nettoyages, à des arrangements de la chambre à coucher, qui s'accompagnent, malgré toutes les précautions, de quelque bruit, peu favorable à la tranquillité du malade. Ces petits travaux doivent être faits pendant qu'il est éveillé.

Si par l'effet d'un tempérament particulier, les malades dorment tous les jours de façon à rendre leur alimentation difficile, il faut se résoudre à les réveiller après 3 ou 4 heures de sommeil. Lorsqu'on a affaire à des organismes aussi calmes, on peut généralement augmenter les doses d'aliments et éloigner les intervalles. Sous aucun prétexte, on ne doit réveiller un malade pendant la nuit, c'est-à-dire de 8 h. du soir, à 6 ou 7 h. du matin ; s'il se réveille naturellement on en profite pour lui donner une tasse de lait.

On a remarqué sans doute que nous ne parlons pas du bouillon de viande, considéré par bien des gens comme un aliment particulièrement recommandable aux malades. Nous ne partageons pas les préjugés des végétariens intransigeants contre cette boisson, néanmoins nous reconnaissons qu'on en use beaucoup trop largement dans la diététique des malades et des convalescents, et cela sans aucun profit réel pour l'organisme.

On connaît notre opinion sur les incursions de la chimie dans le domaine de l'hygiène alimentaire; il est sage cependant de tenir compte dans une certaine mesure, des données analytiques. Or, le bouillon, d'après l'analyse, ne renferme qu'une proportion insignifiante d'éléments nutritifs, c'est une boisson aromatique qui a l'inconvénient d'être chargée de toutes les ptomaïnes des viandes qui ont servi à la préparer.

Un verre de lait nourrit plus qu'un litre de bouillon de viande. Il suit de là, que lorsque les malades ou les convalescents digèrent facilement le lait pur, écrémé, ou coupé de céréales torréfiées, ou d'une décoction de riz, il faut s'en tenir à ces aliments. Cependant lorsqu'on se trouve en présence d'une intolérance absolue du lait sous toutes ses formes, même à doses fractionnées, le bouillon de veau ou de poule rendra de bons services. Un malade peut supporter longtemps une diète complète d'aliments, mais l'eau est toujours d'une nécessité absolue pour compenser les pertes de liquide de l'organisme et pour rendre possibles les éliminations par la peau et par les reins. Le bouillon est un moyen de fournir à l'organisme l'eau qui lui est nécessaire, il a de plus l'avantage, c'est le seul que nous lui reconnaissions, d'être un peptogène et de préparer l'estomac paresseux à la digestion des aliments. On peut donc donner à un malade quelques tasses de bouillon de viande, alternées avec du lait; mais cela n'a une réelle utilité que lorsque le patient éprouve pour le lait une certaine répugnance qui ne lui permet pas d'en prendre une quantité suffisante pour suffire aux besoins d'eau de l'organisme.

Lorsque les principaux symptômes de la maladie ont disparu, lorsque le malade sent revenir l'appétit, et qu'il commence à se lever, son régime doit être plus substantiel. Cependant il sera prudent de ne pas aller trop vite ; la guérison d'une maladie aiguë n'a jamais été compromise par un régime sévère, tandis qu'on a souvent à déplorer les funestes effets d'une indigestion qui, dans certains cas, peut amener une rechute plus grave que la maladie primitive. Cela est surtout fréquent dans les convalescences du typhus, des crises hépatiques, des crises de gastralgie aiguë et de toutes les maladies qui troublent plus ou moins les fonctions gastro-intestinales.

On augmentera donc peu à peu la quantité d'aliments, en surveillant attentivement la digestion, et on s'en tiendra, pendant les premiers jours, au lait et aux potages.

L'estomac d'un convalescent est d'autant plus susceptible qu'il est resté plus longtemps et plus complètement en repos. Il faut le ramener progressivement à l'alimentation ordinaire.

Est-il nécessaire de répéter que les progressions que nous donnons, n'ont rien d'absolu, qu'elles sont des exemples, plutôt que des règles, et qu'elles peuvent subir des modifications suivant le goût, les habitudes, le tempérament du malade et surtout suivant la rapidité avec laquelle le sujet paraît aller de la convalescence à l'état de santé. Plus ce retour vers l'état normal s'opère lentement, plus grandes doivent être les précautions hygiéniques.

L'établissement du régime dans les maladies chroniques demande des précautions particulières dont l'importance est plus ou moins grande, suivant l'état des fonctions digestives.

Il ne suffit pas, pour établir le régime convenable dans un cas déterminé, d'avoir des idées générales sur la valeur et sur les propriétés de chaque aliment ; il faut encore tenir compte de l'âge du sujet, de son tempérament, de l'état de ses forces, des causes du mal, de l'idiosyncrasie, etc.

Quelquefois le régime institué ne réussit pas, bien qu'il soit indispensable à la cure. Il faut découvrir les causes de l'insuccès, qui peuvent venir d'une préparation défectueuse des aliments, d'une mastication insuffisante, de la quantité trop faible ou, ce qui est plus fréquent, exagérée, d'une intolérance particulière de l'estomac pour certains aliments ou certaines préparations, du milieu, des conditions hygiéniques dans lesquelles le malade se trouve, etc., etc.

Il faut toujours agir avec la plus grande prudence. Si le régime auquel un malade est habitué est défectueux, il peut être dangereux de le modifier trop brusquement.

Toute modification profonde et brusque dans l'alimentation amène des troubles momentanés dans l'économie. Dans l'état de santé, cela n'a pas d'importance, dans l'état de maladie, les conséquences peuvent être fatales.

Dans le cours d'une maladie, on est quelquefois obligé de modifier plusieurs fois le régime avant d'arriver à la guérison. Nous avons connu une personne qui, après avoir dû le complet rétablissement de sa santé au régime lacté, fut obligée de renoncer pendant un certain temps à l'usage de cet aliment qu'elle ne digérait plus.

La mastication insuffisante des aliments est souvent la cause de l'insuccès du régime établi.

Un aliment bien mâché, bien ensalivé, est à moitié digéré. Quelques-uns ne mangent pas, ils engloutissent. Les médecins devraient toujours terminer leurs ordonnances par cette prescription : bien mâcher les aliments.

L'hygiène exige, dans l'état de santé, la plus grande régularité dans l'heure des repas. L'estomac est un tyran qui veut être servi avec exactitude. Mais la fixation de l'heure des repas n'est plus possible dans certaines maladies aiguës, dans les fièvres, ou quand l'estomac est gravement malade. Les aliments doivent être, dans ces circonstances, plus ou moins fractionnés, suivant la tolérance de l'estomac ou les symptômes du mal.

En règle générale, il ne faut donner de nouveaux aliments à l'estomac que lorsque cet organe s'est débarrassé, a utilisé ceux qu'il avait reçus précédemment.

Il faut éviter avec soin de manger, peu de temps avant le repas, même un petit morceau de pain. L'estomac se met en travail, et quand l'heure du repas est arrivée il se repose, refuse tout service ou le fait mal. N'oublions pas que l'estomac est un organe très capricieux qui n'aime pas à être dérangé dans ses habitudes.

Mgr Kneipp recommande beaucoup de ne pas boire en mangeant. Nous avons obtenu par l'observation de cette règle des guérisons de dyspepsies qui avaient résisté à tous les traitements. On rencontre souvent des personnes qui prétendent qu'elles ne peuvent manger sans absorber de grandes quantités de liquide. Si on veut arriver à un résultat il ne faut pas montrer, dès le principe, une trop grande sévérité. On obtient facilement une diminution progressive dans la quantité de boisson, et peu à peu on arrive à la suppression complète, quand elle est absolument nécessaire. Pour obtenir ce résultat, il faut veiller à ce que la nourriture soit préparée de façon à ne pas exciter la soif ; le sel, les épices : poivre, moutarde, etc., doivent être prohibés.

On ne doit pas lire en mangeant, cela est contraire à l'hygiène. Quand l'estomac est en travail, il faut que le sang lui arrive plus abondamment, afin qu'il puisse accomplir ses fonctions. La lecture, par la tension qu'elle impose au cerveau, attire le sang vers cet organe et le détourne de l'estomac qui n'a plus assez de chaleur pour digérer les aliments. Pour la même raison, il ne faut pas se livrer, en sortant de table, à un travail intellectuel.

La plupart des travaux corporels ou manuels ne doivent pas se faire immédiatement après le repas. Une petite promenade facilite la digestion, une course rapide la trouble.

Les dyspeptiques, les gastralgiques, les neurasthéniques et tous les névrosés devront attendre au moins deux heures avant de se remettre au travail. Cela est surtout important pour les malades qui ont un travail de bureau.

Il ne faut pas boire avant de se mettre à table, afin de ne pas diluer les sucs gastriques qui n'auraient plus assez de concentration pour pouvoir digérer les aliments.

Les personnes qui parlent beaucoup à table digèrent généralement très mal. Cela tient à ce qu'il ne leur reste pas assez de temps pour bien mâcher les aliments, qu'elles avalent avec précipitation, afin de ne pas être en retard sur les autres convives. Les bavards sont souvent dyspeptiques.

Après les repas, on peut prendre une tasse de café de céréales, mais on la boira par petites gorgées, lentement et non d'un seul trait, comme on le fait trop souvent. Les personnes qui ont de la dyspepsie des liquides, (renvois liquides après les repas) ne prendront aucune boisson pendant, ni après les repas.

C'est une mauvaise habitude que de se coucher aussitôt après avoir mangé. On doit souper au moins une heure et demie avant de se mettre au lit.

Après chaque repas, il est utile de se rincer la bouche avec un peu d'eau dans laquelle on peut ajouter quelques gouttes d'une eau dentifrice.

Il faut bien veiller, si on veut conserver ses dents, à ne jamais laisser dans leurs intervalles des parcelles de viande qui, en se décomposant, amènent leur carie et donnent une mauvaise haleine.

Le vin est-il nécessaire au convalescent ?

Sur ce point d'hygiène, aucune règle générale ne peut être applicable. Il est des circonstances, où il est utile d'ordonner du vin au malade, même avant son entrée en convalescence, soit pour secouer une faiblesse, une torpeur inquiétante, soit pour ne pas apporter un trop grand trouble, en un moment critique, dans l'organisme d'un sujet habitué à l'absorption quotidienne de fortes doses de boissons alcooliques. On peut amener la mort d'un alcoolique ou tout au moins compliquer gravement son état, en lui supprimant totalement pendant une maladie aiguë, l'usage des alcools. Un verre de vin et même un verre à liqueur d'eau-de-vie ou de rhum sont un sacrifice auquel l'hygiène est obligée de consentir pour respecter certaines habitudes trop anciennes, trop invétérées.

Néanmoins nous devons reconnaître que, d'une façon générale, on fait boire du vin à des malades et à des convalescents sans aucune nécessité et que souvent on compromet ainsi la guérison.

Il ne faut jamais donner du vin à un malade qui n'en boit pas ordinairement dans l'état de santé. Chez des sujets qui n'ont pas l'habitude des boissons alcooliques, des doses minimes d'alcool, ou de vin, surexcitent d'une façon exagérée le système nerveux, et produisent un état d'ivresse qui peut avoir les conséquences les plus regrettables. On devrait toujours, avant de formuler des prescriptions de diététique, s'enquérir minutieusement des habitudes du malade. C'est là une règle élémentaire, souvent méconnue dans la pratique.

On oublie trop, également, qu'un malade très affaibli, ne peut supporter que des doses minimes d'alcool. Nous avons constaté chez un malade, qui relevait d'une grave pneumonie, un état d'ivresse manifeste produit par l'absorption d'une cuillerée à bouche de vin de Bordeaux. On conçoit l'influence désastreuse que doivent exercer les vins de Champagne, les potions de Todd, et autres boissons alcooliques ordonnées souvent sans réglementation suffisante, à des malades très affaiblis. Nous ne saurions assez attirer l'attention du corps médical sur ce sujet, car ces erreurs de diététique peuvent avoir des conséquences fatales. Des faits nombreux nous ont prouvé qu'il fallait attribuer en grande partie à l'influence des boissons alcooliques, l'issue fatale de certaines maladies. Nous soumettons aux réflexions des médecins, deux exemples qui sont pris parmi un grand nombre de faits analogues dont nous avons été le témoin, pendant notre pratique de la pharmacie classique.

M. de X... fut atteint d'une pneumonie. Dans l'état de santé, il ne buvait jamais de vin ni aucune boisson alcoolique; afin de combattre une faiblesse inquiétante, le vin de Champagne fut ordonné. Sous son influence, le malade reprit de la vigueur, de la gaieté. Il parlait beaucoup, sans tenir cependant des propos déraisonnables.

Les médecins voyaient avec une entière satisfaction, l'effet produit par les minimes doses de Champagne absorbées par le malade, et ils estimaient que toute inquiétude sur l'issue de la maladie devait disparaître. Cependant une garde-malade qui était depuis longtemps au service de cette maison, trouvait étrange la loquacité de son maître, taciturne par tempérament, et elle était persuadée, ce qui était la vérité, que toute cette gaieté était un symptôme d'ivresse.

Subitement, en 24 heures, l'état du malade s'aggrava, il tomba dans le coma et mourut.

Quelques mois plus tard, les mêmes médecins eurent à soigner un autre malade atteint également de pneumonie et qui, comme le premier, était d'une sobriété très grande au point de vue des boissons alcooliques. Le Champagne fut ordonné. La maladie suivit exactement la même marche : période d'excitation, loquacité d'autant plus étrange, que le malade était habituellement peu causeur, coma survenant brusquement et mort.

La maladie se serait-elle terminée heureusement dans ces deux cas, sans l'intervention du Champagne ? Nous ne voudrions pas l'affirmer. Mais il est hors de doute que cet état d'excitation factice, produit par l'alcool et l'acide carbonique, fut plutôt de nature à contrarier les effets naturels de l'organisme pour la guérison, qu'à les favoriser.

Indépendamment de l'action excitante de l'alcool, quel doit être le rôle de l'acide carbonique que l'on introduit ainsi en quantités notables dans l'économie à un moment où le sang, qui en est saturé, rencontre toutes sortes d'obstacles pour son élimination, sous formes de gaz par la respiration cutanée et pulmonaire, et sous forme de sels de soude par les reins.

Quoi qu'il en soit, le médecin doit toujours surveiller attentivement les phénomènes qui se produisent, lorsqu'il ordonne le vin à un malade, et ne pas s'en rapporter pour la réglementation des doses, à des garde-malades plus ou moins expérimentées.

Diète végétarienne stricte

Nous allons donner des menus pour une semaine, afin que chacun puisse choisir ce qui convient plus particulièrement à son goût, à son tempérament et surtout à son estomac. Telle personne, par exemple, qui digère mal les soupes aux choux, s'en abstiendra, et les remplacera par une autre soupe d'herbes, ou s'en tiendra exclusivement, pour la collation du matin, au café de céréales ou de glands au lait.

Ces menus ne sont composés que des aliments dont nous donnons la préparation au chapitre de la cuisine. Mais chaque pays a ses coutumes alimentaires qu'on doit respecter, lorsqu'elles n'ont rien de contraire aux principes généraux que nous avons exposés dans cet ouvrage. Le régime végétarien que nous indiquons contient à chaque repas, tout ce qui est nécessaire pour l'entretien des fonctions organiques. Les personnes dont les digestions sont bonnes, n'ont rien à retrancher aux menus que nous donnons, et elles peuvent y ajouter et les modifier, suivant les ressources alimentaires du pays qu'elles habitent. Mais si elles augmentent le nombre de plats, elles devront réduire la quantité de chacun d'eux.

Les dyspeptiques et les gastralgiques supprimeront certains mets qui ne leur conviennent pas, tels que la soupe au choux, les pommes de terre, les épinards au beurre, et d'une façon générale tous les aliments qui demandent une trop forte proportion de beurre où de graisse pour leur préparation.

Menus végétariens

LUNDI

Petit déjeuner de 6 à 7 h. du matin :

Malt composé, seigle,
ou glands au lait, avec pain grillé ou pain beurré.

Déjeuner de 11 h. à midi :

Soupe de grains grillés aux croutons,
Œufs à la coque,
Choux au fromage,
Asperges,
Fruits de la saison.

Goûter de 4 heures :

Fruit et pain.

Dîner (1) *de 6 à 7 heures :*

Soupe d'avoine au lait,
Bette grattinée,
Fruits.

(1) L'auteur de cet ouvrage se contente pour ce repas, d'un demi-litre de lait froid non bouilli, dans lequel il laisse tremper autant de pain qu'il peut en entrer. A l'époque où il faisait à midi et le soir des repas plus copieux, il se trouvait dans un état de santé déplorable, surtout au point de vue des fonctions digestives. Aujourd'hui, grâce à une très grande sobriété et au choix judicieux des aliments, il jouit d'une santé parfaite.

MARDI

Petit déjeuner de 6 à 7 h. du matin :
Soupe aux choux.

Déjeuner de 11 h. à midi :
Soupe de grains grillés au lait,
Œufs en sauce blanche,
Carottes au beurre,
Salade,
Fruits de la saison.

Goûter de 4 heures :
Fromage blanc à la crême.

Dîner de 6 à 7 heures :
Lait froid ou chaud avec du pain trempé,
Navets sauce blanche,
Fruits.

MERCREDI

Petit déjeuner :
Malt, seigle ou glands au lait.

Déjeuner de 11 heures à midi :
Soupe de grains grillés au beurre,
Hâchis végétarien,
Haricots verts,
Salade,
Fruits.

Goûter de 4 heures :
Lait caillé et pain.

Dîner de 6 à 7 heures :

Soupe aux légumes,
Riz au lait.
Fruits.

JEUDI

Petit déjeuner :

Malt, seigle ou glands au lait.

Déjeuner de 11 h. à midi :

Soupe de pois aux croutons (purée de pois),
Lentilles au beurre,
Choucroute,
Salade aux œufs pochés
Fruits.

Goûter de 4 heures :

Tartine de miel.

Dîner de 6 à 7 heures :

Soupe de potiron au lait,
Entremets au gruau d'avoine,
Fruits.

VENDREDI

Petit déjeuner :

Malt composé, seigle ou glands au lait.

Déjeuner de 11 heures à midi :

Soupe de grains au lait,
Œufs brouillés,
Pommes de terre frites,
Salade,
Fruits,

Goûter de 4 heures :

Lait caillé et pain.

Dîner de 6 à 7 heures :

Lait avec pain,
Boulettes végétariennes,
Fruits

SAMEDI

Petit déjeuner :

Malt composé, seigle ou glands au lait.

Déjeuner de 11 h. à midi :

Soupe à l'avoine au lait,
Omelette aux herbes,
Epinards,
Salade,
Fruits.

Goûter de 4 heures :

Fromage blanc et pain.

Dîner de 6 à 7 heures :

Lait froid et pommes de terre naturelles,
Asperges sauce blanche,
Fruits.

DIMANCHE

Petit déjeuner :

Cacao, chocolat ou chocolat-céréales au lait.

Déjeuner de 11 h. à midi :
Soupe aux choux et pommes de terre,
Œufs à la sauce blanche,
Riz sucré,
Choux-fleurs,
Petits pois,
Asperges,
Fruits, confitures, gâteau de Savoie, biscuit.

Goûter de 4 heures :
Lait caillé et pain.

Dîner de 4 à 5 heures :
Soupe de grains grillés aux croutons,
Rôties d'épinards,
Fruits, confitures, biscuit.

Régime végétarien atténué

Le régime végétarien atténué, n'est pas autre chose que l'abstinence prescrite par l'église. Le poisson est admis. C'est ce végétarisme adouci que préconise le célèbre publiciste Francisque Sarcey. Il peut servir de transition entre le régime végétarien strict et le régime mixte.

Régime mixte

Le régime mixte est celui dans lequel entre la viande. L'hygiène peut accepter, dans l'état de santé, un plat de viande au principal repas, mais elle ne saurait aller au-delà. On nous fera remarquer que l'hygiène aurait une égale satisfaction si l'on prenait une quantité moitié moins forte de deux plats de viande. Sans doute, mais on expose la sensualité à une tentation à laquelle elle ne résiste pas; avec deux plats de viande on en mange double ration, et suivant l'expression de nos bons cultivateurs, il ne reste plus place pour les légumes et les féculents.

On peut, il est vrai, avec un seul plat de viande, tomber dans l'excès de l'alimentation carnée ; mais il est un moyen presque infaillible d'éviter cet écueil. Il suffit de présenter la viande en dernier lieu, immédiatement avant le dessert ; l'appétit étant à peu près satisfait, on a toutes les chances de rester dans les limites d'une juste modération.

CURES VÉGÉTALES

Cures de raisin, de fraise et de pomme

Nous avons déjà vu l'importance que la diététique devait attribuer aux sels minéraux, contenus dans les fruits et les légumes verts. Les travaux de Lahmann ont donné à cette question un regain d'actualité. Cependant, antérieurement à Lahmann, de nombreux établissements avaient utilisé et utilisent encore, la richesse minérale des fruits, pour le traitement d'un grand nombre de maladies.

Dans toutes les stations climatologiques de l'Allemagne et de la Suisse, on pratique les cures de raisin et les cures de petit lait.

Les magnifiques résultats obtenus doivent-ils être mis uniquement sur le compte de l'air pur, de l'altitude, de l'heureuse situation de ces établissements, ou faut-il les attribuer surtout aux cures spéciales qui y sont suivies ?

Il nous paraît raisonnable de faire à ces deux modes de guérison naturelle : le climat, la diététique, une part également grande dans les succès que l'on constate ; et nous estimons que ces deux moyens employés concurremment, ont une action beaucoup plus grande que lorsqu'ils sont utilisés séparément. Ainsi, une cure de raisin faite dans une grande ville peu aérée, n'aura certainement pas des effets aussi heureux que le même traitement suivi à Méran, dans le Tyrol, par exemple.

Néanmoins, une cure de raisin ou de petit lait produira, en dehors de toute action de l'air, de l'altitude et du soleil, d'excellents résultats, à la condition qu'elle soit dirigée judicieusement, et appliquée à des sujets dont l'état réclame cette médication.

Lorsque nous considérons le grand nombre de stations climatologiques qui existent en Suisse, en Allemagne, dans le Tyrol, nous nous demandons comment il se fait qu'en France, où nous avons des sites aussi favorables que ceux que l'on admire à l'Etranger, on n'ait rien fait, ou à peu près rien, dans cette voie qui a été si efficacement explorée par nos voisins.

Nous ne pouvons que désirer, dans l'intérêt des malades et de la médecine, que des établissements de ce genre soient créés en France, pour l'application généralisée de tous les Traitements naturels, dont les cures de fruits et de petit lait, sont une des branches les plus intéressantes.

Il ne faut pas croire que ces cures de fruits soient une nouveauté. Linné attribuait au régime des fruits, une influence très favorable sur l'éloignement et l'atténuation des accès de goutte qui le tourmentaient.

Forestus, d'après Geoffroy, a vu des diarrhées invétérées et qui avaient résisté à toutes sortes de remèdes, guérir par le seul usage des nèfles (1) *(Mespilus vulgaris)*.

L'illustre Van Swieten rapporte que des maniaques ont dû leur guérison à l'usage exclusif des cerises, pour tout aliment ; il cite également un cas de phtisie guéri par les fraises. Hoffmann affirme avoir obtenu par le même moyen, et en deux mois, un succès semblable. Richter raconte qu'il a observé un cas analogue, et que dans un autre où les mûres, les cerises et les fraises furent associées, le succès ne fut pas moins remarquable. Berger a cité un fait de guérison, par l'usage du jus de concombre. Rivière a publié l'histoire d'une jeune fille phtisique qui fut guérie par un régime composé uniquement de pain et de raisins secs. (2)

Comment la médecine, en présence des observations de praticiens célèbres, a-t-elle pu laisser dans un oubli aussi profond, des procédés de guérison rationnels pour les remplacer par une polypharmacie composée des plus violents poisons. C'est là une de ces aberrations de l'esprit, qui ne s'expliquent pas.

Actuellement encore, la plupart des médecins ne veulent pas reconnaître l'importance des observations publiées par les Forestus, les Van Swieten, les Hoffmann et beaucoup d'autres célébrités de l'ancienne médecine.

(1) Geoffroy. — *Mat. Médicale*, Paris, 1750.
(2) Baumes. — *Traité de la phtisie pulmonaire*, Paris, An XIII. (1805)

Le cachet scientifique dont on veut revêtir, aujourd'hui, toutes les théories médicales, a manqué, jusqu'à ce jour, pour donner à ces faits d'expérimentation, une consécration officielle. Certains médecins croiraient tomber dans un grossier empirisme, s'ils consentaient à guérir leurs malades en leur faisant manger des fraises ou des raisins. Et cependant, l'empirisme de leurs devanciers valait bien, croyons-nous, la science incertaine, changeante, dont on pare la polypharmacie pour en cacher la nudité et la misère.

Personne plus que nous, ne croit à la science, mais nous estimons, avec tous les gens sensés, qu'on la pousse à une faillite inévitable, en voulant lui faire donner ce qu'elle ne possède pas, en lui faisant dire ce qu'elle ne sait pas.

La chimie, répétons-le encore, peut contrôler, peut expliquer les faits prouvés par l'expérience, mais lorsqu'elle est impuissante à remplir ce rôle, il faut attendre que le progrès lui ait donné des moyens, des procédés d'investigation plus précis, et ne pas rejeter comme empiriques, comme anti-scientifiques, des phénomènes dont l'authenticité est affirmée par de nombreuses observations.

Pouvons-nous aujourd'hui, expliquer scientifiquement l'action des légumes et des fruits, dans le traitement de certaines maladies. Nous le croyons, et nous allons essayer de le démontrer :

Prenons par exemple le raisin et la fraise.

Alors que la viande ne contient que 1 gr. de sels minéraux pour 20 gr. d'albumine, nous voyons que le raisin contient un chiffre à peu près égal de ces deux éléments, et la fraise renferme 80 parties de sels pour 50 d'albumine. Nous allons donc, par une cure de raisin ou de fraise, introduire dans le sang une grande proportion de sels nutritifs. Afin d'apprécier l'action que pourront exercer ces sels sur l'organisme, étudions leur composition. Sur 100 parties de sels, le raisin contient 56 de potasse et 1,42 de soude, 11 de chaux, 4 de magnésie, 1,5 d'acide phosphorique, etc... Or, tous ces éléments se rencontrent dans la composition des nerfs, des muscles, du foie et de tous les organes importants.

Le sang abondamment chargé de ces principes essentiels, va les porter à toutes les parties de l'organisme, et il en résultera nécessairement un échange plus actif, entre les éléments usés et les éléments nouveaux. Les nerfs, par exemple, mal nourris par une alimentation trop carnée, par suite de l'insuffisance des sels nutritifs dans l'alimentation, vont pouvoir reformer leur substance et acquérir une nouvelle vigueur; les os trouveront dans le sang régénéré une abondante provision de chaux et d'acide phosphorique, toutes les cellules de notre corps, pourront y puiser la potasse et tous les autres éléments minéraux qui entrent dans leur constitution.

Mais cet échange plus actif d'éléments, cette

régénération de l'organisme tout entier, n'est pas le seul effet d'une cure végétale, le sang enrichi d'alcalis, va procéder à une élimination plus active de tous les résidus acides qui ont pu s'accumuler dans les organes.

L'acide urique, qui donne naissance à la goutte, à la gravelle, à l'arthrite, à certaines formes de rhumatisme et à d'autres états morbides, va être saturé par la potasse du raisin et plus naturellement encore par la soude de la fraise et de la pomme, et rendu plus soluble par ces combinaisons, il pourra s'éliminer. L'acide carbonique qui souvent empoisonne le sang, sera absorbé par ces alcalis, et transformé en carbonate, il se dissoudra dans les liquides organiques, pour être excrété par les urines et la transpiration. C'est là, nous fera-t-on observer, l'action des eaux minérales alcalines; une cure de raisin équivaut à une cure à Vichy ou à Vals. Nous ne voulons point formuler une critique sur ces stations thermales, où bien des malades ont retrouvé la santé; mais n'est-il pas raisonnable de croire que les végétaux, par la complexité de leur composition, ont une action d'ensemble sur l'organisme qu'une eau minérale ne peut obtenir. L'eau alcaline est un remède très actif, nous le reconnaissons; mais son action sur l'estomac est souvent déplorable, tandis que les fruits et le petit lait sont tout à la fois des remèdes et des aliments, qui procurent, par leur grande digestibilité, un salutaire repos à tous les organes digestifs.

Certes, une question aussi importante demanderait de plus longs développements, et des études persévérantes. Néanmoins, nous n'aurons pas perdu notre temps, si nous réussissons à attirer l'attention du corps médical et des malades sur cette ressource précieuse, et si peu connue cependant, qui nous est fournie par la diététique.

Carrière a écrit sur les cures de petit lait et de raisin, en Allemagne et en Suisse, une étude très exacte. Pour la marche à suivre dans ce traitement et pour les précautions qu'il nécessite, nous ne pouvons trouver un meilleur guide.

Carrière donne d'abord des indications générales sur la cure de raisin, qui est presque toujours, en Allemagne et en Suisse, accompagnée d'une cure de petit lait.

1° La propriété dominante du raisin, s'exerce sur les flux diarrhéiques et même sur les plus graves. Les différentes maladies qui affectent les sécrétions et portent le trouble dans le système nerveux des voies digestives, sont également curables par le même moyen;

2° La cure de raisin combat avec succès la pléthore abdominale, la pléthore hépatique, avec les diverses maladies qui s'y rattachent ou la compliquent, les engorgements de la rate et des gros vaisseaux, les hémorroïdes;

3° Elle rend des services non moins signalés, dans les principales dyscrasies, comme la scrofulose, la tuberculose et la phtisie pulmonaire, la goutte et les affections cutanées;

4° Enfin, elle combat avec avantage les états hyposthéniques et les perturbations nerveuses qui les accompagnent, soit qu'ils proviennent d'une condition particulière du tempérament, soit qu'ils dépendent d'un autre ordre de causes.

Herpin de Metz a établi de son côté, l'utilité des cures de raisin, dans le traitement des maladies des organes digestifs : (dyspepsie, diarrhée et dysenterie chroniques, maladie du foie, constipation habituelle,) des affections anciennes des voies urinaires, de la gravelle, des maladies de la peau, de la phtisie.

« La cure, écrit Carrière, consiste à faire plusieurs fois par jour, des repas uniquement composés de raisin. Ces repas ajoutés aux autres, donnent pour la journée une somme de produits assez grande, pour satisfaire les sujets les plus en appétit. On commence par une livre de raisin, et progressivement on augmente jusqu'à deux, trois, et même six ou huit, limite à laquelle on s'arrête le plus ordinairement; il y en a peu qui en consomment de plus grandes quantités.

« Il importe de prendre la première portion de grand matin, mais non chez soi, dans la vigne, lorsque le soleil n'a pas encore essuyé l'humidité qui baigne la grappe, et que le fruit est dans toute sa fraîcheur. Cette recommandation ne s'adresse pas aux phtisiques. Les influences matinales leur sont défavorables et même dangereuses. Il faut que le soleil ait pénétré les dernières couches de l'air, pour que les avantages de l'exercice ne soient pas annihilés par une exacerbation dans les symptômes. Le repas matinal dans la vigne, sous le brouillard des premières lueurs du jour, lorsque la température est encore basse, et le vent frais, ne convient qu'aux organisations et aux dyscrasies auxquelles le mouvement à l'air libre, à l'air oxygéné, est nécessaire pour activer la circulation, pour soustraire l'organisme à l'inertie qui pèse sur lui. Le premier repas doit être le plus abondant. L'estomac est vide, et il peut recevoir plus d'aliments que dans le cours de la journée. Les autres repas de raisins doivent être réglés de manière à ce que les doses de fruits soient à peu près égales.

« La promenade matinale doit durer jusqu'au moment du déjeuner au pain et à l'eau, qui a lieu deux heures après. Si le temps n'est pas propice pour le mouvement à ciel ouvert, on trouve dans toutes les stations de cure, des promenoirs élégants, élevés pour protéger les consommateurs contre les intempéries, assez fréquentes en général, surtout dans les climats des montagnes.

« Le second repas de raisin se prend avant le dîner, qui a lieu vers deux heures de relevée ; le troisième vers quatre ou cinq heures du soir ; le dernier enfin, peu d'instants avant le coucher, et presque à la suite de la collation qui termine la journée. On recommence ainsi régulièrement, pendant cinq ou six semaines, non pas jusqu'au moment où les froids sont assez vifs pour faire abandonner les stations, mais jusqu'à celui où la vendange a complètement dépouillé les cépages.

« Quelques monographes poussent trop loin la recommandation. Il y en a qui veulent qu'on réjette les pellicules et les pépins, parce qu'ils sont d'une digestion difficile. Il ne faut pas rendre une cure pénible, à force de précautions, lorsqu'elles ne sont pas indispensables. C'est une de celles où il faut laisser le plus de liberté au malade, non sous le rapport du régime proprement dit, mais sous celui du traitement. S'il supporte bien les quelques livres de raisin qu'il prend dans la journée, il peut en augmenter la dose, et même dépasser les limites ordinaires. Cette sorte d'imprudence présentera le plus souvent moins d'inconvénients que d'avantages, et on aura moins à s'en plaindre qu'à s'en féliciter. »

On peut faire au printemps une cure de fraises et à l'automne ou pendant l'hiver, une cure de pommes dont on choisira les qualités les plus douces. Si on digère mal les pommes crues, on les mangera cuites. Les cerises conviennent très bien pour la pratique d'une cure végétale. On observera les mêmes règles que pour la cure de raisin.

Nous insistons plus particulièrement que Carrière, sur l'utilité des doses progressives, avec une surveillance attentive des organes digestifs. Il ne faut jamais arriver à des doses dépassant la tolérance de l'estomac.

La cure de raisin produira rarement la constipation, si on ne rejette pas de ce fruit les pépins et la pellicule, mais si cependant elle se produisait, quelques tasses de café de seigle suffiront généralement pour rétablir l'ordre dans les fonctions intestinales. Une diarrhée légère est plus souvent l'accompagnement naturel et bienfaisant des cures végétales. Il ne faudrait pas, cependant, qu'elle prît de trop grandes proportions, ce qui indiquerait un effet trop brutal de la cure. Il serait utile, en pareil cas, de réduire les quantités de fraises ou de raisins, ou de suspendre la cure pendant quelques jours.

Cure de Petit-lait

On peut associer la cure de petit-lait à la cure de raisin, de fraise, ou de cerise, ou la faire seule.

Voici, d'après Valentinus, les analyses de petits-laits de diverses provenances :

Composition chimique des petits-laits

	BREBIS	VACHES	CHÈVRES
Eau	91,990	93,300	93,480
Matières albuminoïdes (Albumine et caséine)	2,430	1,080	1,140
Sucre de lait.........	5,070	5,100	4,430
Matières grasses	0,252	0,110	0,372
Sels et matières extract.	0,558	0,410	0,578
	100,000	100,000	100,000

Le sucre de lait a une action diurétique qui est très utilisée par la médecine classique, dans toutes les circonstances où il est nécessaire d'amener une active dérivation par les reins. On l'emploie généralement sous forme cristalline et dissout dans de l'eau; l'expérience nous a montré que le petit-lait, duquel, d'ailleurs, ce sucre particulier est retiré, offre par sa composition naturelle et par son mélange avec les autres éléments de cette boisson, des avantages que ne présente point le produit industriel.

Les cures de petit-lait ont été très recommandées dans la phtisie et dans les affections de l'estomac. La dyspepsie des gros mangeurs est très heureusement modifiée par ce moyen, à la condition, bien entendu, qu'un régime convenable soit observé pendant la durée de la cure.

On peut commencer une cure de petit-lait par un verre, d'une contenance de 120 à 150 gr. matin et soir. Puis on augmente, peu à peu, pour arriver à la dose de 1 litre et demi, qui est ordinairement la plus élevée.

Le régime végétarien augmente beaucoup l'activité de cette médication, dans les maladies de l'estomac. Néanmoins, elle produit encore de très heureux effets, si, tout en suivant le régime mixte, on s'en tient à l'usage d'un seul plat de viande blanche au repas de midi.

CUISINE

Qu'on ne s'attende pas à trouver dans cette partie de notre ouvrage des choses extraordinaires, inédites, des importations plus ou moins heureuses de la cuisine allemande. Dans les études que nous avons faites pendant nos séjours en Allemagne, nous avons porté une attention toute spéciale sur cette branche importante de l'hygiène, que constitue l'art culinaire ; nous avons étudié de très près la cuisine du paysan bavarois, celle pratiquée à Wœrishofen, et enfin la cuisine plus savante, mais certainement moins naturelle, du célèbre docteur Lahmann. Or, il en est résulté pour nous la conviction que si la cuisine bourgeoise française moderne est inférieure, au point de vue de l'hygiène, à la cuisine allemande, ou du moins à celle des hygiénistes allemands, nos pères n'avaient, il y a cinquante ans, rien à envier à personne, dans les classes moyennes, au point de vue de l'hygiène alimentaire.

Tout le progrès consiste donc à revenir sur nos pas, à reprendre les anciennes traditions, à remettre un peu de simplicité dans la préparation des aliments. Cela vaudra mieux, croyons-nous, que d'introduire en France, sans aucune utilité, la cuisine allemande.

Conservons nos mets nationaux, et sous prétexte de médecine et d'hygiène naturelles, ne tombons pas dans le travers, si commun de nos jours, de ne voir le bon, le bien et le beau qu'au-delà des frontières.

Il est cependant un procédé, employé d'une façon générale en Allemagne, exceptionnellement en France, qui donne à toute une classe d'aliments une valeur hygiénique et alimentaire beaucoup plus grande. Nous voulons parler des marmites pour la cuisson des légumes à la vapeur. C'est la seule chose qu'il soit indispensable, urgent, d'introduire dans la cuisine française. Fonssagrives, dès 1881, recommandait déjà ce mode de préparation des légumes ; mais il n'avait en vue que le goût plus délicat que l'on obtient par ce procédé. La question est beaucoup plus importante, et il est bon que nous nous y arrêtions un instant.

Le docteur Lahmann s'est rendu célèbre en Allemagne par une théorie sur l'alimentation, qui lui est personnelle. Les idées de cet hygiéniste sont le contre-pied des principes émis par le célèbre Liebig qui ont été adoptés et sont encore professés dans toutes les Facultés de Médecine. Liebig, célèbre chimiste, fut le premier qui attribua à l'azote une importance fondamentale dans l'alimentation. D'après ses données, la proportion d'azote d'un aliment établissait sa valeur nutritive. Théoriquement, Liebig avait raison, l'azote est bien l'élément le plus important, celui dont notre organisme réclame les plus grandes quantités. Pratiquement, il a commis l'erreur qui a été la plus funeste à la médecine contemporaine. En effet, l'azote est le seul élément qui, d'une façon générale, ne fait jamais défaut dans l'alimentation de toutes les classes de la société. La nature l'a mis avec prodigalité, bien qu'en proportion variable, dans tous les aliments.

Suivant l'impulsion donnée par Liebig, les médecins attribuèrent à la viande et aux aliments riches en azote une place trop prépondérante dans l'alimentation, au détriment des produits végétaux et des sels nutritifs qu'ils renferment.

L'azote, c'était le grand principe vital, c'était la vie ; aliments azotés, aliments toniques, devinrent des expressions équivalentes. Ce fut le règne, encore tout-puissant, des viandes saignantes, des extraits et des poudres de viande, des peptones, etc....

Le résultat fut ce qu'il devait être, la super-nutrition avec tout son accompagnement de misères physiologiques : goutte, rhumatisme, diabète, gravelle, albuminurie, maladies de la peau, etc., etc. Il fut encore quelque chose de pire : la névrose sous toutes ses formes, la neurasthénie, qui est le dernier terme de la dégénérescence d'une race. Faut-il démontrer la vérité de notre assertion ?

L'abus des aliments excitants, des viandes noires, les plus riches en azote, apporte le trouble, le désordre dans toutes les fonctions nerveuses, ainsi que Leven l'a prouvé. Comme fait corrélatif, la pénurie des aliments en sels nutritifs a pour conséquence inévitable l'insuffisance de la nutrition en aliments minéraux des os, des muscles et surtout des cellules nerveuses.

Tout le monde sait que les éléments qui forment les différentes parties de notre corps sont constamment en période d'évolution.

Ils ont leur jeunesse, leur âge mûr, leur vieillesse. Arrivés au terme de leur cycle vital, ils doivent être éliminés et remplacés par des éléments nouveaux. Mais si le sang ne peut pas trouver ces éléments dans la nourriture en quantité suffisante, ces principes usés, vieillis, restent encore à leur poste jusqu'au jour où une décrépitude complète les fait disparaître. La cellule nerveuse composée d'éléments usés ne peut pas plus remplir ses fonctions d'une façon normale, qu'un vieillard ne peut faire le travail d'un homme jeune et robuste. Cet état de vieillesse, de décrépitude des cellules nerveuses, c'est la névrose, c'est la neurasthénie, c'est la dépression de tout le système nerveux, régulateur de la vie. Si l'élément vieilli, potasse, chaux ou silice, en arrive à l'usure complète, et qu'il abandonne la cellule dont il faisait partie essentielle, sans avoir été remplacé par un élément nouveau, c'est la carie des os, c'est le cancer, c'est enfin la mort d'une partie de l'organisme. Si au contraire, fidèle à son poste même après la mort, l'élément usé ne s'élimine pas, la cellule dont il fait partie se durcit, perd peu à peu sa vitalité, et devient comme un corps étranger et indifférent à tous les phénomènes physiologiques qui s'exercent encore autour de lui. Nous voyons que le système nerveux n'est pas seul à supporter les effets d'une alimentation trop pauvre en sels nutritifs, toutes les cellules des tissus subissent la même dégénérescence et l'arteriosclérose, cette maladie des vieillards, que l'on rencontre maintenant si souvent chez les hommes d'un âge peu avancé, n'est pas autre chose qu'une calcification des parois des veines, amenée par le ralentissement ou la suppression des remplacements organiques.

La viande très riche en albumine, c'est-à-dire en azote, ne contient qu'une très faible proportion de sels nutritifs.

Dans les tables de la composition chimique des aliments que nous publions à la fin de cet ouvrage, on peut voir que la viande de mammifère ne contient que 1 gr. 10 de sels pour 20 grammes d'albumine, soit 5,50 °/₀, tandis que le lait que l'on peut prendre comme un type d'aliment normal, renferme 3 gr. 41 d'albumine pour 0,72 de sels, soit 21,40 °/₀. Il résulte de ces chiffres que l'alimentation carnée fournit, pour une quantité déterminée d'azote, une proportion beaucoup trop faible de sels nutritifs. Le sang insuffisamment minéralisé ne peut fournir aux cellules les éléments de remplacement indispensables.

La nature a déposé ces sels nutritifs dans tous les aliments, mais en des proportions beaucoup plus abondantes dans les légumes et les fruits. Ainsi, les choux contiennent pour 3,31 d'albumine 1 gr. 64 de sels, la pomme contient pour 0 gr. 36 d'albumine 0 gr. 49 de sels nutritifs.

Malheureusement, ces sels des légumes ne sont pas conservés par le mode de cuisson employé généralement en France. On jette l'eau qui renferme tous les sels dissous pendant la cuisson des légumes, qui ont ainsi subi une véritable lixiviation. La cuisson des légumes à la vapeur est donc une impérieuse nécessité de l'hygiène. C'est le seul procédé employé en Bavière, même dans les ménages les plus pauvres.

Cette cuisson des légumes à la vapeur se fait très simplement à l'aide d'une marmite de forme haute dans laquelle on introduit un récipient spécial percé de trous, qui n'arrive qu'à quelques centimètres du fond de la marmite. Les légumes n'ont pas de contact direct avec l'eau et sont cuits par la vapeur qui les pénètre.

Il ne sera peut-être pas déplacé de dire ici ce que nous pensons des théories de Lahmann, qui séduisent un peu trop certains esprits peu versés dans les choses de la chimie.

Les Théories de Lahmann

Reconnaissons d'abord que c'est à lui pour

une grande part, que l'on doit la réaction qui commence à se produire contre les théories funestes de Liebig, et la place plus importante que l'on attribue dans l'alimentation aux sels naturels contenus dans les végétaux. Ceci dit, nous devons regretter que cet homme éminent se soit laissé dominer par un esprit de système regrettable, et que des considérations auxquelles il aurait dû rester étranger, dans l'intérêt de sa gloire, aient eu sur lui une influence suffisante pour l'amener à l'enfantine création de son lait végétal artificiel.

L'esprit humain a parfois d'étranges faiblesses. Les choses extrêmes l'attirent et bien rarement il sait s'arrêter au juste milieu, dans lequel se trouve presque toujours la vérité.

Les théories de Liebig ont jeté l'hygiène dans la voie déplorable de la supernutrition. Lahmann tombe dans un excès opposé. Il accorde trop aux sels nutritifs et pas assez à l'albumine. Ainsi, pour couper le lait de vache employé à la nourriture des enfants élevés au biberon, il ne se sert pas d'eau pure, mais d'une préparation végétale très riche en sels nutritifs, et dont l'albumine est à peu près absente. Il prétend que s'il est nécessaire de diminuer la richesse en corps gras et en albumine, du lait de vache destiné à la nourriture de l'enfant, il est indispensable de lui conserver la même proportion de sels naturels. Le docteur Lahmann paraît ignorer que le lait de femme contient, suivant Landois, trois fois moins de sels nutritifs que le lait de vache, soit, d'après ce chimiste, 0,14 à 0,28 pour le lait de femme contre 0,61 pour le lait de vache. Les analyses de Féry confirment celles de Landois, en donnant 2 gr. 14 de sels pour le lait de femme, et 6 gr. pour le lait de vache.

Comment Lahmann, qui est un observateur de la Nature, peut-il troubler ainsi, par son addition de sels nutritifs au lait de vache étendu d'eau, la composition normale d'un aliment aussi précieux. En ajoutant de l'eau au lait de vache, on ramène sa composition à celle du lait de femme ; en y ajoutant des sels nutritifs, on en fait un produit qui ne ressemble ni au lait de vache ni au lait de femme.

D'ailleurs voici l'analyse des différents laits, d'après Féry (H). Il faut tenir compte que les chiffres donnés pour le lait de femme se rapportent à un lait ancien : Après l'accouchement et pendant plusieurs mois, le lait de la femme est moins riche en éléments nutritifs.

Tableau de la Composition moyenne
des différents laits (par litre)
H. Féry

	FEMME	ANESSE	VACHE	CHÈVRE
Densité......	1033,50	1032,10	1033,40	1033,85
Eau........	900,10	914,00	910,08	869,52
Extrait sec.	133,40	118,10	123,32	164,34
Beurre	43,43	30,10	34,00	60,68
Sucre	76,14	69,30	52,16	48,56
Caséine	10,52	12,30	28,12	44,27
Sels........	2,14	4,50	6,00	9,10

Lahmann commet encore une autre erreur, en accordant aux sels de soude naturels une importance exagérée, et en ne tenant pas compte du grand rôle que joue la potasse dans la chimie de notre organisme. Le point de départ de cet auteur est faux, ses déductions sont donc nécessairement inexactes. Il dit : « Le lait étant le type de l'aliment complet, on doit établir l'alimentation de telle sorte que tous les éléments minéraux, azotés, carbonés, s'y trouvent dans la même proportion que dans le lait.

Cette idée n'est juste que lorsqu'elle s'applique à l'enfant en bas-âge. Rappelons-nous en effet, que l'allaitement exclusif trop prolongé donne de mauvais résultats et prédispose au lymphatisme. Il est donc évident qu'il manque quelque chose au lait pour qu'il puisse convenir d'une façon parfaite à tous les âges. Cet élément insuffisant est la potasse. Les céréales, qu'une coutume, qui est l'application d'une grande vérité hygiénique, associe presque toujours au lait, renferment précisément une très forte proportion de cet élément, dont Lahmann a entièrement méconnu le rôle physiologique. S'il décrit, en effet, très minutieusement le rôle de la soude dans l'organisme, il garde un silence incompréhensible en ce qui concerne la potasse. Chacun de ces alcalis a cependant des fonctions à remplir bien déterminées et indispensables. C'est par la soude que s'élimine l'acide carbonique, l'acide urique, etc., sa fonction est de balayer, d'épurer l'organisme, d'entretenir la pureté du sang. La potasse, en cas d'insuffisance de la soude, apporte son concours pour l'accomplissement de ce travail d'élimination. Nous en avons une preuve indiscutable, par l'examen des urines, dans lesquelles on rencontre souvent, à côté de l'urate de soude, des cristaux d'urate de potasse. La potasse, en cas de nécessité, peut remplacer la soude. Voilà un premier point qui a complètement échappé à Lahmann. Mais ce rôle secondaire n'est pas le seul qui appartienne à la potasse. Cet alcali entre dans la composition cellulaire de tous les éléments de l'organisme. Le potassium, nous dit le Docteur Bayr, est un élément essentiel du sang, des muscles, des nerfs, du foie et de la rate.

Toute cette chimie, au milieu du chapitre de la cuisine, est peut-être déplacée et inquiétante. Qu'on se rassure. La chimie, quand elle le peut, confirme, contrôle les règles établies par l'expérience; mais son rôle en hygiène, quoi qu'en pense Berthelot, c'est l'analyse et jamais la synthèse. Quand nous voyons prendre à une idée chimique une influence prépondérante en diététique, il en résulte presque toujours l'erreur de Liebig ou l'erreur de Lahmann. N'acceptons donc pas sans contrôle toutes ces nouveautés qu'on nous présente aujourd'hui comme des vérités scientifiques, comme des lois naturelles indiscutables, et qui demain peut-être apparaîtront comme de grossières erreurs.

Observons la Nature, revenons à la simplicité et surtout ne méprisons pas l'expérience acquise par ceux qui nous ont précédés dans la vie.

RECETTES DE CUISINE

« La puissance reconstituante d'un régime bien
choisi est telle, que je suis persuadé, d'après les
nombreux exemples que j'ai eus sous les yeux,
qu'il suffit, sans recourir à une polypharmacie
insensée, pour guérir ou améliorer en peu de
temps la plupart des maladies. »

Dr Bonnejoy.

Soupe de grains grillés
au lait

Les proportions doivent être de deux cuillerées, soit environ 40 gr. de farine de grains
grillés, pour 500 gr. de lait. Délayez la farine
dans une partie du lait froid, portez le reste du
lait à l'ébullition et ajoutez à ce moment la
farine délayée, en remuant constamment pour
qu'elle ne s'attache pas.

Laissez bouillir 10 à 15 minutes et servez.

Soupe de grains grillés
au lait et aux œufs

Délayez un jaune d'œuf par personne, dans
un peu de lait et ajoutez, au moment de servir,
à la soupe préparée comme il est dit plus haut.

Soupe de grains grillés
au bouillon de viande

Les proportions sont comme avec le lait, de

deux cuillerées, soit environ 40 grammes pour un demi-litre de bouillon.

On délaye la farine dans une partie du bouillon. On porte le reste à l'ébullition et à ce moment on ajoute la farine délayée.

On laisse cuire, en remuant constamment, 10 à 15 minutes.

Soupe de grains grillés
au beurre

On met un peu de beurre dans une casserole, plus ou moins suivant les goûts et les estomacs. Le beurre étant fondu, on y ajoute la farine, en délayant avec soin de façon à ce qu'il ne se forme pas de grumeaux. Lorsque ce mélange est devenu bien homogène, on y ajoute l'eau peu à peu, en remuant constamment.

Cuisson, 10 à 15 minutes.

On peut également ajouter à cette soupe un jaune d'œuf au moment de servir.

Soupe de grains grillés
aux croutons

Elle peut se préparer soit au bouillon de viande, soit à l'eau et au beurre. On coupe des petits dés de pain, la croute de préférence, que l'on fait revenir dans du beurre, on les met dans la soupière et on verse par dessus la soupe de grains cuite à l'eau ou au bouillon.

Les farines de pois, de haricots et de lentilles peuvent également se préparer au bouillon de viande, au beurre et aux croutons.

Soupe à la farine d'avoine
au lait

Délayez dans un bol avec une petite partie du lait, deux cuillerées de farine d'avoine. Portez le reste du lait à l'ébullition et ajoutez peu à peu, en remuant, la farine préalablement délayée. Laissez cuire en remuant constamment jusqu'à épaississement, environ dix à quinze minutes. On peut, au moment de servir, ajouter un peu de beurre, ou des jaunes d'œufs délayés.

On prépare de la même façon les soupes aux farines de riz et d'orge, et leur mélange.

Soupe à la farine d'avoine
au beurre

Cette soupe se prépare comme la soupe de grains grillés au beurre. La même recette est également employée pour les soupes aux farines de riz et d'orge.

Flocons d'avoine

Porter à l'ébullition de l'eau légèrement salée et beurrée. Y jeter en pluie les flocons d'avoine et laisser bouillir à feu doux pendant 30 minutes. Ajouter du lait, plus ou moins suivant les goûts, laisser prendre un bouillon et servir.

On peut ajouter un jaune d'œuf.

Soupe fortifiante (kraftsuppe)
au lait ou à l'eau

On met du beurre dans une casserole. On y

ajoute la soupe fortifiante (chapelure de pain Kneipp) ; on chauffe en remuant jusqu'à ce que la chapelure soit gonflée. On ajoute ensuite peu à peu, en remuant, du lait ou de l'eau. On laisse cuire à feu doux trois quarts d'heure à une heure.

On peut ajouter au moment de servir, un jaune d'œuf délayé par personne.

Soupes aux légumes
Soupe jardinière

Les choux, les poireaux, les carottes, les navets, peuvent être réunis dans la même soupe, ou employés séparément. On nettoie les légumes avec soin, on les divise suffisamment pour que la cuisson n'en soit pas trop longue et on les met dans une casserole avec de l'eau très légèrement salée. Il ne faut pas oublier que les légumes contiennent tous les sels qui nous sont nécessaires. On porte à l'ébullition, que l'on maintient jusqu'à ce que les légumes soient suffisamment attendris, ce que l'on reconnaît aisément en les piquant avec une fourchette.

Une soupe de poireaux seuls est faite en dix minutes ; les choux demandent environ demi-heure, et il faut bien compter une heure pour les carottes. Il est bon, lorsqu'on emploie les quatre légumes réunis, de les mettre successivement dans l'eau en ébullition, les navets et les carottes dans l'eau froide, les choux lorsque l'ébullition a commencé, et les poireaux 10 à 15 minutes seulement avant de servir.

La cuisson étant faite, on ajoute un peu de beurre et on verse dans une soupière sur de petites tranches de pain. En faisant griller le pain au four avant de tremper la soupe, celle-ci aura un goût plus délicat, et se digérera plus facilement, grâce à l'action de la dextrine formée par l'effet du grillage.

Cette soupe est des plus recommandables. Elle est très rafraîchissante et conserve la totalité des sels nutritifs des légumes.

Cependant, certains gastralgiques ne digèrent pas les choux qui leur donnent des gaz. Ils n'auront qu'à les supprimer.

Soupe aux herbes

Prendre ciboule, feuilles de pissenlit, bette, cresson, épinards, oseille, cerfeuil, laitue, on peut mettre toutes ces herbes ensemble, mais une ou deux suffisent, en plus grande quantité bien entendu, pour faire une excellente soupe d'herbes. Les laver avec soin, enlever les côtes des feuilles de bette, hacher grossièrement, mettre dans l'eau bouillante, légèrement salée, laisser cuire 5 à 10 minutes, ajouter un peu de beurre au moment de servir. Verser le bouillon sur du pain grillé, laisser tremper 10 minutes.

Ce bouillon très riche en sels nutritifs, est tout à la fois un excellent aliment et un dépuratif précieux.

Quand on se purge, on peut l'employer à la

dose d'un litre dans la matinée, comme tisane rafraîchissante.

Soupe aux choux

Prenez un choux, une rave, un navet, trois ou quatre pommes de terre. Nettoyez-les avec soin. Mettez sur le feu une casserole d'eau très légèrement salée. Ajoutez les pommes de terre coupées en deux ou quatre morceaux, suivant leur grosseur. Après un quart d'heure d'ébullition, ajoutez les carottes et les navets; puis après un autre quart d'heure, les choux. Laissez bouillir jusqu'à ce que les pommes de terre s'écrasent facilement. Ajoutez au moment de servir un peu de beurre, et versez sur du pain grillé. Laissez tremper 10 minutes au moins avant de manger. On prépare de la même manière, avec ou sans pommes de terre, les soupes aux pois et aux haricots verts.

Soupe aux choux et au lard

Cette soupe se prépare comme celle qui précède. On met le lard en même temps que les pommes de terre.

« Ces soupes ont un goût exquis et sont très nourrissantes; c'est assurément d'elles que l'on a dit: « C'est la soupe qui fait le soldat. » *Elles ne conviennent pas aux estomacs trop délicats, aux gastralgiques, ni aux dyspeptiques, aux personnes qui souffrent du foie, du moins tant qu'ils ne sont pas arrivés, par l'observation d'une alimentation convenable, à modifier l'état de leurs fonctions digestives.*

Soupe à l'oignon

Hacher finement deux ou trois oignons que l'on fait roussir dans une casserole; ajouter une cuillerée de farine et continuer à faire roussir autant qu'on le peut sans brûler. Ajouter peu à peu la quantité d'eau nécessaire pour faire la soupe.

On peut verser, soit sur du pain seul, soit sur des couches de pains séparées par des couches de fromage de gruyère ou de Parmesan. Si on ajoute du fromage, il faut saler très peu.

La soupe à l'oignon sans fromage a la réputation de couper l'ivresse.

Cette soupe est très bonne, très nutritive. Cependant les estomacs affaiblis la digèrent mal, elle donne des gaz aux gastralgiques.

Soupe au potiron (citrouille)

Après avoir enlevé l'écorce, coupez en petits morceaux que vous faites cuire dans de l'eau jusqu'à ce qu'ils tombent en marmelade. Ecrasez, ajoutez un petit morceau de beurre. Ajoutez du lait bouillant et sucrez ou salez très légèrement. Versez sur du pain grillé ou non. Laissez tremper 10 à 15 minutes en laissant la soupière dans le four.

Soupe au lait

Dans nos campagnes, on fait une soupe au lait

très hygiénique, en le faisant bouillir et en le versant sur du pain grillé ou non. On peut saler un peu ou sucrer suivant les goûts.

On peut préparer une soupe au lait plus compliquée et d'un goût très agréable par le procédé suivant. On fait bouillir dans une casserole 1 litre de lait, 100 grammes de sucre, quelques zestes de citron, une feuille de laurier et si l'on veut un peu de cannelle. On délaye ensuite dans une autre casserole trois jaunes d'œufs avec le tiers du lait, et on tourne jusqu'à épaississement suffisant. On verse ensuite sur le pain le reste du lait, on ajoute peu à peu en remuant la liaison et on sert.

Sauce blanche au lait

Faire fondre une cuillerée de beurre dans une casserole, y ajouter une cuillerée de farine, remuer vivement de façon à ce qu'il ne se forme pas de grumeaux ; ajouter peu à peu du lait, en remuant jusqu'à épaississement suffisant. Saler et même poivrer légèrement, si l'estomac ne s'y oppose pas.

Cette sauce blanche peut servir à la préparation de nombreux légumes, que l'on fait préalablement cuire à l'eau.

Sauce blanche à l'eau

On emploie, à la place du lait, de l'eau ordinaire, ou de l'eau ayant servi à la cuisson de certains légumes, comme les asperges, par exemple,

et on procède comme pour la sauce blanche
au lait. On peut ajouter du jus de citron.

Carottes à la sauce blanche

On fait cuire les carottes à l'eau ou à la
vapeur. On prépare une sauce blanche (*voir
plus haut*) dans une autre casserole, et on y
ajoute les carottes cuites. On remue, on sale
et on sert.

*On peut préparer suivant cette formule les
navets, les asperges, les bettes, les scorsonères,
les choux-fleurs, les choux ordinaires, les
petits pois, les choux de Bruxelles.*

Carottes au beurre

On les fait cuire entières dans de l'eau, ou,
ce qui vaut mieux, dans une marmite à vapeur.
On les pèle et on les coupe en rondelles.
Ayant fait fondre du beurre dans une casserole,
on y ajoute les carottes et on fait cuire à feu
doux. On sale légèrement. On peut aussi faire
cuire directement les carottes dans le beurre,
sans passer par la cuisson à l'eau. En faisant
ainsi, il est nécessaire de les couper en tranches plus minces, et de remuer plus souvent
afin qu'elles ne brûlent pas.

Petits pois au beurre

Mettez les petits pois écossés dans une casserole avec très peu d'eau, du beurre frais, des
petits oignons. Retournez-les de façon à ce
qu'ils absorbent une partie du beurre. Faites

cuire sur un feu doux, lentement, salez légèrement et servez.

Haricots verts au beurre

Les haricots étant épluchés et lavés, les faire cuire à gros bouillons dans de l'eau légèrement salée, ou mieux à la vapeur.

Ceci fait, ils sont retirés et égouttés. On met ensuite un morceau de beurre dans une casserole et on y jette les haricots. Ajoutez sel, persil haché, et servez.

Les petits pois et les haricots verts sont très nourrissants et beaucoup plus digestibles que ces mêmes aliments à l'état sec.

Cependant certains gastralgiques feront bien de ne pas en abuser, car nous avons constaté plusieurs fois que l'abus des haricots verts peut provoquer des crises de gastralgie chez les sujets qui y sont prédisposés.

D'ailleurs, la modération est un excellent principe d'hygiène qui convient tout particulièrement aux personnes dont l'estomac ne fonctionne pas très bien.

Choux au fromage

Prenez un choux, nettoyez-le, coupez-le en morceaux, faites-le blanchir à l'eau bouillante, légèrement salée, pendant demi-heure. Faites-le égoutter. Ceci fait, vous le hâcherez grossièrement. Dans un plat pouvant supporter le feu, mettez du beurre frais, de préférence au beurre fondu, ajoutez-y les choux en les disposant en couches séparées par du fromage de gruyère rapé, salez légèrement, couvrez-le tout de chapelure (soupe fortifiante) et faites grattiner au four.

Choucroute (sa fabrication)

Procurez-vous une feuillette ayant contenu du vin blanc ou du vinaigre. D'autre part, choisissez des choux à feuilles lisses, à pommes très blanches et très fermées, le chou quintal ou chou blanc d'Alsace est le meilleur de tous pour faire de la bonne choucroute. Coupez les choux transversalement, en tranches aussi minces que possible, de la même manière que les choux rouges pour les accommoder à la hollandaise. Rangez les choux coupés, dans la feuillette, par lits successifs de cinq à six centimètres d'épaisseur chacun ; saupoudrez les lits de sel dans la proportion de 1 kilogr. de sel pour 50 kilogr. de choux. En Alsace, on ajoute à chaque lit de choux coupés, quelques baies de genièvre en même temps que le sel. Quand la feuillette est remplie, posez sur les choux le fond enlevé et converti en couvercle; pour pouvoir l'ôter et le remettre facilement, on le munit d'un bouton.

Chargez ce couvercle de grosses pierres ou d'autres objets pesants, afin que la choucroute soit fortement comprimée dans la feuillette. Au bout d'une semaine, laissez écouler la saumure qui se sera formée dans la choucroute par le sel dissous dans l'eau de végétation des choux ;

cette opération est facilitée par un robinet de bois, posé au bas de la feuillette, à huit ou dix centimètres du fond. Recueillez la saumure dans une terrine et reversez-la sur la choucroute; continuez à en agir de même jusqu'à ce que la saumure, soutirée ainsi tous les quatre à cinq jours, s'écoule parfaitement claire et sans aucune odeur. Placez le tonneau contenant la choucroute dans une cave assez profonde pour que la température y soit à peu près égale en toute saison. Chaque fois que vous prenez de la choucroute, ne la laissez que le moins de temps possible en contact avec l'air; veillez à ce que le couvercle touche à la choucroute sans laisser de vide, et ne manquez pas de remettre à leur place les poids dont il doit rester constamment chargé. Il est utile de laver de temps en temps le couvercle avec un peu d'eau. A partir du moment où la choucroute est terminée, jusqu'à la fin de la consommation du contenu du tonneau, on doit, une fois par mois, soutirer, au moyen du robinet, la saumure qui se réunit au fond et la remplacer par de l'eau saturée de sel, en quantité égale à celle de la saumure retirée.

Préparation de la choucroute

Si elle est un peu salée, on la laisse tremper pendant deux heures dans de l'eau froide. On la met ensuite dans une casserole en y ajoutant de l'eau en quantité suffisante pour qu'elle baigne, et on fait cuire à petits bouillons. Dans une autre casserole, on met une cuillerée de graisse, un oignon coupé finement, et on fait roussir; on ajoute alors une cuillerée de farine et on remue vivement pendant 4 ou 5 minutes. On verse un peu de l'eau de la choucroute, et, la liaison étant faite, on y mélange cette dernière.

La choucroute ainsi préparée peut accompagner toutes les viandes rôties.

Autre recette

Laissez tremper la choucroute dans l'eau fraîche pendant deux heures ; faites-la égoutter, mettez-la dans une casserole avec du petit lard coupé en tranche mince, ou du jambon. ou encore des petites saucisses, mouillez avec du jus de rôti, ou du bon bouillon, faites cuire à petit feu. La cuisson terminée, égouttez la choucroute, dressez-la sur un plat, le lard, le jambon ou les saucisses en dessus, et servez.

Les choux sont des aliments très riches en sels de potasse et de chaux. Ils tiennent par leurs sels nutritifs une des premières places parmi les aliments végétaux. Les choux naturels, c'est-à-dire n'ayant pas subi la fermentation qui les transforme en choucroute, sont d'une digestion assez difficile pour les gastralgiques, ils donnent beaucoup de gaz. Il n'en est pas de même avec la choucroute, dont l'acide lactique est un précieux stimulant des fonctions digestives. Les gastralgiques la digèrent généralement avec assez de facilité

*Il est inutile d'ajouter que si l'accompagne-
ment de charcuterie, qui figure dans une des
recettes que nous donnons, peut être admis
pour des personnes en bonne santé, il doit
être rigoureusement interdit aux malades.
Les choux, même sous forme de choucroute,
ne sont pas un aliment très convenable pour
des malades ou des convalescents, dont les
fonctions digestives ont besoin d'être sur-
veillées.*

Soufflés

Soufflés aux choux-fleurs

Neuf œufs, 150 gr. de farine, 1 litre de lait,
80 gr. de beurre, 2 têtes de chou-fleur, du sel.
On partage le chou-fleur en petits morceaux, on
le fait cuire et on le met dans un moule pour
soufflé, enduit de beurre. Puis, on fait
cuire la farine dans trois quarts de litre de lait
et le beurre, on remue constamment jusqu'à
ce que la pâte se détache de la casserole. Lorsque cette pâte est un peu refroidie, on y ajoute les œufs, le quart de litre de lait et le sel ;
on verse la masse sur les choux-fleurs et on
fait cuire le soufflé sur un bon feu pendant une
heure.

Soufflé aux asperges

Neuf œufs, 150 gr. de beurre, 2 livres d'asperges, du sel.
La préparation est la même que pour le
soufflé de choux-fleurs.

Soufflé aux épinards

Une demi-livre de riz, un quart de litre de lait, deux œufs, une assiettée d'épinards hachés, 100 gr. de beurre, une poignée de biscuits pilés, du sel, de la crème.

On fait cuire le riz dans le lait, de façon à ce que les grains restent entiers. On lave bien les épinards, on les hache finement et on les fait cuire à l'étouffée dans le beurre, on les mélange ensuite avec les biscuits ; on fait un autre mélange avec le riz et les œufs, et on place alternativement une couche de chacun d'eux dans une forme à pudding, que l'on met dans un four chaud. On laisse cuire pendant une demi-heure. En servant on ajoute la crème chaude.

Soufflé aux pommes de terre

Cent grammes de beurre, demi-livre de pommes de terre cuites, huit œufs, du sel. On bat le beurre jusqu'à ce qu'il fasse la mousse, on y ajoute les pommes de terre écrasées, du jaune d'œuf et les épices, enfin la neige des huit blancs d'œuf. On laisse cuire le soufflé pendant une heure dans le four.

Bette grattinée

Enlever la partie verte des bettes et ne conserver que les côtes, les couper en morceaux, les faire cuire dans de l'eau légèrement salée. Ceci fait, on les met dans une passoire pour qu'elles égouttent ; on met ensuite du beurre dans une casserole, et lorsqu'il est fondu, on y jette les bettes assaisonnées de sel, et si l'on veut, d'une très petite quantité de poivre ; on couvre de fromage de gruyère râpé et on met par dessus de la panure. On fait ensuite gratti-ner au four. Un autre procédé peut être encore employé. Les bettes étant cuites au beurre, et l'eau qu'elles rendent en partie évaporée, on les dispose, dans un plat pouvant supporter le feu, en couches séparées par du fromage de gruyère râpé ; on couvre de panure et on met au four.

Epinards au beurre

Après les avoir épluchés, lavés, on les fait cuire dans de l'eau légèrement salée, pendant 10 à 15 minutes. On les fait égoutter dans une passoire et on les rafraîchit en les arrosant avec de l'eau froide. On les presse pour en ex-primer l'eau. Après cela il faut les hacher très finement, les mettre dans une casserole avec du beurre frais. On peut remplacer le beurre par de la crême, mais dans ce cas on y ajoute au moment de servir, un ou deux jaunes d'œufs délayés avec une partie de la crême.

On peut mélanger des feuilles vertes de bettes ou de l'oseille avec les épinards.

On peut préparer de la même manière les jeunes pousses d'orties, la chicorée, la laitue.

Oseille

L'oseille ayant été épluchée, lavée et égouttée, on la met à sec dans une casserole en remuant jusqu'à ce qu'elle soit bien fondue; ajoutez un morceau de beurre et du sel; faites sauter, et au moment de servir, ajoutez une liaison avec des jaunes d'œufs, délayés dans du lait.

Si l'oseille est de qualité très acide, il faut l'atténuer soit en la mélangeant avec d'autres légumes, chicorée, bette, ortie, soit en la faisant cuire dans de l'eau que l'on jette.

Il est prudent de ne se servir pour la cuisson de l'oseille que de marmites émaillées. Cet aliment a causé de nombreux empoisonnements par l'effet de sa propriété de dissoudre les oxydes de cuivre et le plomb des casseroles étamées avec un alliage dans lequel le plomb entre dans une proportion trop forte.

Nous rappelons encore que lorsqu'on mange de l'oseille, il faut s'abstenir de boissons alcalines, car il se forme du bioxalate de soude, qui est toxique.

Cet aliment ne convient pas aux personnes souffrant de dyspepsie acide.

Orties

Deux assiettées d'orties, 30 gr. de beurre, une petite cuillerée à bouche de farine, de l'eau et du sel.

Au printemps, on cueille les plus jeunes

pousses des orties, on les lave très soigneusement et on les hache menu. On met du beurre dans un plat et on place les orties dessus.

Cuire à la vapeur pour que ce soit bien tendre. On y jette ensuite de la farine, on verse un peu d'eau et on laisse encore cuire quelques instants. Mélangées aux oseilles en proportions égales, les orties sont d'un goût très agréable.

Haricots secs au beurre

La cuisson des haricots secs ne peut bien s'opérer que si l'eau n'est pas trop calcaire. L'eau de pluie et l'eau de rivière cuisent bien mieux les haricots que les eaux de la plupart des puits. On peut cependant rendre les eaux calcaires propres à la cuisson des légumes secs; pour cela il suffit d'y ajouter un peu (demi-gramme par litre) de carbonate de soude (sel de Vichy) qui précipite la chaux.

Pour faciliter la cuisson des haricots, on les fait tremper la veille dans de l'eau froide. Pour les faire cuire, il faut veiller à ne pas les introduire directement dans l'eau bouillante, car ils durciraient et ne cuiraient plus.

L'eau de cuisson des haricots peut servir pour tremper une excellente soupe. On y laisse une petite partie des haricots.

Les haricots étant cuits, on peut les préparer de quatre façons différentes.

— *Au beurre frais* : Faites-les sauter avec

un bon morceau de beurre frais; salez et servez.

— *Au beurre noir* : Les haricots étant cuits on les sale, puis on les dresse sur un plat.

On fait un beurre noir que l'on verse par dessus; puis on y ajoute un filet de vinaigre passé à la poêle.

— *Au persil* : Ajoutez aux haricots du persil hâché très finement; dressez-les comme il est dit plus haut, et faites fondre le beurre par dessus.

— *En salade* : Les haricots étant cuits, on les laisse refroidir. Puis on fait une sauce à salade, avec huile, vinaigre et sel et on remue pour bien mélanger.

Les lentilles peuvent se préparer par les mêmes procédés.

Les haricots et les lentilles sont des aliments très riches en principes nutritifs. Ils doivent donc tenir une bonne place dans l'alimentation des personnes bien portantes.

Les haricots, cependant, ne conviennent pas du tout aux malades sujets aux gaz. Les dyspeptiques, les gastralgiques, les personnes atteintes de dilatation d'estomac n'en useront pas.

Les lentilles sont d'une digestion plus facile et ce n'est que dans des cas de graves troubles de la digestion, qu'elles ne sont pas supportées.

Pommes de terre

On peut faire cuire les pommes de terre au

naturel, c'est-à-dire sans les peler, de quatre façons différentes :

A la vapeur, dans la marmite spéciale que nous recommandons pour la cuisson des légumes.

A l'eau, on met très peu d'eau dans une marmite couverte; et on y fait cuire les pommes de terre. Il faut que la quantité d'eau soit mesurée de façon à ce qu'il en reste très peu lorsque la cuisson est terminée.

Au four, on met les pommes de terre directement dans le four d'un poêle ou dans le four d'un boulanger.

Sous la cendre, on peut les envelopper d'un papier afin qu'elles ne se salissent pas.

Les pommes de terre cuites par l'un de ces procédés se mangent de plusieurs manières:

Au naturel, avec un peu de sel et du bon beurre frais.

Au lait, on met la pomme de terre très chaude dans le lait froid *non bouilli*. Sous cette forme c'est un régal très apprécié dans nos campagnes.

Au beurre, on coupe les pommes de terre cuites en petites rondelles et on les fait sauter au beurre avec un peu de persil, on sale et on sert.

Les pommes de terre se prêtent à d'autres préparations, sans avoir été cuites préalablement.

Pommes de terre frites: après les avoir pelées et essuyées avec soin, on les coupe soit en

rondelles, soit en quartiers longs, soit en ai-
guillettes. On les jette dans du beurre très
chaud, en ayant soin d'en mettre peu à la fois
afin de ne pas refroidir la friture ; dès qu'elles
ont pris une belle couleur dorée, on sale et on
sert.

On prépare de la même façon les pommes
de terre nouvelles, qu'on peut laisser entières
lorsqu'elles ne sont pas trop grosses.

On peut aussi remplacer, ainsi qu'on le fait
dans le midi de la France, le beurre par de la
bonne huile.

Pommes de terre à la sauce blanche: les
pommes de terre ayant été cuites à l'eau ou à
la vapeur, on les pèle, on les coupe en rondelles et après les avoir salées on verse par
dessus la sauce blanche, (*voir page 414*).

Pommes de terre en purée: les pommes de
terre ayant été cuites à l'eau ou mieux à la
vapeur, on les met dans une casserole avec
du beurre frais, on sale, et on mouille peu à
peu avec du lait, en écrasant les pommes de
terre. On peut remplacer le sel par du sucre.

Pommes de terre en salades : Après la
cuisson à l'eau ou à la vapeur, les pommes
de terre sont coupées en rondelles et assaisonnées d'huile, de vinaigre et de sel. On peut
remplacer l'huile par de la crême..

Les pommes de terre peuvent encore se préparer suivant un grand nombre de recettes que
nous ne pouvons donner ici.

Les pommes de terre sont un aliment très

riche en potasse qui, comme on le sait, tient une place importante dans la chimie de notre organisme. Elles ont des qualités hygiéniques qui varient beaucoup, suivant la manière dont elles sont apprêtées. Cuites au naturel, et mangées avec un peu de sel, du lait ou de la crème, elles ont le maximum de leurs propriétés digestives ; et il n'y a guère que les personnes souffrant de dyspepsie acide qui ne les supportent pas. Certains gastralgiques ne peuvent pas digérer les pommes de terre, qui leur donnent des gaz, quelle que soit leur préparation. Mais, ces exceptions étant faites, on doit reconnaître, que la place importante que la pomme de terre a prise dans l'alimentation, est des plus justifiées. D'ailleurs, si les pommes de terre anciennes ne sont pas digérées par certains estomacs, les pommes de terre nouvelles, beaucoup plus légères, sont acceptées sans aucune fatigue, même par les gastralgiques et les dyspeptiques. Il faut encore tenir compte, que l'intolérance éprouvée pour cet aliment par certaines personnes, est due plutôt aux corps gras introduits en trop grande quantité dans sa préparation, qu'à la pomme de terre elle-même. Certaines personnes digèrent très bien une pomme de terre cuite au naturel si elles la mangent avec un peu de sel seulement, et elles ne la digèrent plus lorsqu'elles y ajoutent du beurre. C'est donc le beurre, le corps gras, qu'il faut incriminer. En général, les personnes dont l'estomac est *fatigué, feront bien de se méfier des aliments qui sont de véritables éponges pour les corps gras ; et elles adopteront avec avantage pour leur préparation, le lait ou la crème.*

D'après Fonssagrives, les pommes de terre doivent être supprimées du régime des enfants atteints d'incontinence nocturne d'urine ; elles provoquent, en effet, une diurèse inopportune.

Boulettes vertes

Une assiettée de pommes de terre écrasées, quatre cuillerées à bouche de farine, 4 œufs, 50 grammes de beurre, demi-assiettée d'épinards hachés finement ou de choux verts, dès oignons, du persil, du sel, de la noix muscade.

On cuit les pommes de terre la veille, on les pèle et les écrase, on les mélange avec de la farine et des œufs. On lave alors les épinards et on les hache finement, ainsi que les oignons et le persil. Ensuite on fait fondre le beurre, on y roussit les oignons et on ajoute le persil et les épinards. Lorsque tout est cuit, on ajoute aux pommes de terre ; on épice le tout avec du sel et de la noix muscade et on forme des boulettes qu'on fait cuire dans de l'eau salée. En servant, on verse dessus du beurre roussi.

Riz au lait

Faites cuire le riz à l'eau. Lorsque le riz est à moitié cuit, on y ajoute le lait peu à peu, en continuant la cuisson. On peut également retirer le riz de l'eau, le faire égoutter, le remettre infuser dans la casserole avec le lait et les zestes d'un citron. On peut sucrer ou saler suivant le goût. Quelques personnes ajoutent aussi, au moment de servir, une cuillerée d'eau de fleurs d'oranger.

Œufs

Mgr Kneipp n'a pas l'œuf en grande estime. Nous n'avons jamais pu en comprendre les raisons. Assurément il ne serait pas sain de ne vivre que d'œufs; car c'est un aliment très riche, très concentré, et on arriverait bientôt à la supernutrition. Mais, contrairement à l'avis de Mgr Kneipp, nous croyons que l'œuf est une des ressources les plus importantes de la diététique et nous estimons que les enfants eux-mêmes peuvent en faire un usage modéré. Mgr Kneipp, dont les ouvrages étaient, dans son esprit, écrits surtout pour les ouvriers et les classes peu fortunées, a considéré probablement plutôt la question économique que la question d'hygiène. Sur ce point il a raison; l'œuf est un aliment coûteux, et pour le prix d'un œuf, on peut se procurer des produits qui nourrissent davantage. Mais ce sont là des considérations dans lesquelles nous n'avons pas à entrer.

Œufs à la coque

C'est ainsi qu'ils sont le plus digestibles et ils le sont d'autant plus que le blanc est resté plus laiteux. Pour les avoir en cet état, on fait bouillir de l'eau, on y met les œufs après avoir retiré la casserole du feu et on les y laisse quatre minutes. Si on veut les avoir un peu plus cuits, on maintient les œufs dans l'eau en ébullition pendant quatre minutes.

Œufs durs

On obtient les œufs cuits durs en les laissant six minutes dans l'eau bouillante. Ils sont ainsi moins digestibles que les œufs à la coque; mais cela n'est à considérer que pour les malades ou les convalescents, dont l'estomac a besoin d'être surveillé. Les œufs cuits durs que l'on peut apprêter par bien des procédés différents, sont, pour les personnes en bonne santé, un aliment très agréable et très nourrissant.

Œufs à la sauce blanche

Les œufs étant cuits durs, on les coupe en quartiers et on verse dessus la sauce blanche *(voir page 414)*.

Œufs sur le plat

Mettez du beurre dans un plat qui aille au feu, lorsqu'il commence à grésiller, cassez-y vos œufs. La durée de la cuisson varie suivant les goûts, salez.

Sous cette forme les œufs ne conviennent qu'aux bons estomacs. Ils doivent être absolument interdits aux dyspeptiques et aux gastralgiques.

Œufs à la crême

On fait bouillir de la bonne crême jusqu'à réduction de moitié; on y casse les œufs et on retire dès que les blancs ont suffisamment pris.

Moins digestibles que les œufs à la coque, les œufs à la crême doivent être préférés par les malades, aux œufs sur le plat.

Œufs brouillés

On peut les préparer soit au naturel, soit avec addition de fromage, de pointes d'asperges, ou de petits pois, etc...

On bat les œufs comme une omelette, en les additionnant, s'il y a lieu, des produits que l'on veut y ajouter, on sale et on les met sur le feu avec un morceau de beurre, en continuant à remuer jusqu'à ce que la cuisson soit terminée.

On peut remplacer le beurre par de la crême.

Flan au riz

Pâte pour le flan: 250 gr. de farine, 2 œufs, 40 gr. de beurre, de l'eau; 250 gr. de riz, 1 litre 1/2 de lait, 100 gr. de beurre, 8 œufs, du sel.

On prépare sur la planche de pâtissier une pâte ferme de farine, d'œufs, de beurre et d'eau, et on la pétrit bien, on couvre alors cette pâte avec un pot de terre chauffé et on laisse reposer pendant une demi-heure. Dans l'intervalle, on a fait cuire le riz avec du lait et on l'a laissé refroidir. On bat le beurre jusqu'à ce qu'il fasse l'écume, on y ajoute le riz et le jaune d'œuf ainsi qu'un peu de sel, et on mélange ensuite peu à peu à la masse les huit blancs d'œufs battus.

Nouilles

On bat quelques œufs, on sale et on ajoute ce qu'il faut de farine pour faire une pâte compacte. On met cette pâte sur une planche à pâtisserie et on pétrit bien jusqu'à ce que des bulles d'air se forment.

On la couvre alors avec un plat et on la laisse reposer pendant une demi-heure.

Ensuite on prend une poignée de pâte, on la roule de façon à faire un grand gâteau rond aussi mince que possible et qu'on étend sur un linge pour le faire sécher. Avant que le gâteau ne soit complètement sec, c'est-à-dire friable, on le roule et on le découpe en bandes de n'importe quelle longueur que l'on fait sécher. On peut conserver ces nouilles ou s'en servir immédiatement. Pour cela, on les met dans de l'eau bouillante salée et on les attendrit par la cuisson. On les verse alors sur une passoire pour que l'eau s'égoutte, on met dans un plat, on verse par dessus du beurre fondu dans lequel on a fait frire des dés de pain blanc.

Nouilles au fromage

Une livre de nouilles, 250 gr. de fromage de

gruyère, 60 gr. de beurre, 5 œufs, demi-litre de lait, une pincée de sel.

On fait cuire les nouilles dans de l'eau salée et on les fait égoutter sur une passoire. On les place alors, par couches alternatives, avec le fromage râpé, dans un moule à soufflé bien enduit de beurre, on délaye les œufs dans le lait, on ajoute du sel et on verse le tout sur les nouilles. On place alors de petits morceaux de beurre dessus et on laisse gonfler les nouilles dans le four au moins pendant une heure.

Lait de poule

De toutes les préparations dont les œufs sont la base, c'est assurément le lait de poule qui rend les plus grands services dans la diététique des malades et des convalescents.

D'une digestibilité parfaite, en raison de la division très grande de ses éléments, le lait de poule est en même temps un aliment complet des plus réparateurs.

Sa préparation est des plus simples.

On délaye un jaune d'œuf dans un peu d'eau ou de lait froid, et on y ajoute peu à peu, en remuant vivement, du lait bouillant. On sucre ou on ne sucre pas, à volonté.

Dans certaines fatigues très graves de l'estomac, lorsqu'il y a une intolérance inquiétante pour tous les aliments, on peut réduire la quantité du lait que l'on remplace par de l'eau; et au lieu de donner le lait de

*poule par tasse à café, comme on le fait ordi-
nairement, on le fait prendre par cuillerée à
bouche toutes les 15 à 20 minutes.*

Hâchis végétarien

Vous faites durcir des œufs que vous écra-
sez très finement. D'autre part vous faites cuire
du riz très légèrement sucré.

Vous mettez dans un plat moitié riz, moitié
œufs écrasés, sel, poivre, beurre, muscade.
Pour varier le hâchis, on peut y mettre des
pointes d'asperges, des petits pois, ou bien
faire dissoudre dans très peu d'eau du chocolat
et faire avec le hâchis une liaison au chocolat.
(*Recette de Mme A. B...*)

Boulettes végétariennes

Mettez dans un plat, du riz bien cuit et légèrement sucré, avec moitié pommes de terre
cuites et écrasées, sel, poivre, muscade, petites
herbes. Pétrissez bien le tout ensemble, faites
des boulettes recouvertes de chapelure, (*soupe
fortifiante*), faites frire et servez chaud. (*Recette
de Mme A. B...*)

Boulettes aux cerises

Deux livres de griottes, 5 cuillerées de
beurre fondu, 2 cuillerées de farine, 2 cuillerées de sucre, 8 œufs, 160 gr. de panade.

On enlève les noyaux des cerises et on les
fait cuire sans eau dans un pot découvert.
Avant qu'elles soient complètement refroidies

on les saupoudre de farine et on ajoute le beurre, les œufs et la panade, de manière à avoir une pâte très compacte. Avec cette pâte, on forme des petites boulettes que l'on fait bien cuire dans de l'eau salée.

Entremets au gruau d'avoine

Faire bouillir le gruau pendant quatre heures dans l'eau. Lorsque le gruau est bien cuit, on laisse épaissir, on ajoute du lait, et si l'on veut un petit bâton de vanille; on laisse mijoter doucement jusqu'à épaississement suffisant. Au moment de servir on peut ajouter des jaunes d'œufs.

Grenouilles aux épinards

Pour huit personnes, prenez deux petits pains de cinq centimes, deux cuillerées à soupe de persil haché, et autant de cerfeuil, cinq œufs, une once de beurre frais, une bonne assiettée d'épinards.

Les feuilles d'épinards doivent être échaudées légèrement et placées sur un tamis.

Coupez les petits pains en tranches fines et trempez-les dans du lait; exprimez, ajoutez le persil et le cerfeuil mijotés dans un peu de beurre.

Prenez les œufs, brouillez-les et ajoutez-les à la masse avec le beurre en ayant soin de bien remuer.

La farce ainsi obtenue est enveloppée par petits paquets, de la grosseur d'une *grenouille*, dans une feuille d'épinards, que l'on replie avec soin, pour que la farce ne puisse s'échapper.

Graissez une casserole avec du beurre frais, un peu d'eau et mettez-y vos grenouilles, que vous y laisserez pendant une demi-heure.

Faites la sauce suivante: deux onces de beurre frais, deux onces de farine, l'eau de cuisson des grenouilles, avec deux tiers de lait, cuisez votre sauce en y ajoutant deux jaunes d'œufs, de la crème, et servez sur vos grenouilles.

Turbot végétarien

On fait une bonne omelette avec des œufs et un peu de farine. Séparez les jaunes et battez les blancs en neige, puis mêlez le tout. On peut mettre une cuillerée de farine pour quatre œufs. On fait cuire l'omelette des deux côtés ; on la roule en forme de turbot, et on arrose d'une sauce blanche.

Uto-staffel omelette

Prenez une cuillerée de farine et tournez avec un demi-verre de lait. Ajoutez le jaune de trois œufs et mêlez en salant légèrement.

Battez en neige les blancs et ajoutez-les à la pâte, de consistance un peu ferme. Coupez cette pâte par bandes et faites frire à la poêle dans du bon beurre.

Servir saupoudré de sucre.

Plum-Pudding au froment

Prenez 100 gr. de raisins de corinthe bien lavés et 100 gr. de raisins de caisse, 200 gr. de mie de pain, émiettée aussi fin que possible, ni tendre ni trop rassis. Faites fondre 100 gr. de bon beurre frais pour opérer le mélange, un peu de sel, deux œufs battus, un peu de lait, 75 gr. de farine. Pétrir le tout assez longtemps, le tasser dans une forme qui ferme bien ou le mettre dans un bol graissé au beurre, ou bien encore attacher dans une serviette saupoudrée de farine, et faire cuire dans l'eau bouillante pendant six à sept heures.

Rôties d'épinards [1]

Faites blanchir des épinards, pressez-les et passez-les au beurre, mouillez avec du lait ou de la crême, puis mettez dans une casserole avec du beurre, sel, sucre, etc., et faites cuire en tournant avec une cuillère d'argent ou de bois, ajoutez une pincée de farine pour épaissir un peu. Prenez des tranches de pain sur lesquelles vous étendrez vos épinards refroidis, saisissez avec de l'œuf battu, passez le tout, faites frire de belle couleur et servez.

Entremets froid aux fraises

Un litre de fraises, 1 litre d'eau, 1/2 litre de vin rouge, 1 cuillerée à bouche de jus de citron, 150 grammes de sucre.

(1) Cette recette est du célèbre romancier Alexandre Dumas.

Lavez les fraises, mettez-en la moitié dans un plat et saupoudrez-les de sucre, passez dans un tamis de crin, versez de l'eau, du vin et du jus de citron sur ce qui a été passé au tamis et laissez reposer le tout pendant une heure, ajoutez alors les fraises sucrées et dressez le plat sur des biscuits à la vanille.

Entremets froid aux airelles

Un litre d'airelles, 1/2 litre de vin rouge, 1 litre d'eau, 80 gr. de sucre.

Les airelles cuiront une heure dans l'eau, on fait alors passer le jus goutte à goutte par un tamis très fin et on le reçoit dans un plat contenant le sucre. On remue ensuite le jus et on le laisse refroidir.

On sert sur des biscuits.

Entremets froid aux framboises

Un litre de framboises, 1 litre d'eau, 1 cuillerée de jus de citron, 120 gr. de sucre.

On presse les framboises dans un tamis de crin, on mélange le résidu dans un demi-litre d'eau et on recommence l'opération. On fait fondre alors le sucre sur le feu dans un demi-litre d'eau et on ajoute cela au jus des framboises et au jus de citron. On sert ce plat sur de petits biscuits à la vanille.

Entremets froid aux groseilles

Un litre de groseilles, 1 litre d'eau, 300 gr. de sucre.

On presse les groseilles, on mélange le résidu à un demi-litre d'eau, on presse de nouveau dans un tamis très fin et on mélange les deux jus. Dans l'autre demi-litre d'eau, on fait fondre le sucre sur le feu et on mélange le tout. On sert sur de petits biscuits.

Entremets froid aux cerises

Un litre de cerises acides (griottes), 1 litre d'eau, 125 grammes de sucre. On enlève les noyaux des fruits et on les laisse cuire pendant un quart d'heure avec l'eau et le sucre puis on laisse refroidir. En servant on ajoute de petits biscuits carrés.

Entremets froid aux pêches

Dix pêches de moyenne grosseur, 1 litre d'eau, 80 gr. de sucre, 1 cuillerée à bouche de jus de citron.

Pelez les pêches, découpez-en la moitié en tranches entre lesquelles vous mettrez le sucre. Laissez gonfler dans l'eau par la cuisson l'autre moitié des pêches, passez au tamis de crin et versez sur la marmelade les pêches fraîches. Servez avec de petits biscuits.

Jus de pruneaux

Mettez les pruneaux dans une casserole, en y ajoutant de l'eau en quantité suffisante pour les recouvrir. Sucrez légèrement. Faites cuire à petits bouillons pendant une heure au moins. Passez.

La tisane ainsi obtenue est une très agréa-

ble et très hygiénique boisson pour les malades et les convalescents, surtout lorsqu'ils ont une tendance à la constipation. Ils peuvent également manger les pruneaux cuits.

Si l'état de santé du malade ne s'y oppose pas, on peut ajouter un dixième de vin rouge sur la fin de la cuisson.

Salades

L'usage de manger diverses plantes crues assaisonnées d'huile, de vinaigre, de poivre et de sel, nous vient d'Italie.

Les plantes le plus souvent employées en salade sont : la laitue, la chicorée sauvage, la chicorée frisée, l'escarole, le cresson, le pissenlit. Quelques-unes de ces plantes ont des propriétés médicinales que l'on peut utiliser avec profit. La laitue est un calmant, les nerveux en useront donc avec avantage. Galien s'est guéri d'une gastralgie dont il souffrait, par l'usage de cette plante.

Les feuilles de la chicorée sauvage ont une amertume qui fait de cet aliment un précieux stomachique. Le cresson a des propriétés dépuratives et anti-scorbutiques très connues. Le pissenlit, plus connu dans certaines régions sous le nom de dent de lion, doit être placé, à notre avis, à la première place au point de vue de ses propriétés hygiéniques. C'est un tonique, un diurétique et un apéritif. Il agit sur le foie dont il facilite la sécrétion.

Pour bien faire la salade, il faut être, dit-on, prodigue d'huile, sage de sel et avare de vinaigre. Cela ne convient certainement pas à tous les goûts; mais l'hygiène ne peut qu'approuver une très grande modération dans l'usage du vinaigre, du sel et surtout du poivre.

Salade aux œufs pochés

Placer au fond d'un saladier, andives coupées en long et feuilles de jeunes laitues, puis, par dessus, quelques rondelles de betterave. Versez huile d'olive et vinaigre, ou jus de citron. Au moment de servir disposez sur le tout des œufs pochés à l'eau et au lait. Manger immédiatement.

Hydromel simple ou tisane miellée

C'est l'hydromel recommandé par Hippocrate. Il ne doit subir aucune fermentation et ne se prépare qu'au moment de son emploi.

Miel . . . . 100 gr.
Eau tiède. . . . . 1000 gr.

On fait dissoudre le miel dans l'eau légèrement chauffée et on passe.

Afin que cette boisson soit plus agréable, on la fait refroidir.

Pour avoir l'hydromel cuit, on n'a qu'à faire bouillir cette dissolution de miel, pendant quinze minutes. On écume et on passe.

Hydromel vineux

Il existe de nombreux procédés pour la fabrication du vin de miel, celui que nous allons publier donne un produit très sapide et d'une longue conservation.

Le choix du miel a, on le conçoit, une très grande importance pour la fabrication du bon hydromel, dans lequel on retrouve toujours les qualités aromatiques du miel qui a servi à sa préparation. Le miel français et en particulier les excellentes qualités que nous fournissent le Gâtinais et la Bretagne, donnent un hydromel de premier choix.

Une chaleur de 18 à 25 degrés étant nécessaire pour la bonne préparation de l'hydromel, on fera bien de choisir la saison chaude, afin que la fermentation ne soit pas exposée à être compromise par un brusque refroidissement de température.

On se procurera un tonneau solide, préalablement affranchi avec soin, de tout mauvais goût; on le remplira aux deux tiers d'une eau de source ou de rivière très claire et très douce, la minéralisation de l'eau dans cette circonstance n'étant pas une qualité à rechercher; l'autre tiers du tonneau est réservé pour le miel qui y sera versé après avoir été dissout dans un peu d'eau chaude. La proportion de miel peut varier de 1/4 à 1/3 suivant le degré d'alcool que l'on veut obtenir, soit 250 à 300 gr. par litre d'eau.

On aura soin de laisser dans le récipient un espace vide, variant suivant sa capacité, pour permettre la fermentation. Cet espace vide ne devra pas être augmenté et pour cela, on ajoutera de temps en temps de l'eau miellée en quantité suffisante pour compenser la perte qui se produit par la sortie de l'écume.

L'ouverture du tonneau devra être assez grande pour permettre l'échappement facile de l'écume, elle sera simplement recouverte dans un but de propreté.

L'acide tartrique, dans une proportion de 5 grammes par 10 litres, donne au vin un goût légèrement piquant très agréable, les graines de genièvre sèches lui procurent un arôme délicat ; on peut donc ajouter quelques baies de ce fruit dans la préparation, ou se contenter de les faire tremper dans le liquide en fermentation, pendant le temps nécessaire pour lui donner le goût que l'on désire.

La fermentation peut durer 30 à 40 jours, suivant son degré d'activité. Une fois terminée, c'est-à-dire lorsqu'on ne constatera plus aucun dégagement d'acide carbonique, le tonneau complètement rempli et qui d'abord était placé dans un lieu d'une température assez élevée, sera mis en cave et bouché par un linge bien plus large que l'ouverture, qui sera recouvert de sable de rivière, passé au tamis et mouillé. L'hiver écoulé, l'hydromel étant reposé et clarifié, le tonneau bien plein sera bondonné hermétiquement, ainsi qu'on le fait pour toute boisson fermentée.

En vieillissant, l'hydromel acquiert un arôme plus délicat. On aura soin de tenir toujours le tonneau plein jusqu'au moment de la consommation.

ERRATA

Page 41, lire *fébrifuges*, au lieu de anti-fébrifuges.

Page 136, lire *albuminurie*, au lieu de albuminerie.

TABLES ANALYTIQUES

	Composition des Aliments (pour cent) d'après J. Konig.					Composition des Sels nutritifs (pour cent) d'après E. Wolff.								
DÉSIGNATION DES ALIMENTS	EAU	ALBUMINE	GRAISSE	HYDRATES DE CARBONE	SELS NUTRITIFS	POTASSE	SOUDE	CHAUX	MAGNÉSIE	OXYDE DE FER	ACIDE PHOSPHO-RIQUE	ACIDE SULFURIQ.	ACIDE SILICIQUE	CHLORE
Lait de vache	87,42	3,41	3,65	4,81	0,72	24,67	9,70	22,05	3,05	0,55	28,45	0,30	0,04	14,28
Lait de femme	87,02	2,36	3,94	6,23	0,45	33,79	9,12	16,69	2,16	0,22	22,66	0,95	0,02	18,38
Choux de Savoie	87,09	3,31	0,71	6,02	1,64	27,50	10,16	21,38	3,59	1,73	14,75	8,20	4,78	7,91
Choux blancs	89,97	1,89	0,20	4,87	1,23	36,86	9,46	17,63	4,00	0,69	8,99	13,91	0,87	8,51
Epinards	88,47	2,49	0,58	4,44	2,09	16,56	35,23	11,88	6,38	3,35	10,25	6,87	4,52	6,20
Choux-fleurs	90,89	2,48	0,34	4,55	0,83	44,36	5 89	5,58	3,66	1,02	20,22	13,01	3,76	3,44
Ortie	82,44	5,50	0,67	7,13	2,30	32,04	2,39	28,24	7,16	4,77	7,84	8,35	4,03	6,66
Pissenlit	85,54	2,81	0,69	7,45	1,90	38,86	10,44	19,96	8,38	0,86	7,84	2,24	7,01	2,65
Asperge	93,75	1,79	0,25	2,63	0,54	24,04	17,08	10,85	4,32	3,38	18,57	6,18	10,09	5,93
Concombre	95,60	1,02	0,09	2,28	0,39	41,16	10,04	7,30	4,15	1,40	20,00	6,92	8,03	6,59
Laitue ou laitue sauvage	93,41	2,09	0,41	2,73	0,79	46,01	9,43	6,05	2,17	—	8,52	3,89	20,23	4,75
Salade pommelée	94,33	1,41	0,31	2,19	1,03	37.63	7,54	14.68	6,19	5,21	9,19	3,76	8,14	7,65
Salade romaine	92,50	1,26	0,54	3,55	0,98	25,30	35,30	11,86	4,33	1,26	10,90	3,87	2,99	4,19
Poireau	87,62	2,83	0,29	6 53	1,24	30,72	14,15	10,37	2,92	7,61	16,69	7,35	7,36	3,11
Oignon	85,99	1,68	0,10	10,82	0,71	34,03	2,48	22,87	4,65	2,27	17,35	5,68	8,50	2,41
Champignons	89,12	2,61	0,28	6,11	0,70	50,89	1,65	1,01	3,37	1,62	33,71	3,94	0,98	0,88
Radis	93,34	1,23	0,15	3,79	0,74	32,00	21,15	14,94	3,10	2,84	10,86	6,47	0,91	9,15
Raifort	86,92	1,92	0,11	7,43	1,07	21,98	3,75	8,78	3,53	1,16	41,12	7,71	8,17	4,90
Céleri	84,09	1,48	0,39	11,80	0,84	43,19	—	13,11	5,82	1,41	12,83	5,58	3,85	15,87
Pommes de terre	75,48	1,95	0,15	20,72	0,95	60,06	2,96	2,64	4,93	1,10	16,86	6,52	2,04	3,46
Topinambour	79,59	1,98	0,13	15,66	1,17	47,74	10,16	3,28	2,93	3,73	14,00	4,91	10,03	3,87
Navets	89,90	3,52	0,14	11,34	1,28	46.93	5,65	11,33	3,68	0,61	14,51	9,62	1,06	6,59

Froment d'hiver	13,65	12,35	1,75	67,91	1,81	31.16	2,07	3,25	12,06	1,28	47,22	0,39	1,96	0,92
Seigle d'hiver	15,06	11,52	1,79	67,81	1,81	32,10	1,47	2,94	11,22	1,24	47,74	1,28	1,37	0,48
Orge d'hiver	13,77	11,14	2,16	64,93	2,69	16,33	4,14	0,74	12,53	1,72	32,82	2,98	28,74	—
Avoine	12,37	10,41	5.23	57,78	3,02	17.90	1,66	3,60	7,13	1,18	25,64	1,78	39,18	0,94
Maïs	13,12	9,85	4,62	68,51	1,51	29,78	1,10	2,17	15,52	0,76	45,61	0,78	2,09	0,91
Riz	13,11	7,85	0,88	76,52	1,01	25,04	4,21	3,73	11,08	1,43	53,76	0,50	2,59	0,13
Millet	11,66	9,25	3,50	65,95	1,67	11,39	1,30	0,63	9,63	1,08	21,92	0,24	52,97	0,49
Pois	14,99	22,85	1,79	52,36	2,58	43,10	0,98	4,81	7,99	0,83	35,90	3,42	0,91	1,59
Lentille	12,35	25,70	1,89	53,46	3,04	34.76	13,50	6,34	2,47	2,00	36,30	—	—	4,63
Fève	14,76	24,27	1,61	49,01	2,26	41,48	1,06	4,99	7,15	0,46	38,86	3,39	0,65	1,78
Noix ordinaire	4,68	16,37	62,86	7,89	2,03	31,11	2.25	8,59	13,03	1,32	43,70	—	—	—
Fève de cacao	3,63	11,99	49,32	26,43	3,48	55,89	2,26	5,44	11,06	0,03	38,61	3,43	1,51	0,85
Pommes	84,79	0,36	—	12,04	0,49	35.68	26,09	4,08	8,75	1,40	13,69	6,09	4,32	—
Poires	83,02	0,36	—	11,80	0,31	54,69	8,52	7,98	5,22	1,04	15,20	5,69	1,49	—
Cerise	79,82	0,67	—	12,00	0,73	51,85	2,19	7,47	5,46	1,98	15,97	5,09	9,04	1,35
Raisin	78,17	0,59	—	16,32	0,53	56,20	1,42	10,77	4,21	0,37	15,58	5,62	2,75	1,52
Prune	84,86	0,40	—	8,24	0,66	59,21	0,54	10,04	5,46	3,20	15,10	3,83	2,36	—
Fraise	87,66	0,54	0,45	7,29	0,81	21,07	28,48	14,21	—	5,89	13,82	3,15	12,05	1,69
Groseille	85,74	0,47	—	8,43	0,42	38,65	9,92	12,20	5,85	4,56	19,68	5,89	2,58	0,75
Viande de mammifères	72,00	20,00	5,00	0,40	1,10	41,27*	3,63	2,82	3,21	0,70	42,54	1,56	1,11	3,85
Viande de mammifères	72,00	20,00	5,00	0,40	1,10	37,04**	10,14	2,42	3,23	0,44	41,20	0,98	0,69	4,66
Viande de poules	76,22	19,72	1,42	1,27	1,37	30,90	18,70	3,25	4,15	—	36,40	—	—	8,05
Viande de poissons	80,97	17,07	0,34	—	1,64	21,80	14,90	15,20	3,90	—	34,50	—	—	11,40
Sang de bœuf	80,82	18,12	0,18	0,03	0,85	7,61	44,99	1,08	0,60	9,38	5,25	3,05	0,84	34,38
Sang de porc	?	?	?	?	?	23,29	29,43	1,30	1,40	8,86	12,15	1,03	—	28,52
Œuf de poule	73,67	12,55	12,11	0,55	1,12	17,37	22,87	10,91	1,14	0,39	37,62	0,32	0,31	8,98
Blanc d'œuf de poule	85,75	12,67	0,25	0,74	0,59	31,41	31,57	2,78	2,79	0,57	4,41	2,12	1,06	28,82
Jaune d'œuf de poule	50,82	16,24	31,75	0,12	1,09	9,29	5,87	13,04	2,13	1,65	65,46	—	0,86	1,85
Fromage de Gruyère (avec sel)	33,61	32,42	29,67	—	4,78	2,46	33,01	17,82	0,81	0,17	20,45	—	0,08	33,61

* Viande exsangue, comme on la mange d'ordinaire.
** Viande saignante

INDEX ALPHABÉTIQUE
des Auteurs cités dans cet ouvrage

—⁕—

TABLE ALPHABÉTIQUE [1]

———★———

[1] Les chiffres en caractères **gras**, indiquent les articles principaux sur chaque matière.

TABLE GÉNÉRALE

Diète végétarienne stricte

Cures végétales

Cuisine

PRIX-COURANT

DU

Comptoir Général

DES

PRODUITS FRANÇAIS

DE LA

MÉTHODE KNEIPP

J. FAVRICHON

Pharmacien-Chimiste

St-SYMPHORIEN-de-LAY

(Loire)

Juillet 1897

CE TARIF ANNULE LES PRÉCÉDENTS

Conditions de vente et d'expédition

Les flacons et les paquets étant préparés d'avance, il n'est pas expédié de quantités inférieures à celles qui sont indiquées dans ce Tarif.

Il n'est pas fait d'expéditions les Dimanches et jours fériés.

Nous faisons le franco de port et d'emballage, dans l'intérieur de la France seulement, pour toute commission de 2o fr. dont le poids brut n'atteint pas 9 kilogs. Pour les expéditions qui dépassent ce poids, nous ne faisons le franco de port et d'emballage qu'à partir de 50 fr. Nous pouvons, quand les clients le désirent, expédier par la poste, les poudres, les plantes, les livres et les flacons d'huile dont le poids ne dépasse pas 15 gr. — huiles essentielles, huile excrétive. — Il faut, pour cela, joindre au prix de ces objets, le coût de l'affranchissement, soit 0.20 par paquet de 150 grammes de plantes ou de poudres, par boîte entière de Fouille et de Poudre d'Os et par flacon d'Huile de 15 gr. et 0.10 pour les demi-boîtes de Fouille et de Poudre d'Os.

Nous n'expédions jamais par la poste, même un seul flacon de liquide (teinture, extrait ou huile), dont le poids dépasse 15 grammes. Le port de l'extrait d'ortie ou de tout autre liquide est de 0.60 en gare, et 0.85 à domicile, qu'il y ait un ou plusieurs flacons jusqu'au poids de 3 kilogs.

Afin d'éviter les frais de remboursement qui sont très onéreux et l'ouverture de comptes pour des sommes minimes, nous prions nos clients de joindre à leurs lettres, en un mandat-poste le montant de leurs demandes, *plus les frais de port.*

Le port des farines pour pain Kneipp est toujours à la charge de l'acheteur.

Prix des Colis postaux pour l'intérieur de la France.

Colis postal de 3 kil. en gare, 0.60, à domicile, 0.85.

    —   5 kil.   — 0.80,   —   1.05.

N.B. — A cause de l'emballage, le poids net des objets demandés ne doit pas dépasser 2 k. 250 pour un colis-postal de 3 k., et 4 k. 250 pour un colis de 5 k., On peut cependant, pour les produits alimentaires, expédier 2 k. 500 par colis de 3 k. et 4 k. 500 par colis de 5 k.

Bien indiquer la gare qui dessert la localité.

Nous prions instamment nos clients d'écrire leur nom et adresse d'une façon lisible, afin d'éviter toute cause d'erreur.

LIBRAIRIE DU KNEIPPISTE

Ma Cure d'eau par Séb. Kneipp.............. 3.50 franco, 4. »
Vivez ainsi, par Séb. Kneipp .... 3.50 — 4. »
Comment il faut vivre, par Kneipp........... 3.50 — 3.90
— — élégante reliure............. 4.25 — 4.65
Soins à donner aux enfants, par Séb. Kneipp 2. » — 2.40
— — relié 2.75 — 3.15
Mon testament, dédié aux malades et aux gens
bien portants, par Kneipp.................. 3.50 — 4. »
L'Hygiène alimentaire, traitement des maladies par l'alimentation, cures végétales,
recettes de cuisine, par J. Favrichon, avec
une préface de Mgr Kneipp............... 3.50 — 4. »
relié.................................. 4, » — 4.50
Les Remèdes naturels de M. le curé Kneipp,
par J. Favrichon...................... 1,20 — 1.40
La Petite Correspondance du Kneippiste,
la collection, 10 numéros................. 1. » — 1,30
Science et Cure d'eau, par le Docteur Bayr 3.50 — 4. »
— — — relié 4. » — 4.50
Les Succès du traitement Kneipp, par
M. l'Abbé J. Gruber...................... 1.50 — 1.80
Un mot sur le choléra .... — 0.35
**Conférences populaires de M. l'Abbé
Kneipp,** sur les douches, maillots, bains
et ablutions........................... 1.20 — 1.30
**Trente-deux conférences de M. l'Abbé
Séb. Kneipp,** sur les maladies, et les plantes
médicinales .... 2. » — 2.25
**Manuel pratique et raisonné du système
Kneipp,** par M. l'Abbé Neuens .... 1.50 — 1.75
Médication interne de M. l'Abbé Kneipp,
par M. l'Abbé Neuens.................... 2. » — 2.25
**Traitement naturel des maladies aiguës et
chroniques,** par M. l'Abbé Neuens....... 3.50 — 4. »
**L'Hydrothérapie mise à la portée de tout le
monde,** par M. l'Abbé Lœvenbruck.. ..... 1.25 — 1.35
La Santé pour tous, par A. Sandoz, ingénieur.. 1. » — 1.10
Les cures pittoresques de l'Abbé Kneipp
par E. Gætals......................... 2. » — 2.30
Annuaire de l'hydrothérapie, par Bechtold 1. » — 1.10

Manière de pratiquer les applications
d'eau à Wœrishofen, in-8° avec figures 0,30 franco; 0,40
Courtes instructions pour donner d'une
manière exacte et précise, les applications
d'eau, par L. Geromiller .... 1.50 — 1.65
Atlas des plantes recommandées, dans le
traitement de M. l'Abbé Kneipp (texte français).
Première édition reliée.................... 7.50 — 8. »
Deuxième édition reliée.................... 14.50 — 15.20
Troisième édition reliée.................... 1.65 — 1.85
Guide pratique de toutes les applications
d'eau, selon les dernières instructions de
Mgr Kneipp, par Semper Kreuzer, broché 1.30 — 1.45
relié .... 2. » — 2.20
Chez l'Abbé Kneipp (voyage d'un Franc-
Comtois)................................... 0,90 — 1. »
Almanach Kneipp 1892 .... 0,70 — 0.80
— 1893, 1894, 1895, 1896, 1897...... 0.60 — 0.75
Manuel de cuisine de Wœrishofen........ 2.50 — 2,85
Guide du Français à Wœrishofen........... 0,50 — 0,60
Portrait de Mgr Kneipp avec autographe
(reproduction lithographique) sur beau papier — 1.10
Un mois à Wœrishofen chez l'abbé Kneipp... 2. » — 2,20
Les traitements naturels, p. A. Sandoz........ 5, » — 6, »

PRODUITS PHARMACEUTIQUES

par 150 gr.		*par 150 gr.*	
Teintures (extraits) :		**Teintures (extraits):**	
d'absinthe	1.40	de fenouil	1.50
d'acore	1.50	de genêt	1.50
d'angélique	1.50	de gentiane	1.40
d'anis	1.50	de genièvre	1.40
d'anserine	1.50	de gratte-cul	1.50
d'arnica	1.50	de menthe	1.50
de boucage-saxifr	1.50	de ményanthe	1.50
de camomille	1 50	de millepertuis	1.40
de centaurée	1.40	de myrtille	1.50
d'écorces de chêne	1.50	de primevère	1.50
de chicorée	1.40	de prêle	1.40
de consoude	1.50	de radis	1.50
d'eufraise	1.30	de romarin	1.40

par 150 gr.

Teintures (extraits);

de rue 1.40
de sauge................... 1.50
de souci 1.50
de tormentille 1.50
de valériane........... 1.30
Alcool camphré 1.10
Huile d'amande douce.... 1.50
— camphrée 1.10
— de millepertuis.... 1.10
— de noyer.......... 1.10
— de rue............ 1.40
— excrétive, le flac.... 1.»»
— de sarriette, —.... 1. »
Absinthe (feuilles) ...... ».60
Acore (racines) .... ».60
Angélique (racines)..... ».75
— (graines)..... ».80
Anis vert .... ».75
Ansérine (argentine).... ».75
Arnica (fleurs) .... ».75
Aunée (racines).......... 0.60
Aspérule .... ».75
Bardane (feuilles) .... ».60
Bardane (racines)....... ».60
Boucage-sax. (rac.).... ».60
Bouillon blanc (fl"").... 1.40
— (feuil.).... ».60
Busserole................. ».60
Bourse à pasteur....... ».60
Camomille-matric .... ».90
Centaurée................ ».75
Chêne (écorces).......... ».30
— (feuilles) .... ».60
Chicorée (feuilles)....... ».60
— (racines)....... ».45
Citronelle (mélisse)..... ».60
Consoude (racines)...... ».60
Cumin (semences)....... ».60
Encens en grains........ ».90
Eufraise .... ».75
Fenouil (semences)...... ».75

par 150 gr.

Fenugrec (Fœnum grœcum)
(semences)............. ».40
Foin (Fleurs)............. ».30
le kil. 1 fr, port dû. Le paq.
de 3 kil. 3 fr. franco.
Fougère mâle (rac.).... ».60
Fraisiers (feuilles) ...... ».75
Fraisiers (racines)...... ».60
Genièvre (baies)........ ».40
Genêts (branches)....... ».60
— (fleurs) .... ».75
Gentiane (racines)...... ».30
Gratte-cul (cynorrh,).... ».75
Groseiller (feuilles).... ».60
Gui coupé................ ».75
Haricots (cosses) .... ».60
Hièble (racines)......... ».90
Lierre terrestre .... ».70
Lin (graines triées) les 500
grammes 1 fr.
Mauve noire (fleurs).... ».90
Ményante coupée....... ».80
Menthe aquatique...... ».80
— poivrée........ ».80
Miel Blanc qual. ext. le
pot de 250 gr........... 1.10
Millefeuille (fleurs) .... ».90
Millepertuis........... ».65
Moutarde blanche.... ».60
Myrtilles (fruits secs).... ».75
Noyer (écorces).......... ».50
— (feuilles)......... ».60
Ortie (feuilles)......... ».50
— (racines)......... ».80
Ortie blanche (rac.).... ».75
— (feuilles).... ».75
Paille d'avoine coupée, ».30
le kil. 1 fr., port en sus,
le paquet de 3 kil., 3 fr.,
franco.
Prêle .... ».60
le kil. 2 fr.25, port dû.
les 3½ kil. 5 fr. franco

par 150 gr.

Pin (bourgeons)......... ».55
Plantain................. ».60
Primevère............. 1.40
Prunellier (fleurs) 1.40
Pulmonaire............. ».60
Renouée (traînasse)..... ».90
Romarin................ ».60
Ronces (feuilles)........ ».60
Rue (feuilles)....,...... ».70
Sanicle (feuilles)........ ».60
Santal granulé pour infu-
   sions .... ».70
Sarriette (feuilles)......, ».60
Sauge mondée.......... ».60
Serpolet................ ».50
Semen-Contra (semen-
   cine) .... ».60
Souci (calendula) 1.75
Sureau (baies).......... ».60
   — (fleurs)........... ».75
   — (feuilles) .... ».60
   — (racines) 1.10
Tilleul (fleurs) .... »,75
Tussilage (feuilles)...... ».60
   — (fleurs) .... ».90
Tormentille (rac.)...... ».90
Valériane (racines)...... ».60
Verveine des champs
   (racines) .... ».90
Véronique (feuilles).... ».60
Violettes (feuilles)...... ».90
Poudre d'absinthe....... 1.20
   — d'aloës........... ».90
   — d'alun .... ».40
   — d'angélique...... 1.10
   — d'anis vert....... 1.10

par 150 gr.

Poudre charbon vég.... ».70
   — de chêne......... ».60
   — de craie préc..... ».75
   — de cumin........ 1.10
   — d'eufraise 1.20
   — de fenouil........ 1.10
   — de fenugrec ...... ».60
   — — le kil,..... 2.50
   — de genièvre...... ».90
   — de gentiane...... ».90
   — d'hièble.......... ».90
   — millepertuis ..... ».90
   — de menthe 1.20
   — de racines de tor-
      mentille........ 1.10
   — de santal 1.20
   — de sauge......... ».90
   — de tussillage..... ».90
   — de valériane,..... ».90

par 15 gr.

Huiles essentielles :

d'anis..................... 1.20
d'anis et de fenouil mé-
   langés 1,20
d'aspic................... ».80
de cumin 1.35
de fenouil 1.20
de genièvre............. 1.20
de girofle............... 1.20
de lavande 1.20
de menthe extra.......... 3.50

par 250 gr.

Vin d'absinthe........... 1,25
   — d'aspérule 1.25
   — de mélisse 1,25
   — de romarin 1.25

MÉDICAMENTS COMPOSÉS

TISANES

Recettes publiées par Mgr Kneipp dans *Mon Testament*, et dont le mode d'emploi et les doses sont indiqués dans *les Remèdes Naturels.*

Tisane **A** contre les hémorrhagies en général, et en particulier contre celles que provoque la toux. la boite   1 fr.

— **B** contre l'inertie de l'estomac et contre les maladies du foie,   la boîte...   1 fr.

— **C** diurétique. S'emploie contre l'hydropisie et nettoie l'estomac,   la boîte...   1 fr.

— **D** diurétique et diaphorétique,   la boîte...   1 fr.

— **E** conseillée par Mgr Kneipp contre la pierre, et la gravelle,   la boîte...   1 fr.

— **F** stomachique. Recommandée aux personnes qui ont peu d'appétit et qui digèrent difficilement. la b.   1 fr.

— **G** béchique. Contre les engorgements des poumons et des voies respiratoires: rhumes, bronchites, catarrhes,   la boîte...   1 fr.

— **H** c'est en même temps un hémostatique et un remède contre la leucorrhée. S'emploie aussi contre les affections des voies respiratoires   la boîte...   1 fr.

— **I** diurétique, antiscorbutique, balsamique et stimulant : très utile dans le catarrhe pulmonaire chronique,   la boîte...   1 fr.

— **J** réchauffe l'estomac et chasse les gaz, la b.   1 fr.

— **K** recommandée aux personnes qui souffrent des reins et de la vessie. Bonne contre la gravelle..   la boîte...   1 fr.

— **L** contre les maladies du cœur, des voies respiratoires contre les pesanteurs de la tête, les étourdissements. les difficultés de la respiration. la b.   1 fr.

— **M** sudorifique. S'emploie contre les vieilles toux, les catarrhes, les engorgements de la poitrine   la boîte...   1 fr.

— **N** s'emploie contre la constipation,   la boîte...   1 fr.

— **O** s'emploie contre les vertiges, les états de congestion, les battements de cœur, la mélancolie,,   la boîte...   1 fr

Tisane **P** s'emploie contre les coliques et les refroidissements
violents,   la boîte...   1 fr.
— **Q** s'emploie contre les hémorrhagies des poumons, de
l'estomac, de l'utérus,   1 fr.
— **R** bonne contre les états spasmodiques, contre les
vertiges. Elle chasse les gaz et réchauffe, la b.   1 fr.
— **S** cette tisane est recommandée contre la migraine
Elle est bonne aussi pour les goutteux. la b.   1 fr.
— **T** dépuratif recommandé aux personnes sujettes aux
éruptions,   la boite...   1 fr.
— **U** s'emploie contre les maladies de la gorge, des pou-
mons et les engorgements des voies respiratoires,
la boîte...   1 fr.
— **Y** s'emploie en gargarismes dans toutes les maladies
de la gorge,   la boîte...   1 fr.

———

Alcool de menthe................. le flacon de 90 gr.   1.50
Argile préparée au vinaigre de vin pur.... le pot   1.25
Argile à la Tormentille.................... le pot   1.25
Argile à l'Arnica.......................... —   1.25
Brou de noix au sucre.............. le flacon   2.25
4 flacons, ... franco   8 fr.
Cachets de Poudre d'Os blanche, noire ou
grise .... la boîte   3. »
Cachets de Fouille-Régulateur 1re ou 2e recette.
la boîte..   3. »
Eau dentifrice....................... le flacon   1.50
Eau Capillaire d'Ortie et de Bardane, contre la
chute des cheveux, le litre, 5 fr........... le flacon   1. »
Élixir stomachique..................... —   1.50
Emplâtre de Poix de Bourgogne .... la boîte   1.20
Fouille-Régulateur, 1re ou 2e recette (p. infusions),
la boîte 2 fr.,.................. la demi-boîte   1. »
Gouttes de voyage, N° 1, élixir d'arnica composé
le flacon..   1.50
Extrait camphré de Seigle................ le flacon   1.50
Extrait concentré de Fouille-Régulateur, 1re ou
2e recette,.......................... le flacon   2. »
Extrait concentré d'aloès et d'absinthe le flacon   1.50
Gouttes de voyage, N° 2, élixir de fenouil composé
le flacon..   1.50
Huile Capillaire d'Ortie et de Bardane.....le litre   5 fr.
le flacon ....   1. »
Mellite de sureau, le flacon 2.25, port en sus.—4 flac.
franco ....   8. »

Onguent de miel et d'absinthe (*pâteux*). Cet onguent est employé avec grand succès par Mgr Kneipp pour épurer les yeux et fortifier la vue......le pot   1.50
Onguent contre les maladies des yeux. (*Onguent de miel et d'absinthe liquide*). Il a les mêmes propriétés que l'onguent pâteux. Il s'emploie mélangé à de l'eau pour le lavage interne et externe des yeux malades.............................. le flacon.   1.50
Onguent de Calendula......................... le pot   1. »
Onguent d'arnica............................   —   2. »
Poudre d'Os, blanche, noire ou grise...la boite   2.50
   la demi-boite..................................   1.50
Poudre dentifrice végétale............... la boite   1.50
Sirop de Semen-contra composé,........... le flac.   1. »
Thé des Kneippistes................... la boite   1. »
Thé mélangé N° 1, dépuratif.................   —   1. »
   —   N° 2, béchique, pectoral........   —   1. »
   —   N° 3, diurétique.................   —   1. »
   —   N° 4, contre les hémorrhagies...   —   1. »
   —   N° 5, anti-goutteux ....   —   1.
   —   N° 6, anti-nerveux..............   —   1. »
   —   N° 7, anti-bilieux ....   —   1. »
   —   N° 8 carminatif (contre les gaz)..   —   1. »
   —   N° 9, laxatif...................   —   1. »
Vin de Myrtilles, au Frontignan muscat, port et emballage en sus......................la bouteille   3.75
   la caisse de 2 bouteilles, franco...................   7.50

PRODUITS ALIMENTAIRES

Succédanés du café des îles

	500 gr.	1 kil.
Malt pur torréfié (ancien Café de Malt) en grains	».60	1.20
Malt composé torréfié (ancien Café Mélangé) moulu	».70	1.40
Froment pur torréfié (ancien café de Froment) —	».70	1.40
Seigle pur torréfié (ancien Café de Seigle) —	».70	1.40
Glands purs torréfiés (ancien Café de Glands) —	».70	1.40
Glands composés torréfiés (ancien Café de Céréales et de Glands) moulus...... —	».70	1.40

Produits divers

pour soupes, bouillies, entremets, etc.

Soupe fortifiante mélangée (froment, seigle et avoine.................................   ».75   1.50

FAVRICHON à St-Symphorien-de-Lay (Loire)

	500 g.	1 kil.
Soupe fortifiante au froment pur	».70	1.40
Soupe fortifiante au seigle pur	».70	1.40
Soupe de grains grillés froment et seigle	».70	1.40
Soupe de grains grillés au froment pur	».70	1.40
Soupe de grains grillés au seigle pur	».70	1.40
Orge maltée triée (malt non torréfié)	».60	1.20
Gruau d'Avoine (entier)	».60	1.20
Gruau d'Avoine (séché et concassé)	».70	1.40
Flocons d'Avoine	».70	1.40
Farine de Maïs blanc	».60	1.20
Farine de Pois	».75	1.50
Farine de Haricots	».75	1.50
Farine de Lentilles	».75	1.50
Farine de Malt	».75	1.50
Farine d'Avoine	».75	1.50
Farine d'Orge	».75	1.50
Farine de Riz	».75	1.50
Fécule de pommes de terre	».50	1. »
Farines naturelles mélangées (avoine, riz, orge)	».75	1.50
Chocolat-céréales en poudre	2. »	4. »
Biscuits de Malt	la boîte	0.50
la boîte de 2 k		7. »
Biscuits d'avoine	—	0.50
la boîte de 2 k		7. »

TOILE PERMÉABLE A JOUR
en pur fil de lin
*TYPE DE TISSU DÉPOSÉ ET ENREGISTRÉ EN FRANCE,
EN ALLEMAGNE, EN BELGIQUE.*

Toile N° 1, largeur 0^m83	1 fr. 50 le mètre
— N° 1, — 1^m30	2 fr. 35 —
— N° 1, — 1^m60	2 fr. 90 —
— N° 2, — 0^m83 écru	1 fr. 40 —
— N° 3, — 0^m83	1 fr. 75 —

GILETS DE SANTÉ
remplaçant le gilet de flanelle.

Taille	1	2	3
Largeur	55	60	65
Longueur	75	80	80
Prix, avec manches	5.25	5.55	5.75
— sans manches	4. »	4.30	4.50

J. Favrichon, à St-Symphorien-de-Lay (Loire)

Lin pour tricoter, 4 bouts crêmé, qualité extra,
    les 500 gr. 4 fr...................................... le kilog ....
Maillot inférieur .... la pièce ....
 Demi-Maillot ....
Châle .... 2 fr. 50
Manteau Espagnol, long. 1ᵐ80.................. 10 fr. »
    —   —   long. 1ᵐ60.................. 9 fr.
Chaussettes unies en lin. Jarretières coton,
  Grandeurs en centimètres 24 26 28 30
Ecrues .... la paire 1,70

SANDALES DÉCOUVERTES

Nᵒˢ	28	29	30	31	32	33	34	35	36
Prix	3.70	3.80	3.90	4. »	4.10	4.20	4.30	4.40	4.50

Nᵒˢ	37	38	39	40	41	42	43	44	45
Prix	4.60	4.70	4.80	4.90	5. »	5.10	5.20	5.30	5.40

FARINES pour PAIN KNEIPP

deux parties de farine brute de Froment
et une partie de farine brute de Seigle.

Le sac de	5 kilog,. 3 fr. 60 franco.................	2.80	port en sus
Le sac de	25 kilog.............................	9. »	—
Le sac de	50 kilog.............................	16.50	—
Le sac de	100 kilog............................	29. »	—
Par	500 kil. (5 sacs) les 100 kil	28.50	—
Par	1000 kilog. (10 sacs) —	28. »	—
Par	2500 kilog. (25 sacs) —	27.50	—
Par	5000 kilog. (50 sacs) —	27. »	—

Farine de froment (sans seigle) 3 fr. en plus par cent kilog.
Les prix des farines pour pain Kneipp ne sont valables
que pendant ce trimestre.

J. Favrichon à St-Symphorien-de-Lay (Loire)

REVUE GÉNÉRALE

DE LA

MÉTHODE KNEIPP

Seule traduction autorisée

du CENTRAL-BLATT de Wœrishofen

Organe officiel de

L'ASSOCIATION INTERNATIONALE DES MÉDECINS KNEIPPISTES

Avec la collaboration de Mgr KNEIPP

Paraissant le 1ᵉʳ de chaque mois

Directeur : *J. FAVRICHON, pharmacien-chimiste*,

Saint-SYMPHORIEN-DE-LAY (Loire)

ABONNEMENTS

France, un an :.. 5 fr. | Union postale... 6 fr.

Cette Revue a pour but de faire pénétrer dans toutes les classes de la Société les principes de Médecine et d'Hygiène naturelles auxquelles Mgr Kneipp a attaché son nom.

Chaque numéro de ce journal comprend :

1º Des articles écrits par Mgr Kneipp et des Médecins naturalistes éminents, sur les traitements naturels des maladies, sans opération et sans poison.

2º Des articles sur l'alimentation dans l'état de santé et dans l'état de maladie.

3º Des études sur les Herbes médicinales que chacun peut aisément cueillir.

4ᵉ Des recettes de cuisine hygiénique, etc.

J. Favrichon, à St-Symphorien-de-Lay (Loire)

L'HYGIÈNE ALIMENTAIRE

TRAITEMENT DES MALADIES par l'Alimentation
CURES VÉGÉTALES
RECETTES DE CUISINE

Avec une Préface de Mgr Kneipp

PAR

J. FAVRICHON

Pharmacien-chimiste

Saint-SYMPHORIEN-de-LAY (Loire)

++++

Prix : Broché : **3 fr. 50** — Franco, **4 fr.**,
— Relié : **4 fr.**, — **4.50**

— CHEZ L'AUTEUR —
Et les principaux Libraires

LA

Petite Correspondance

DU KNEIPPISTE

++++++++

Collection entière, 10 numéros
1 fr., franco, 1 fr. 30

Soixante-et-treize questions relatives à la pratique de la Méthode Kneipp et à l'Hygiène naturelle, ont été traitées dans les dix numéros de cette publication, que la *Revue Générale* a remplacée.

La collection de ce Journal est indispensable à tous les Kneippistes qui veulent éviter les accidents, trop souvent causés par le manque d'expérience ou par une mauvaise interprétation des ouvrages écrits sur la Méthode.

INSTITUT KNEIPP

DE PARIS

Inauguré en 1895 par Mgr KNEIPP

38, Rue des Perchamps, 38
AUTEUIL-PARIS

Consultation du Dr ROUXEL

De 10 à 11 heures du matin, et de 2 à 4 heures du soir

TRAITEMENT AVEC OU SANS PENSION

APPLICATION STRICTE ET EXCLUSIVE
DE LA MÉTHODE DE Mgr KNEIPP

Promenades dans l'herbe et la Rivière

Eau de source à 9°

DOUCHEURS DIPLOMÉS DE WŒRISHOFEN

A proximité de l'Eglise d'Auteuil

Et du Couvent des Dominicaines

Pour toutes demandes de renseignements,
s'adresser à M. le Directeur.

INSTITUT HYDROTHÉRAPIQUE KNEIPP

AU POINT-DU-JOUR

Chemin des Mûres, LYON

Chez M. AUZOLLES, directeur-propriétaire

Direction médicale :

Docteur MATTER, Quai de l'Archevêché, 13

à l'établissement de 7 à 10 heures du matin

INSTITUT KNEIPP DE LYON

Traitements à domicile et à l'établissement

AUX GRANDS BAINS DU COURS VITTON, 37

Madame Veuve SCIAS, propriétaire

Direction médicale :

Docteur MATTER, Quai de l'Archevêché, 13

CABINET de 1 à 4 heures

ÉTABLISSEMENT KNEIPP

à MONTJOIRE (Haute-Garonne)

près Toulouse

Directeur : M. le Curé REYNIS

L'établissement reçoit des pensionnaires
Il est ouvert toute l'année

DOUCHEUR DIPLOMÉ PAR MGR KNEIPP

Adresser les demandes de renseignements à M. le Curé Reynis.

ARTICLES SPÉCIA[

D'HYDROTHÉRAPIE

POUR L'APPLICATION DE LA

MÉTHODE KNEI[

L. CHEVENIER[

Constructeur breveté S. G. D. G.

St-SYMPHORIEN-de-LAY

(Loire)

Appareil à affusions Kneipp, Bain anglais ou T
Baignoires, Bains de siège.
Bassines, pour lotions ou bains de pieds.
Arrosoirs spéciaux pour affusions. Chauffe-bains
Tuyaux en caoutchouc
Jet en cuivre pour douche fulgurante, etc.

++++

Marmites pour la cuisson des légumes
à la vapeur

ENVOI GRATIS DU CATALOGUE ILLUSTRÉ

Imp. P. Vignon, Amplepuis.

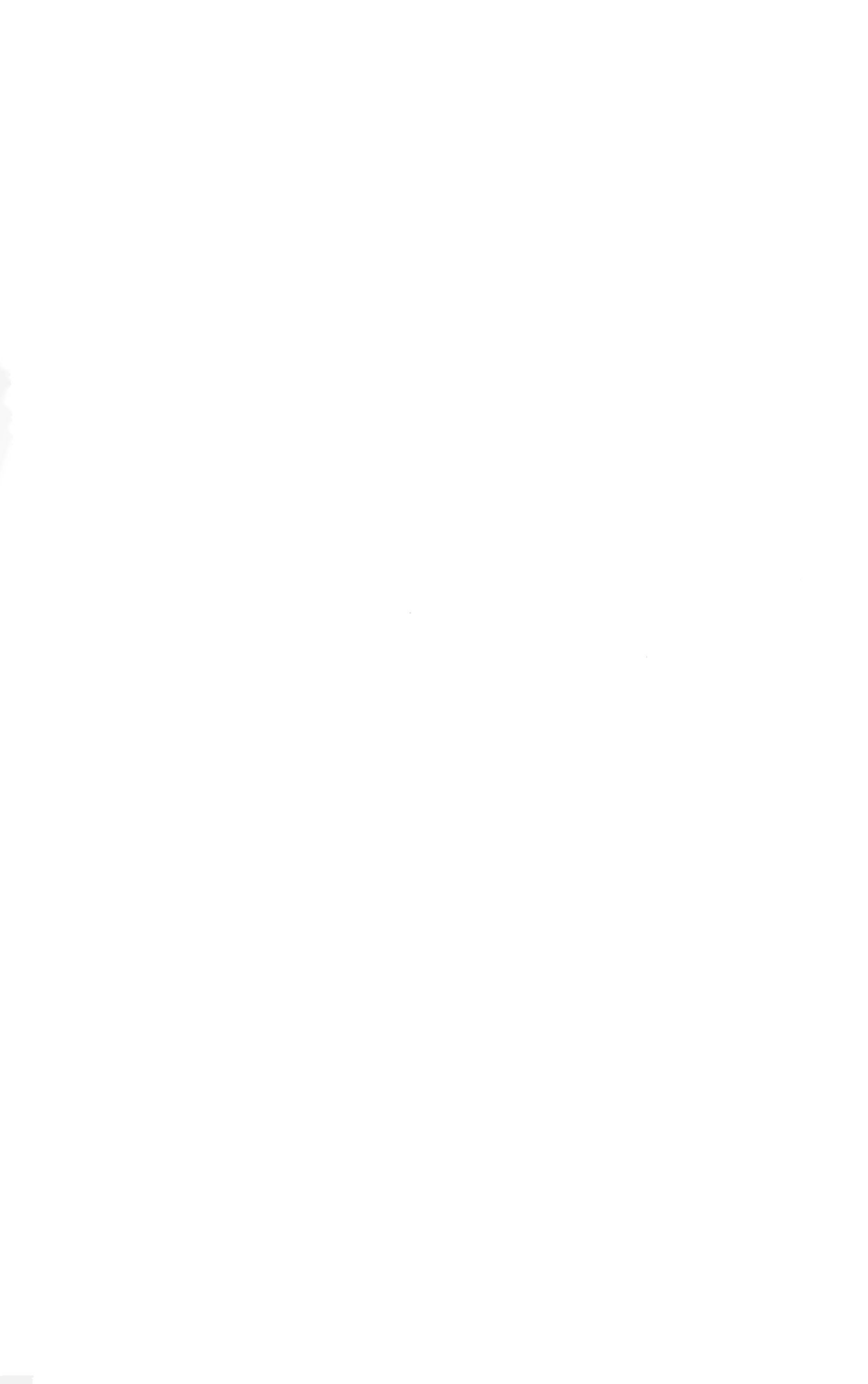

www.ingramcontent.com/pod-product-compliance
Lightning Source LLC
Chambersburg PA
CBHW051250060726
47596CB00001B/53